中药提取方法与研究

杨永建 ⊙ 著

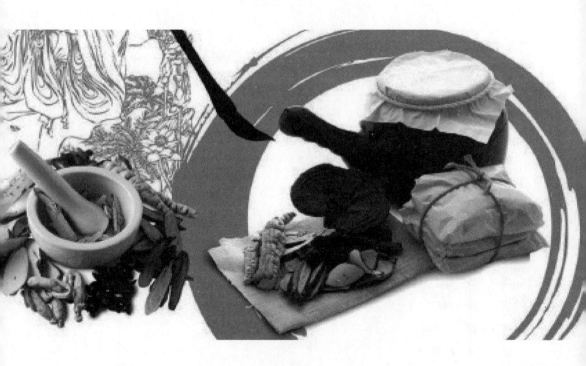

中国海洋大学出版社
·青岛·

图书在版编目（CIP）数据

中药提取方法与研究 / 杨永建著 .—青岛：
中国海洋大学出版社 , 2018.5
　ISBN 978-7-5670-1839-6

　Ⅰ . ①中… Ⅱ . ①杨… Ⅲ . 中药化学成分—提取
Ⅳ . ① R284.2

中国版本图书馆 CIP 数据核字 (2018) 第 137051 号

中药提取方法与研究

出版发行	中国海洋大学出版社	邮政编码	266071
社　　址	青岛市香港东路 23 号		
出 版 人	杨立敏		
网　　址	http://pub.ouc.edu.cn		
电子邮箱	155167920@qq.com		
责任编辑	赵冲　矫燕	电　　话	0532-85902495
印　　制	天津雅泽印刷有限公司		
版　　次	2020 年 5 月第 1 版		
印　　次	2020 年 5 月第 1 次印刷		
成品尺寸	170mm×240mm		
印　　张	15.75		
字　　数	247 千		
印　　数	1~2000		
定　　价	60.00 元		
订购电话	0532-82032573（传真）		

如发现印装质量问题，请致电 022-29645110，由印刷厂负责调换。

前　言

中医药是中华民族几千年文明的结晶，对民族的生存和繁衍起着不可替代的作用，为保障人民的身体健康做出了巨大的贡献。中药应用历史悠久，资源十分丰富，形成了独特的理论和生产应用体系。进入 21 世纪以来，回归自然成为新的世界潮流，中医药再次焕发出强大的生命力，中药的现代化发展显示出广阔前景。

中药防病治病的物质基础就是其中所含的化学成分。由于中药大多来源于药用植物和动物，其化学成分十分复杂，具有种类繁多、结构和含量差别大、理化性质迥异等特点，既有各种有效成分，也有许多无效成分和杂质。因此，中药化学成分的提取、分离和精制，是中药研究的重要内容，是现代化生产的关键和中药产业化、现代化、国际化发展的基础，也是一项十分艰巨而细致的工作。

中药化学成分提取分离的经典方法通常是以溶剂为核心，通过选择不同溶剂来达到化学成分提取分离的效果，如煎煮法、回流法等提取方法，萃取法、重结晶法等分离方法。这些经典方法虽然存在着选择性较差、效率低、耗能成本高等弊端，但至今仍在中药化学成分的研究和生产中广泛应用。近年来，随着中药现代化的发展，中药化学成分提取分离的新技术、新工艺日益受到重视，一些现代化的提取分离新技术层出不穷，如超声波辅助提取法、超临界流体提取法、膜分离技术、大孔吸附树脂技术及各种现代色谱技术等。采用这些新技术与设备具有产率高、纯度高、提取速度快、耗能成本低等优点，在中药化学成分提取分离与纯化中被广泛应用，迅速普及。因此，为了总结中药化学成分提取分离的方法、规范实验操作技术、介绍新技术的应用，我们编写了本书，希冀为推动中药化学成分提取分离技术的发展、培养相关专业技术人才、促进中药的现代化尽绵薄之力。

由于编者水平有限，书中难免存在一定的不足与缺陷，希望广大读者多提宝贵意见，以便我们不断改进和完善。

目　录

第一章　绪论 ……………………………………………… 1

　第一节　概述 ……………………………………………… 1

　第二节　中药化学成分简介 ……………………………… 8

　第三节　中药有效成分的传统提取方法 ………………… 23

　第四节　中药有效成分分离精制的经典方法 …………… 38

第二章　溶剂提取法 ……………………………………… 42

　第一节　溶剂提取法的原理 ……………………………… 42

　第二节　溶剂提取法的操作及装置 ……………………… 45

　第三节　溶剂提取法的生产工艺与设备 ………………… 50

　第四节　溶剂提取法应用实例 …………………………… 52

第三章　水蒸气蒸馏法 …………………………………… 54

　第一节　水蒸气蒸馏法的原理 …………………………… 54

　第二节　水蒸气蒸馏法的设备及操作 …………………… 56

　第三节　水蒸气蒸馏法的应用及特点 …………………… 58

　第四节　水蒸气蒸馏法的应用实例 ……………………… 60

第四章　超临界流体提取法 ……………………………… 62

　第一节　超临界流体提取法的原理 ……………………… 63

　第二节　超临界流体提取法的操作及设备 ……………… 68

　第三节　超临界流体提取法的应用及特点 ……………… 76

　第四节　超临界流体提取法应用实例 …………………… 80

第五章 超声波提取法 ·············· 83

第一节 超声波提取法的原理 ·············· 83

第二节 超声波提取法的操作及设备 ·············· 88

第三节 超声波提取法的应用及特点 ·············· 90

第四节 超声波提取法应用实例 ·············· 93

第六章 微波提取法 ·············· 96

第一节 微波提取法的原理 ·············· 97

第二节 微波提取法的操作及设备 ·············· 101

第三节 微波提取法的应用及特点 ·············· 104

第四节 微波提取法应用实例 ·············· 107

第七章 超高压提取法 ·············· 111

第一节 超高压提取法的原理 ·············· 112

第二节 超高压提取法的操作及设备 ·············· 114

第三节 超高压提取法的应用及特点 ·············· 117

第四节 超高压提取法应用实例 ·············· 120

第八章 酶提取法 ·············· 121

第一节 酶提取法的原理 ·············· 121

第二节 酶提取法的操作及设备 ·············· 124

第三节 酶提取法的应用及特点 ·············· 126

第四节 酶提取法应用实例 ·············· 129

第九章 半仿生提取法 ·············· 131

第一节 半仿生提取法的原理 ·············· 131

第二节 半仿生提取法的操作 ·············· 133

第三节 半仿生提取法的应用及特点 ·············· 135

第四节 半仿生提取法应用实例 ·············· 136

第十章 萃取法 ·············· 140

第一节 萃取法的原理 ·············· 140

第二节 萃取法的主要操作方法 …………………………………… 141

第三节 萃取法的应用及特点 ……………………………………… 145

第四节 萃取法应用实例 …………………………………………… 148

第十一章 沉淀法 ……………………………………………… 149

第一节 沉淀法的原理 ……………………………………………… 149

第二节 沉淀法的操作及设备 ……………………………………… 152

第三节 沉淀法的应用及特点 ……………………………………… 154

第四节 沉淀法应用实例 …………………………………………… 156

第十二章 大孔吸附树脂分离方法 ……………………………… 159

第一节 大孔吸附树脂分类与分离原理 …………………………… 159

第二节 大孔吸附树脂柱的吸附分类技术要求 …………………… 164

第三节 大孔吸附树脂应用中存在的技术问题及解决办法 ……… 171

第四节 大孔吸附树脂技术在中药生产中的应用 ………………… 174

第十三章 结晶法 ……………………………………………… 185

第一节 结晶法的原理 ……………………………………………… 185

第二节 结晶法的操作及设备 ……………………………………… 188

第三节 结晶法的应用及特点 ……………………………………… 195

第四节 结晶法应用实例 …………………………………………… 197

第十四章 膜分离法 …………………………………………… 198

第一节 膜分离法的原理及种类 …………………………………… 198

第二节 膜分离法的操作及设备 …………………………………… 207

第三节 膜分离法的应用及特点 …………………………………… 214

第四节 膜分离法应用实例 ………………………………………… 217

第十五章 亚临界水提取技术与亚临界水色谱技术在中药提取 及分析中的应用 ……………………………………… 219

第一节 亚临界水提取技术在中药提取及分析中的应用 ………… 220

第二节 亚临界水色谱技术在中药提取及分析中的应用 ………… 222

第十六章　植物组织破碎提取法及闪式提取器的创制与实践 ⋯ 224

第一节　提取过程的再剖析 ⋯⋯⋯⋯⋯⋯⋯⋯⋯⋯⋯ 224

第二节　组织破碎提取法的基本思想 ⋯⋯⋯⋯⋯⋯⋯ 226

第三节　闪式提取器的基本结构 ⋯⋯⋯⋯⋯⋯⋯⋯⋯ 227

第四节　闪式提取器的基本原理 ⋯⋯⋯⋯⋯⋯⋯⋯⋯ 227

第五节　破碎提取与先粉碎后提取 ⋯⋯⋯⋯⋯⋯⋯⋯ 228

第六节　闪式提取器的优越性小结 ⋯⋯⋯⋯⋯⋯⋯⋯ 229

第七节　闪式提取器的实践 ⋯⋯⋯⋯⋯⋯⋯⋯⋯⋯⋯ 230

参考文献 ⋯⋯⋯⋯⋯⋯⋯⋯⋯⋯⋯⋯⋯⋯⋯⋯⋯⋯⋯ 235

第一章 绪论

第一节 概述

中药是我国的传统医药，以中药进行防病治病在我国具有悠久历史，它以自己独特的功效在祖国医学领域中占据了十分重要的地位。近年来，随着社会的发展，医疗模式已由单纯的疾病治疗转变为预防、保健、治疗、康复相结合的模式，我国的传统医学正发挥着越来越大的作用。我国中药资源丰富，种类繁多。目前统计，中药种类已达 12 807 种，其中植物药有 11 146 种，动物药 1 581 种，矿物药仅 80 种，丰富的药用资源为中药的研究与生产提供了宝贵的财富。在中药几千年的应用中，一直延续着丸、散、膏、酒等应用形式。我国从 20 世纪 20 年代就开始了现代中药的研究，标志着我国传统药学从本草学阶段进入了现代药学阶段，相继出现许多新的中药剂型，如中药片剂、胶囊剂、口服液、注射剂、颗粒剂、膜剂及各种丸剂等，但是不论剂型如何变化，其提取技术大多还是以水煎醇浸为主要模式，存在着提取效果选择性较差、浸出率低、周期长、耗能成本高等弊端，中药制剂还存在着剂型粗大、稳定性差、质量标准不甚规范等问题，因而造成国内中成药制剂难以在国际中药市场占有主导地位的现状，这也是目前中药领域亟待解决的问题。20 世纪末，随着中药现代化的发展，中药提取分离的新技术、新工艺日益受到重视，一些现代化强化提取分离技术不断被应用到中药生产中来，如超声波协助提取、微波辅助提取、超临界流体萃取、酶解辅助提取、膜分离技术、大孔吸附树脂技术等在中药有效成分提取分离中的应用发展迅速，并取得了显著的成效。这些新技术在提取中药中具有产率高、纯度高、提取速度快、耗能成本低等优点，在中药提取物、中药制剂的生产以及实现中药提取现代化中有着广阔的应用前景。

一、中药提取分离新技术及其研究内容

中药提取分离新技术是在传统中药提取分离的理论基础上，利用中药化学、现代提取分离技术及工程学的原理对中药中有效成分、有效物质进行提取分离过程的研究，拟建立适合中药提取物、中药制剂工业化生产的中药提纯方法。该研究内容是中药制药工程的一个组成部分。其研究内容包括各种提取分离技术的原理、过程、影响因素、设备及应用。作为新技术的研究与应用阶段，仍然存在某些不完善的问题，所以该研究内容中也指出每种技术所存在的问题与发展前景，并明确了今后的研究方向。

从中药中提取化学成分，大多是利用被提取成分在溶剂中的溶解度大小，经历溶剂浸润、溶解、扩散的过程，从复杂的均相或者非均相体系中提取出来，所以提取液中必然混有许多杂质，需要通过分离与纯化除去杂质以达到提纯与精制的目的。一般将中药成分与药渣分离的过程称之为提取，传统的溶剂提取法操作形式有煎煮法、浸渍法、渗漉法、回流法、连续回流法，随着科学技术的发展，一些辅助提取方法不断用到中药提取中，如超声波协助提取、微波辅助提取、生物酶解辅助提取、超临界流体萃取等技术。中药分离技术的分离对象种类繁多，结构复杂。一般将中药提取液中各有效成分之间的分离以及有效成分与杂质的分离均称为分离，将各个化学成分进行分离与结构鉴定是中药化学研究的主要内容；在中药提取物与中药制剂的提取分离中，往往获得有效成分的群体物质，使之与杂质分离是其最终目的。分离方法的选择根据分离对象是均相体系还是非均相体系分为机械分离与传质分离两种形式。机械分离处理的是两相或者两相以上的混合物，通过机械处理简单地就可以将各相加以分离，不涉及传质过程，例如过滤、沉降、离心分离、压榨等。传质分离处理既可以是均相体系，也可以是非均相体系，通过各单个组分的理化性质差异进行分离，一般是依据平衡与速率两种途径实现的。取决于平衡的分离方法，是以各组分在媒介中不同的分配系数而建立的平衡关系为依据实现的分离过程，如萃取、蒸馏、吸附、结晶、离子交换、大孔吸附树脂等色谱法。取决于速率的分离方法，是根据各组分扩散速度的差异来实现分离的过程，如微滤、超滤、纳滤、分子蒸馏、电渗析、反渗透等，实现分离的推动力可利用浓度差、压力差和温度差等。通过中药提取分离技术的学习，掌握各种新技术在中药提取分离中的原理，熟悉新工艺、新设备，提高中药提取物与中药制剂的质量，提高中药制药业的整体生产水平。

二、中药提取分离新技术的作用

中药提取分离技术是获取中药有效成分、中药提取物的基本手段，是研制中药制剂过程中的第一道工序，所以中药提取分离新技术是中药领域中的关键因素。根据中药材与期望的目标产物特性，选择不同方法进行提取，或多种提取方法的联合运用，最大可能地保留活性成分，除去杂质，提高有效组分的提取效率，对于传统中药的继续开发、现代药理学研究、中药新剂型研制、提高中药产品生产效率与质量均有重要意义。

（一）中药提取分离技术是获取中药有效成分的基本方法

中药有效成分及有效群体，是几千年来我国传统中药治疗疾病的物质基础。植物的化学成分极为复杂，中药提取分离是依据中药有效成分及有效群体的存在状态、极性、溶解性等，设计一条科学、合理、可行的工艺，采用一系列分离技术来完成。提取、分离和纯化中药中的化学成分，是进一步测定其化学结构、研究其药理作用和毒性的首要条件，也是进行结构改造、化学合成和研究结构—疗效关系的前提。中药研究的水平及中药质量的保障在很大程度上依赖于中药有效成分提取分离的结果。由于中药成分十分复杂且有效成分含量很低，为微量甚至痕量，如抗肿瘤药物紫杉醇在红豆杉的树皮中的含量仅为十万分之一，为了从中药中获取这些微量的临床用药，必须通过相应的手段，如制备高效色谱、逆流分配等分离技术获得较纯的有效成分；通过现代光谱学测试手段获知化合物结构、性质等方面的信息，为化学合成制药提供了目标成分；目前正在通过大规模的生产合成方法解决临床用药等问题。可见通过中药提取分离技术与其他相关学科解决中药有效成分含量低的难题是很可行的。近年由于大孔吸附树脂技术的发展，通过大孔树脂的富集作用，从中药中获得微量的有效成分也是一种重要的途径，如通过大孔吸附树脂从甜叶菊中获得甜菊苷，从人参茎叶中获得人参总皂苷的研究实例说明，新的分离技术比传统的正丁醇萃取水溶液中的皂苷萃取技术相比，具有提取率高、减少环境污染、可实现工业化生产的优势。

目前，我国在中药有效成分的提取分离中，取得了显著成绩，已经分离提纯、应用于临床最多的中药成分是生物碱类，达39种如盐酸小檗碱、盐酸麻黄碱、喜树碱、秋水仙碱、硫酸阿托品、川芎嗪、硫酸长春碱、四氢帕马丁等；萜类成分次之达18种，如青蒿素、穿心莲内酯、薄荷脑、甘草次酸、紫杉醇、关附甲素等；另外还有黄芩苷、灯盏花素、葛根素黄酮以及其他类中药有效成分共40余种。这些中药有效成分在临床疾病的防治中起了重要的作用，有的作为前体化合物，为临床筛选更安全有效的药物提供了重要信息与素材；因为这些代表性成分疗效确切、低毒安全，目前已作为中药提取物与中药制剂制定质量标准的指标成分。这些中药有效成分也作为探索中医、中药治病原理的科学依据。中药化学为中药材生产的标准化、规范化奠定化学物质基础，而中药提取分离新技术是实现中药化学的基本手段。

（二）中药提取分离技术是获得中药提取物的必要手段

我国的中药应用方式随着社会的进步在不断地发展，最初直接服用或涂敷草药，后来出现了汤剂，出现了膏丹丸散，进而形成了中药材、中药饮片以及中成药的产业链；随着现代中药产业的进一步发展，中药提取物（traditional Chinese medicine extract）已作为一种新型的中药原料药从中药产业链中突现出来。作为中药家族新成员，其产业化对于合理利用中药资源、提高中药产业整体发展技术具有重要意义。

提取物（extract）指采用适当的溶剂或方法，从某种材料中提取或加工的物质。各种提取物的制备过程大致包括了前处理、提取、浓缩、分离、纯化、干燥、造粒等工序。提取的作用是多方面的，其一是"形态改变功能"，通过提取可以减少体积或重量，改变形态，有利于包装、贮存、运输、使用，这是一般功能；其二是"性能改变功能"，通过富集目标物质（有效成分或有效部位），提高功效，改善性能（增大溶解性，提高生物利用度、安全性、稳定性等），这是提取物的高级功能。根据提取物原材料属性的不同，可以分为植物提取物、动物提取物、菌类提取物、矿物提取物等。目前应用的以植物提取物（plant extract）较多。

目前国际市场流通的草药提取物（herbal extract）主要指来源于药用植物或各地习用草药提取物，以增进健康为应用目的，如德国银杏叶提取物等。在20世纪七八十年代，亚洲日本、新加坡及中国台湾省等开始应用中药提取物；美国《植物药新药研究指南》允许植物药中间体（包括单方、复方的提取物，纯度化合物除外）作为处方药和非处方药，在美国，植物提取物占草药市场的95%以上，生药材和其他产品占有率不到5%。欧盟一些国家和地区将草药提取物作为保健食品或非处方药的原料，如德国注册药品中约有60 000种含有草药成分，大部分是草药浸剂。这些新的变化为中药作为治疗药进入国际医药市场提供了越来越好的国际环境。

中药提取物指以中药材、中药饮片为原料制得的提取物。中草药提取物包括以传统中药（中药材或中药饮片，如黄芪、当归），习用草药提取物。我国药典及其他药品标准中虽然没有"中药提取物"的概念与定义，但有的采用了"提取物""流浸膏""清膏""浸膏"等术语，2005年版《中华人民共和国药典》（以下简称《中国药典》），有数十种中药制剂以提取物或浸膏组方，实际上我国大部分中成药都是以浸膏、流浸膏投料。

我国目前出口的提取物达数十种，其中单味药的有银杏叶、当归、人参、麻黄、贯叶连翘、刺五加、三七总皂苷、三尖杉酯碱等提取物；复方制剂的有复方丹参滴丸、六味地黄制剂、地奥心血康胶囊、颈复康颗粒、肝复乐片、牛黄清心丸、百痛灵注射液等。

随着国内外提取物应用范围的拓展和应用要求的提高，国内外中药、草药提取物的产品数量、经营规模得到了快速发展，中药提取物在现代中药中的重要性也日渐显现出来，如何合理利用开发天然药物资源，发挥中草药提取物在现代天然健康产业中的重要作用，加强对中草药提取物的研究与生产是必要的，而中药提取分离新技术是研究与生产中草药提取物的必要途径与方法之一。在实际工作中给提取分离技术提出了更高要求，同时必将促进新的分离技术、方法手段的发展。

（三）中药提取分离技术是保证中药制剂质量的关键

中药制剂工业生产中的关键步骤是中药有效成分的提取和分离，它直接关系到中药制剂的质量、疗效和产量。我国现阶段的中成药制剂大多是将中药提取液经过浓缩后，以浸膏、流膏音形式投料，而其浸膏、流浸膏的提取多是延续传统的水煎煮、乙醇浸提为主，根据有些剂型的要求则采取"水提—醇沉""醇提—水沉"法，上述方法在提取中温度较高、选择性较差、耗能高、周期长、有效物质浸出率低且体积大，浸膏制成中成药后，存在服用剂量大、不便服用、贮藏与运输等弊端，正因为在提取纯化技术、设备等方面还缺乏足够的规范性、科学性，致使出现中药有效成分含量可控性差、产品质量不稳定、药理药效不十分清楚、疗效不够稳定等一系列问题，影响了我国中药产品在世界药品市场中的地位，制约着中药开发与生产的进程，这也是中药行业目前所面临的严峻和亟待解决的问题。

近年来随着现代科学技术的飞速发展，中药工程技术也不断发展，我国中药生产状况大有改进，一些现代提取分离技术不断被应用到中药研究与生产中来，大大促进了中药产业的发展，如早先用于医疗器械清洗的超声波技术已经广泛用于中药提取中，目前不仅有实验室规模的仪器设备，而且也有生产规模的大型设备。尤其该技术在中药与中成药的质量检测中，可以达到低温快速、提取完全的目的。2005 年版《中国药典》（一部）收载的药材饮片 538 种，规定其中 185 种的含量测定可使用超声波提取法提取，占收载药材总数的 34.39%；收载成方制剂和单味制剂 564 种，其中规定 329 种可使用超声波提取测定，占收载制剂总数的 58.33%；收载植物油脂和提取物 31 种，其中规定 6 种可使用超声波提取进行测定，占收载油脂和提取物总数的 19.35%。超声波提取技术在实际应用中既方便又快捷，已成为药检部门检测药材和制剂的一种新提取方法。其他技术如微波辅助提取技术、超临界流体萃取技术、酶辅助提取技术等在中药提取分离的研究中，虽然目前大多处于实验研究阶段，但是已经显现出新型提取技术较传统中药提取方法的优越性，也为将来生产积累了更多的经验，相信随着中药提取新技术的研究与应用，中药生产必将向过程可控、产物明确、质量严格的方向发展，从根本上提高中药产品的科技含量。

有些中药分离纯化技术在生产中已经得到验证，如膜分离技术、离心技术等在中药液体制剂口服液、注射液的生产中较传统的水提—醇沉法，具有去除杂质效果好、有效成分保留率高、耗能成本低、易于操作等特点，逐渐在生产中替代传统的纯化方法。有的研究将吸附澄清技术用于中药与复方中药提取液的纯化，如壳聚糖絮凝法澄清双黄连提取液的工艺研究，结果显示：吸附澄清法较水提—醇沉法黄芩苷、连翘苷、绿原酸保留率分别提高 7.16%、20.32%、16.41%，而且具有沉降时间短、过滤速度快等特点，同时还保留了多肽、多糖等大分子成分，因为减少了加热时间，最大限度地保留了热敏感成分的含量，较好地体现出中医药多成分综合作用的传统特色。研究表明：新的分离纯化技术在中药制剂的生产中，具有对有效成分保留率高、分离效果较佳、工序简单、成本低、安全无毒等特点，越来越得到广泛的应用；新的分离纯化技术为中药提取物、中药制剂生产的标准化、规范化提供合理的技术保障；为中药临床前有效性、安全性评价的标准化、规范化提供科学依据；是中药制剂达到现代化标准、走向国际市场的重要途径之一。

三、中药提取分离新技术与中药现代化发展趋势

中医中药现代化首先是中药现代化，而中药现代化应先从中药材的生产、管理等源头环节抓起，组织生产、管理和质量监控，从而形成中药现代化的科技产业链。实现中药现代化，加工工艺的现代化为整个产业链中的重要一环，有了优质的原生药材，如何将其中的有效成分充分提取，是现代化中药生产中极为关键的环节。现代提取分离新技术的应用，将对中药制药业带来新的飞跃，加强新技术的运用，研究新工艺对不同药物提取分离的影响，寻求最佳的操作条件和作用机制，有针对性地进行生产设备工艺的设计，将对中药现代化起到巨大的推动作用。对新的提取分离技术的研究以及越来越多

综合手段的应用，必将给中药这一古老的成果注入新的活力，使之发扬光大、生机勃勃。

中医、中药的研究与应用为中华民族的繁荣昌盛做出了巨大贡献。面对医药工业的迅猛发展，国际医药学术交流活动日益频繁，药品市场的竞争也越来越激烈，实现中药现代化、国际化已成为当务之急。同时随着现代科学技术的发展和人类社会生活与健康水平要求的不断提高，传统医药在"回归自然"世界潮流中再次焕发了强大的生命力，中药在治疗和保健方面备受重视，为中药新药的研究和开发带来了新的契机，提供了良好的环境。但是当前在中药生产、加工、管理的规范化、标准化中还存在一些问题，限制了中药走出国门进入国际医药主流市场。因此，国内中药与中药制剂生产企业要想在国际制药行业竞争中赢得主动，必须采用先进的提取分离技术与设备，研究其新工艺、新方法，提高中药产品的质量与疗效，才可能使我国中药产品生产和销售在国际市场占有更多的份额。因此，国家已将中药的提取分离技术作为今后重点发展的技术之一。为了使中药走向现代化并进入国际市场，提倡将传统的中药特色和优势与现代科学技术结合起来，改革传统的药物提取技术和制剂工艺，按照国际认可的标准和规范对中药进行研发、生产和管理，使之符合国际主流市场的产品标准，并解决好产品质量不稳定、药理药效不十分清楚、有效成分含量可控性差、疗效不够稳定等一系列问题。

总之，中药现代化、国际化离不开中药提取分离新技术与各相关学科的紧密结合，通过中药化学、药效学、毒理学等指标评价中药提取分离新技术，将使其更加完善合理，克服中药低水平重复生产的缺点，完全可以研制出高疗效、高质量、低毒性能够被国际市场所接受的现代中药制剂，使中药尽快进入国际医药主流市场。随着现代科学技术的发展，在传统中医药研究的基础上，先进的中药提取分离技术与设备将逐渐在中药现代化与国际化中得到发展与应用，使中药制药业在技术水平上达到一个新的高度。

第二节 中药化学成分简介

中药材中所含的化学成分十分复杂，按照成分的功效与功能概括起来主要有有效成分、无效成分等；按照植物成分的生物合成分为一次代谢物质、二次代谢物质；按照化学结构特点分为生物碱、苷类、黄酮类、醌类、苯丙素类、鞣质、萜类、皂苷类、强心苷、有机酸、树脂类、糖类、蛋白质、脂肪类等。

一、有效成分与有效部位

（一）有效成分与有效部位

1. 有效成分

是指中药材中起主要药效且具有一定的物理常数的单体物质，如生物碱、苷类、挥发油、萜类等。苷类物质依据其化学结构特点和生理活性等分为黄酮苷、蒽醌苷、苯丙素类、萜类、皂苷、强心苷、多糖、蛋白质、肽等，另外有时将糖类、氨基酸、蛋白质、酶及鞣质等也视为有效成分。

2. 有效部位

有效部位是有效成分的群体物质，一般有效成分在中药中多以群体物质存在，如地奥心血康胶囊包含了8种甾体皂苷，该皂苷类即是从黄山药中分离出的有效部位。

（二）无效成分

无效成分是指本身无明显生物活性的成分，如植物药材中叶绿素、蜡、油脂、树脂和树胶、纤维素等有经济价值的成分，在研究植物生理活性成分时常作为杂质除去。它们往往影响溶剂浸取的效能、制剂的稳定性、外观。如药材中的淀粉，没有明显的活性，在选择水煎煮时，大量的淀粉容易引起糊化，并使浸取液难以过滤，以乙醇等有机溶剂提取植物的茎叶时，其提取液中因叶绿素的存在呈现墨绿色且黏性强，不利于后续的分离纯化，所以要除去叶绿素类杂质。

（三）有效成分与无效成分的相对性

药材中有效成分（或生理活性成分）与无效成分（或非生理活性成分）

不能简单机械地加以理解，应当是相对而言的。以氨基酸、蛋白质、多糖类成分为例，多数情况下视为无效成分，并在加工过程中尽量设法除去，但鹧鸪菜中的氨基酸具有驱虫作用，天花粉中的蛋白质具有引产作用，猪苓中的多糖具有抗肿瘤作用，随着近年来对多糖的深入研究，发现很多植物多糖具有免疫增强、抗肿瘤、降血糖等多种生物活性。再如，鞣质在中药注射剂中视为杂质，但是在收敛药物中，将其作为有效成分考虑。临床上将含有鞣质的中药利用其收敛性用于止血。

（四）有害成分

药材中一些有毒的成分影响疗效以及制剂的安全性。如关木通、马兜铃中的马兜铃酸（aristolochic acid）能导致恶心呕吐、腹泻便血、尿蛋白及血尿，肾功能急剧恶化，并致短期肾功能衰竭的毒副作用。马钱子中含有番木鳖碱，具有士的宁样作用，如用量过大即会产生士的宁中毒样反应。槟榔中槟榔碱具有实验性致癌作用。另有些中药本身没有致癌性，但与某些致癌物质先后起作用则具促癌作用，如巴豆油、甘遂中的大戟二萜醇类物质。

二、一次代谢产物与二次代谢产物

（一）一次代谢产物

绿色植物及藻类因为含有叶绿素，可以通过光合作用将二氧化碳及水合成糖类，并放出氧气。生成的糖进一步通过不同途径代谢，产生三磷酸腺苷（ATP）及辅酶（NAD-PH）等维持植物机体生命活动不可缺少的物质，上述过程因为对维持植物生命活动来说是不可缺少的过程，而且几乎存在于所有的绿色植物中，所以习惯上称其为一次代谢过程。糖、蛋白质、脂质、核酸等这些对植物机体生命活动来说不可缺少的物质，则被称为一次代谢产物（primary metabolites）。

（二）二次代谢产物

在特定条件下，一些重要的一次代谢产物，如乙酰辅酶A、丙二酸单酰辅酶A、莽草酸及一些氨基酸等，作为原料或前提，又进一步经历不同的代谢过程，生成如生物碱、萜类、黄酮、醌类、各种苷类等化合物。后一过程因为并不是在所有的植物中都能发生，对维持植物机体生命活动来说又不起重要作用，因此称之为二次代谢过程。生物碱、萜类、黄酮、醌类、各种苷类等化合物则被称为二次代谢产物（secondary metabolites）。植物中的二次代谢产物因其结构富于变化，其中许多又具有明显的生理活性，所以成为中药或天然药物的主要研究对象。

三、中药中常见的化学成分

（一）生物碱

生物碱（alkaloids）是指来源于生物界（主要是植物界）的一类含氮有机化合物。大多数有较复杂的环状结构，氮原子结合在环内，多呈碱性，可与酸成盐，多具有显著而特殊的生物活性，如镇痛解痉、抗菌消炎、止咳平喘、抗疟、抗癌等多种作用。

生物碱在自然界中分布较广泛，现已经分离鉴定结构的生物碱数量仅次于萜类物质，虽然其分布广泛，但是在植物体内的含量大多低于1%，如具有抗肿瘤活性的长春碱（Vinblastine，VLB）和长春新碱（Vincristine）在长春花中含量分别为十万分之四和百万分之一；主要用于晚期或转移性乳腺癌、非小细胞肺癌治疗的紫杉醇在红豆杉树皮中的含量为十万分之一，如此低的生物碱含量给提取分离工作提出了更高的要求。

在植物体内，大多数生物碱与共存的有机酸（如酒石酸和草酸等）结合成生物碱盐，少数生物碱与无机酸（硫酸和盐酸等）成盐，还有的生物碱呈游离状态，极少数生物碱以酯、苷和氮氧化物的形式存在。生物碱在自然界中分布仅次于蕨类物质，其种类繁多，结构复杂。如黄连中的小檗碱（Berberine）、罂粟中的吗啡碱（Morphine）、苦参中的苦参碱（Matrine）等。

但是植物体大多呈碱性，游离型的生物碱亲脂性较强，一般难溶于或不溶于水，可溶于亲脂性的有机溶剂，如乙醚、氯仿、乙醇、丙酮等；但是生物碱与酸成盐后水中溶解度增大。有些小分子的生物碱如麻黄碱、秋水仙碱即能溶于水，也可以溶于有机溶剂；一些酚性生物碱即可溶于酸水，也能溶于氢氧化钠等碱水；季铵碱生物碱由于能够离子化，亲水性较强均可溶于水。一般生物碱盐的含氧酸盐的溶解度大于其非含氧酸盐。如硫酸小檗碱的水溶度是1∶30，而盐酸小檗碱的水溶度是1∶500，所以在应用中用硫酸水提取黄连中的小檗碱，如果要从溶液中析出小檗碱，则使其成为盐酸盐的形式。

根据生物碱的溶解特性，所以提取生物碱一般用酸水法浸提，也可以用甲醇、乙醇等极性溶剂提取，根据游离生物碱易溶于亲脂性有机溶剂的特性，采用稀氨溶液、氢氧化钙、碳酸钠等碱性试剂浸润药材，使生物碱游离后，再用氯仿等亲脂性溶剂提取。随着近年来中药提取技术的发展，上述各溶剂提取法结合超声波提取、微波提取、超临界流体萃取、酶解辅助提取法等方法，可以大幅度提高生物碱的提取率。

生物碱经过溶剂提取后，其提取液中仍然含有许多杂质，根据提取方法不同选择其不同的方法进行提纯，实验室一般采用沉淀法或者酸水（碱水）—有机溶剂两相萃取法；大批量处理酸水提取液中的生物碱，也可以采用生物碱沉淀试剂法，近年来由于分离材料的发展，离子交换树脂法、大孔吸附树脂法除去酸水提取液中的水溶性杂质也可以获得比较理想的效果，如用离子交换树脂法提纯一叶萩生物碱和洋金花中的东莨菪碱，以大孔吸附树脂提纯贝母生物碱。因为生物碱在植物的含量较低，所以往往需要结合多种提纯分离方法获得较纯的物质。

（二）糖类

糖是植物中存在最广泛的物质，是植物的营养物质和构成细胞壁的化学物质。糖以单糖、低聚糖、多聚糖以及苷的形式存在。植物中常见的单糖（monosaccharides）有葡萄糖、半乳糖、鼠李糖、木糖、阿拉伯糖等，单糖具有旋光性，味甜，易溶于水，难溶于无水乙醇，不溶于乙醚、氯仿等极性小的溶剂。植物中的低聚糖（oligosaccharides），常见的有蔗糖、芸香糖、麦芽糖等。低聚糖易溶于水，难溶或几乎不溶于乙醚等有机溶剂。

多糖类化合物又称多聚糖（polysaccharides），是由 10 个以上的单糖分子通过糖苷键聚合而成，分子质量较大，一般由几百个甚至几万个单糖分子组成，已失去单糖的性质，一般无甜味，也无还原性。多糖在自然界中分布非常普遍，多糖大致分为两类：一类为水不溶物，在动植物体内主要起支持组织的作用，如纤维素、半纤维素、木质多糖、海藻酸、甲壳素等。另一类为水溶性多糖，如动植物体内储存的营养物质、植物体内的初生代谢产物，如淀粉、菊糖、树胶、黏液质等。多糖大多不溶于水，有的能溶于热水，生成胶体溶液，有些多糖仅能溶于氢氧化钠碱水，如茯苓多糖、纤维素等。

目前国内已批准上市的治疗用多糖类药物多为菌藻类多糖，品种有香菇多糖、猪苓多糖、紫芝多糖、云芝肝泰、灵孢多糖、褐藻酸双酯钠（褐藻糖胶）、人参多糖、黄芪多糖等，在临床上除了用于其提高免疫功能外，还表现出抑制肿瘤、抗放射、降血脂、降血糖、抗菌、抗病毒、改善微循环、保肝、抗凝血、升白细胞等多种活性。

一般将单糖、低聚糖视为无效成分，而多糖根据需要，有时作为有效成分，多采用热水提取。而在一些中药制剂的生产中，考虑到制剂的稳定性以及剂型的需要，常常除去多糖。所以在用水或小分子醇类提取时，提取液中常含有无机盐、糖、氨基酸等水溶性杂质，因此脱盐、脱糖是分离水溶性成分的一个重要步骤。通常是用水和与水不混溶的有机溶剂萃取，无机盐、糖等水溶性杂质转溶至水层。也可以选择大孔吸附树脂（如 AB-8，D-101 型号），提取液以水溶液的形式上树脂柱，先用水洗去无机盐、糖等水溶性杂质，接着再用不同浓度的乙醇洗脱苷类等物质。多糖的除去方法还可以采用"水提—醇沉"法，即中药水提取液，进行适当浓缩（一般是每毫升浓缩液含有 0.5～2 g 药材），于水浓缩液再加入 3～4 倍量的乙醇，使大分子的多糖析出沉淀，借此与小分子的醇溶性成分分离。

（三）黄酮类

黄酮类化合物（flavonoids）是泛指两个芳香（A 与 B）环通过中央三碳原子相互连结而成的一系列化合物，母核上常连接有酚羟基、甲氧基、甲基、异戊烯基等助色官能团。黄酮类化合物类型多样，分布广泛，大约有 20% 的中草药含有黄酮类化合物。它们在自然界的存在形式既有与糖结合成苷的，也有以苷元游离形式存在。如存在于槐米中的芦丁、黄芩中的黄芩苷是以苷的形式，而大豆中的大豆素则是以游离形式存在的。

黄酮类化合物具有多方面的生物活性，如抗菌、抗病毒作用、扩张冠状血管、降低毛细血管脆性和异常通透性的作用，保肝、解除平滑肌痉挛以及止咳祛痰与雌性激素样作用。

因为黄酮类化合物多具有酚羟基，且具有一定酸性，一般游离黄酮苷元难溶或不溶于水，易溶于甲醇、乙醇、乙酸乙酯、乙醚等有机溶剂及稀碱水溶液中。黄酮类苷元分子中引入羟基，将增加在水中的溶解度。黄酮类化合物的羟基糖苷化后，水溶度相应加大，而在有机溶剂中的溶解度则相应减小。黄酮苷一般易溶于热水、甲醇、乙醇等强极性溶剂中，但难溶或不溶于苯、氯仿等有机溶剂中，糖链越长，则水溶度越大。花色苷元（花青素）类因以离子形式存在，具有盐的通性，故亲水性较强，水溶度较大。

提取黄酮苷类一般可选用乙醇、甲醇、丙酮等试剂。一些多糖苷类则可以用沸水提取。花色苷类可用 0.1% 盐酸进行提取。但提取一般苷类成分时不应加酸，以免发生水解。提取黄酮苷元宜用极性较小的溶剂，如用氯仿、乙酸乙酯等。由于黄酮类化合物大多具有酚羟基，有弱酸性，易溶于碱性水，经常用碱提取—酸沉法提取，即以碱性水提取，再将碱提取液调成酸性，黄酮苷类即可沉淀析出。芦丁、橙皮苷、黄芩苷均用此法提取。

（四）醌类

醌类化合物（quinonoids）包括醌类极其容易转变为具有醌式结构的化合物，以及在生物合成方面与醌类有密切联系的化合物。醌类化合物从结构上分为苯醌、萘醌、菲醌和蒽醌等类型。其中以蒽醌衍生物的种类最多。小分子的苯醌、萘醌多以游离形式存在，蒽醌类除了游离形式存在外，还与糖结合成苷的形式存在。许多中药如大黄、虎杖、何首乌、决明、芦荟、丹参、紫草中的有效成分都是醌类化合物。在低等植物藻类、菌类、地衣类的代谢产物中也发现有醌类化合物。如紫草中的紫草素（Shikonin），丹参中丹参醌 II_A（Tanshinone II_A）、大黄中的大黄酸（Rhein）等。

蒽醌类多具有泻下作用，苷的泻下作用大于苷元，具有二蒽酮结构的番泻苷类泻下作用最强；蒽醌类成分大多有抗菌活性，且苷元作用大于蒽醌苷类；有些蒽醌类化合物如大黄素、大黄酸、芦荟大黄素有一定的抗癌活性。

游离醌类化合物易溶于乙醇、丙酮、乙醚、氯仿等有机溶剂，几乎不溶于水。成苷后极性增大，易溶于甲醇、乙醇中，在热水中也可溶解，但在冷水中溶解度减小，不溶或难溶乙醚、氯仿等有机溶剂。醌类化合物除了羰基外，结构中多结合酚羟基，所以多数醌类化合物显酸性，大多能溶于碱水、热水及热乙醇，所以多以热水、碱水、乙醇等溶剂提取。个别小分子醌类如苯醌及萘醌还有挥发性、升华性，可用水蒸气蒸馏法与升华法提取分离。对于含有酚羟基、羧基显酸性的蒽醌类化合物可用碱提取—酸沉法提取。如大黄、决明子中蒽醌类采用该法提取分离。

（五）苯丙素类

苯丙素类（phenypropanoids）是一类含有一个或几个 $C_6 \sim C_3$ 单位的天然成分。这类成分有单独存在的，也有以 2 个、3 个、4 个甚至多个单位聚合存在的，母核上常连接有酚羟基、甲氧基、甲基、异戊烯基等助色官能团，包括苯丙烯、苯丙醇、苯丙酸及其缩酯、香豆素、木脂素、木质素类等。常见的含苯丙素类的药材有当归、五味子、厚朴、细辛、连翘、牛蒡子等。木脂素类具有抗癌、保肝、抗病毒、抗菌等多方面的生物活性，如小檗科鬼臼属及其近缘植物中含有的各种鬼臼毒素类木脂素，能显著抑制癌细胞的增殖，其衍生物 VP-16（Etoposide）和 VM-26（Teniposide）已用于临床，是治疗小细胞肺癌的有效药物；五味子果实中的各种联苯环辛烯类木脂素，均有保肝和降低血清谷丙转氨酶的作用，能促进肝功能和肝组织的再生，五味子酯甲及其类似物已成为我国治疗慢性肝炎的药物，联苯双酯也是我国开发的治疗肝炎的新药。存在于许多中药中，如茵陈、苎麻、金银花中的绿原酸（Chlorogenic acid）是苯丙酸类物质，是由咖啡酸和奎宁酸（Quinic acid）形成的酯，是抗菌利胆的有效成分。属于香豆素类的，如当归内酯。

游离的小分子香豆素有挥发性，能随水蒸气蒸馏，并能升华，可以采用水蒸气蒸馏法提取；游离香豆素一般不溶或难溶于冷水，可溶于沸水，易溶于甲醇、乙醇、氯仿、乙醚；而苷则多数无香味和挥发性，也不能升华，能溶于水、甲醇、乙醇等有机溶剂，可用水、醇等溶剂加热提取。

（六）萜类

凡由甲戊二羟酸衍生且分子式符合（C_5H_8）$_n$ 通式的衍生物均称为萜类化合物（terpenoids）。从化学结构来看，它是异戊二烯的聚合体及其衍生物，其骨架一般以五个碳为基本单位，少数也有例外。根据分子结构中异戊二烯单位的数目进行分类，分子中含有二个异戊二烯单位的称为单萜；含有三个异戊二烯单位的称为倍半萜；含有四个异戊二烯单位的称为二萜；依此类推。

萜类多数是含氧衍生物，所以萜类化合物又可分为醇、醛、酮、羧酸、酯及苷等萜类，小分子的单萜、倍半萜多是挥发油的主要成分。萜类化合物是种类繁多、数量巨大、骨架庞杂、结构千变万化的一类重要的中药化学成分。至 1991 年统计，萜类化合物超过了 22 000 种，是目前结构鉴定最多的一类天然化合物。

萜类化合物具有显著的生物活性，表现出抗肿瘤、抗菌、抗疟、治疗心脑血管疾病等多方面活性。已经作为药物在临床应用的有龙脑（Borneol，俗称"冰片"，又称樟醇）、青蒿素（Artemisinin）、穿心莲内醇（Andrographolide）、紫杉醇（Taxol）等。

低分子质量的单萜、倍半萜多为具有特殊香气的油状液体，具有挥发性，有较高的折光率，是挥发油的重要组成部分。分子质量较大的萜类化合物多为结晶性固体，不具有挥发性。多数萜类化合物因含有不对称碳原子而具有旋光性，且多有异构体存在。此类化合物多具有苦味，有的味极苦，所以萜类化合物又称苦味素。

多数萜类化合物属于亲脂性成分，难溶于水，易溶于亲脂性有机溶剂和乙醇。在水中的溶解度随着分子中含氧官能团的极性增大、数量增多而增大，若与糖结合成苷则能溶于热水，易溶于乙醇，难溶或不溶于亲脂性有机溶剂。环烯醚萜苷类易溶于水和甲醇，可溶于乙醇，难溶于亲脂性有机溶剂。

萜类物质如果以苷的形式存在，可用甲醇或乙醇为溶剂进行提取，回收溶剂后，将提取物转溶于水中，再用亲脂性有机溶剂如石油醚或乙醚等萃取，除去脂溶性杂质，水液再用正丁醇萃取，萃取液回收正丁醇得粗总苷。也可以结合活性炭、大孔吸附树脂等方法处理除去杂质。如果萜类化合物以游离形式存在，则用亲脂性有机溶剂提取。

（七）挥发油

挥发油（Volatile Oils）又称精油（Essential Oils），是一类可随水蒸气蒸馏得到的、不与水混溶的挥发性的油状液体的总称。在常温下能挥发，可随水蒸气蒸馏，多数具有芳香气味。

挥发油类成分在芳香植物中分布很广，特别是菊科、芸香科、伞形科、唇形科、姜科等植物中含量丰富。临床应用的药物有薄荷油、姜油、陈皮油、丁香油等。

挥发油所含成分极其复杂，一种挥发油中常常由数十种到数百种成分组成。挥发油的成分除了单萜、倍半萜类化合物还有小分子芳香族以及脂肪族化合物等。①单萜、倍半萜和它们含氧衍生物是组成挥发油的主要成分，如薄荷醇、姜烯、柠檬醛、Ot 蒎烯、芳樟醇等几乎均是相应挥发油中的主要成分；②芳香族化合物在挥发油中的分布仅次于萜类，如存在丁香油中的丁香酸（Eugenol），桂皮油中的桂皮酸（Cinnamaldehyde）等；③挥发油中的脂肪族成分多是小分子，如异戊醛（Isovalermaldehyde）存在于橘子、柠檬、薄荷、桉叶、香茅等挥发油中。

挥发油大多为无色或淡黄色液体，有些挥发油溶有色素因而显特殊颜色，挥发油在常温下为透明液体。在低温放置，挥发油所含主要成分可能析出结晶，这种析出物习称为"脑"，如薄荷脑（薄荷醇）、樟脑等；滤去析出物的油称为"脱脑油"。挥发油具有特殊的气味，大多数为香味。也有少数挥发油具有异味，如鱼腥草挥发油有鱼腥味。

挥发油易溶于亲脂性有机溶剂中，如石油醚、乙醚、苯、二硫化碳等，在乙醇中的溶解度随乙醇浓度的增大而增大。挥发油难溶或不溶于水中，但水能溶解少量的含氧化合物，医药上利用此性质制备芳香水剂，如薄荷水等。

虽然挥发油的组成比较复杂，但每一种挥发油的化学成分种类及比例是基本稳定的，故其物理常数也有其一定的范围，据此可对不同的挥发油进行鉴别检查。挥发油的沸点一般在 70 ～ 300 ℃；比重一般在 0.85 ～ 1.065，多数比水轻，少数比水重称为重油，如丁香油、桂皮油等；挥发油几乎均有光学活性，比旋光度在 97°～ 177°；挥发油具有强的折光性，折光率在 1.43 ～ 1.61。

反映挥发油品质的化学常数有酸值、酯值、皂化值。挥发油与空气、光线长期接触，会发生氧化变质反应，从而使颜色变深，比重增大，气味改变，并聚合形成树脂样物质，失去挥发性，不再随水蒸气蒸馏，酸值、酯值、皂化值也随之改变。因此，挥发油提取条件要加以考虑。贮存时，应密闭于棕色瓶中，置于阴凉低温处。

挥发油因其挥发性和亲脂性，传统方法多采用加水蒸馏法、水蒸气蒸馏法以及石油醚、脂肪等亲脂性有机溶剂浸取；新鲜药材、挥发油含量高的情况下以压榨法提取后，再经过水蒸气蒸馏法提取；近年来超临界萃取技术、分子蒸馏技术、酶解—水蒸气蒸馏法、微波法等在提取挥发油的应用中显示出明显的优势。

（八）皂苷类

皂苷类化合物（Saponins）按其皂苷元的不同，大致可分为三萜皂苷（Triterpenoid Saponins）和甾体皂苷（Steroidal Saponins）两大类。

1. 三萜皂苷

三萜皂苷是由三萜类（triterpenes）化合物与糖结合而成的。一些常用的中药如人参、黄芪、三七、甘草、桔梗、党参、远志、柴胡等均含有三萜皂苷，三萜皂苷中往往含有羧基称为酸性皂苷，如甘草皂苷也称为甘草酸。

2. 甾体皂苷

甾体皂苷是由螺甾烷（spirostane）类化合物与糖结合而成的。其中苷元由 27 个碳原子组成，一般不含有羧基呈中性，故称为中性皂苷，如薯蓣皂苷等。中药麦冬、知母、薯蓣、穿山龙、重楼、薤白、百合、玉竹等均富含甾体皂苷。

皂苷类具有显著而广泛的生理活性，如具有改善冠脉循环、缓解心绞痛、改善心肌缺血、降血糖、降胆固醇、抗癌、抗菌、免疫调节等许多生物活性。另外，有些皂苷具有溶血作用，一般用溶血指数衡量皂苷的溶血能力强弱，溶血指数是指在一定条件下使血液中红细胞完全溶解的最低皂苷浓度，如薯蓣皂苷的溶血指数为 1∶400 000，而甘草皂苷的溶血指数为 1∶4 000。有些皂苷如沿阶草皂苷、竹节参皂苷还有凝血作用，所以在临床应用皂苷时注意选用合适的剂型，保证临床用药安全。

皂苷类分子较大，多数结合寡糖，所以极性较大，一般可溶于水，易溶于热水、烯醇，含水丁醇或戊醇。皂苷能够与一些金属盐类如铅盐、钡盐等产生沉淀。上述沉淀反应可以用于皂苷分离提纯，但是生成的沉淀容易吸附皂苷，同时加入的重金属盐不利于环保与临床用药安全。所以，目前在中药与中药制剂的提取分离中很少应用该法提纯皂苷。一般采用热水、乙醇提取，提取液浓缩后采用丁醇或戊醇从水溶液中萃取分离皂苷，使糖等亲水性成分转移水层，达到分离皂苷与水溶性杂质的目的，近年来大孔吸附树脂法分离纯化皂苷得到较广泛的应用，并且也收到比较好的应用效果。

（九）有机酸

有机酸是分子中含有羧基（–COOH）的一类有机化合物，普遍存在于植物界，尤其在果实中分布较多。有机酸在植物体中除少数以游离状态存在外，一般都与钾、钙、镁等金属离子或生物碱结合成盐。常见植物中的有机酸有三类。

1. 脂肪族有机酸

脂肪族有机酸有一元、二元、多元羧酸，如酒石酸、草酸、苹果酸、枸橼酸、抗坏血酸等。

2. 芳香族有机酸

该类有机酸以苯丙素类型较多，如桂皮酸、咖啡酸、阿魏酸、绿原酸、当归酸等。

3. 萜类有机酸

萜类有机酸大多属于三萜类较多，如甘草次酸、齐墩果酸、熊果酸等。

有机酸类成分具有抗肿瘤、抑菌、抗血栓、抗艾滋病毒等广泛的生物活性。如存在许多植物中的绿原酸具有抗菌、利胆、升高白细胞等作用；由金钱松树皮中分离出的土槿甲酸和土槿乙酸（Pseudolaric Acid A，B）具有抗真菌、抗肿瘤作用，其中土槿乙酸还具有抗生育活性；甘草酸、齐墩果酸等具有抗肝损伤、抗肝纤维化作用。有些有机酸还有明显的毒性，如关木通、马兜铃中的马兜铃酸。

一般低级的脂肪酸易溶于水、乙醇等，难溶于有机溶剂，高级脂肪酸及芳香酸较易溶于有机溶剂而难溶于水。在含有机酸的提取液中若加入氢氧化钡或氢氧化钙等能生成钡盐和钙盐沉淀，若加入乙酸铅或碱式乙酸铅溶液时，则生成铅盐沉淀。但是在一般中药制剂中，虽然有机酸没有明显的生物活性，除个别有毒性的有机酸外，在中药提取与中药制剂生产中无须特别除去有机酸类成分。

（十）氨基酸、蛋白质和酶

氨基酸、蛋白质和酶在植物、动物药材中分布较广泛，是生物维持生命活动的必需物质。

氨基酸（amino acids）为无色结晶，大部分易溶于水及烯醇溶液，难溶于非极性有机溶剂如乙醚、氯仿、石油醚等。因具有两性的性质，能成内盐，在等电点时，氨基酸的溶解度最小，因而用调节等电点的方法，可从氨基酸的混合物中分离出某些氨基酸。在水或小分子醇的提取液中常含有氨基酸类，多数情况下视为杂质存在，经常与无机盐、小分子糖一同作为水溶性杂质除掉。但在一些情况下被视为有效成分，如南瓜子中南瓜子氨酸、使君子中使君子氨酸、海藻中软骨藻酸都有驱虫作用，荔枝核中含有 α–次甲基环丙基–甘氨酸具有降低血糖的作用，海带和褐藻中的昆布氨基酸有降血压的效用。

酶类（enzymes）和蛋白质（proteins）具有相似的性质，在水溶液中，可被乙醇、硫酸铵或氯化钠的浓溶液沉淀，所沉淀出的蛋白质还可溶于水。当蛋白质加热至一定温度时（煮沸）或与强无机酸或碱作用时，则产生不可逆的沉淀反应，此称为蛋白质的变性作用，沉淀的蛋白质称作变性蛋白质。这种变性蛋白质溶解度改变，对酶反应的敏感性、生物活性以及分子的形状都改变。

酶在结构上除了蛋白质的基础结构外，是有机体内具有催化能力的蛋白质，它的催化具有专一性，通常一种酶只能催化某一种特定的反应，如蛋白酶只能催化蛋白质分解成氨基酸。在植物中含的苷类往往与某种特殊的酶共存于同一组织不同细胞中，当细胞破裂，酶与苷接触，在温度和湿度适当的情况下，立即使苷水解。所以要提取药材中原存形式的苷（也称原生苷）时，要抑制酶的活性避免原生苷水解。其方法有：①新鲜药材，采后低温速干；②直接沸水或 60 ～ 70℃水提取；③ 70% ～ 80% 乙醇或甲醇溶液提取；④药材加中性盐如硫酸铵等，再提取。如果要提取次生苷（原生苷经水解掉部分糖生成的苷），一般是将药材加水，在 25 ～ 40 ℃的条件发酵 12 小时以上，使原生苷水解生成次生苷后以醇等有机溶剂提取。

大多情况下视酶类和蛋白质为无效成分，以冷水提取能够保留其性质不变，以热水、醇类溶剂提取时容易变性，同时也析出沉淀。有些蛋白质也有明显的生物活性。如栝蒌根中含有较强的抗原性植物蛋白，称"天花粉素"，临床肌内注射用于中期妊娠引产，并用以治疗恶性葡萄胎和绒癌，近期研究表明，花粉蛋白还具有较好的抗病毒活性，对艾滋病毒具有抑制作用；水蛭中的多肽能够抗凝血；苦瓜中的多肽具有显著的降血糖作用，临床上用来治疗糖尿病。

（十一）鞣质

鞣质（tannin）又称单宁或鞣酸，是一类复杂的多元酚类高分子化合物。鞣质分为可水解鞣质和缩合鞣质两大类。

1.鞣质的分类

（1）可水解鞣质（hydrolysable tannins）：是由酚酸及其衍生物与葡萄糖或多元醇通过苷键或酯键而形成的化合物。这类鞣质具酯键或苷键结构，易被酸、碱、鞣酶或苦杏仁酶水解。水解后的产物有没食子酸以及鞣花酸与糖类等。含这类鞣质的生药有五味子、大黄、没食子、地榆、丁香等。

例如，五倍子鞣质主要由 6 ～ 8 个没食子酸分子和 1 分子葡萄糖缩合而成。又如从地榆中可分离得到 21 种水解鞣质。

（2）缩合鞣质（condensed tannins）：也称为儿茶鞣质，是一类由儿茶素或其衍生物等黄烷 –3– 醇化合物以碳—碳键聚合而形成的化合物，不具有酯或苷键，在高温下或在稀碱和稀酸的影响下并不水解，而能迅速地脱水缩合形成大分子化合物鞣红。如切开的生梨、苹果等久置会变红棕色，茶叶的水溶液与空气接触或久置，能缩合成难溶于水的暗红色沉淀物均是缩合鞣质的沉淀物。含缩合鞣质的生药种类更广泛，如儿茶、桂皮、四季青、茶叶、虎杖、钩藤等。

缩合鞣质按其聚合度分为二聚体、三聚体……六聚体等。只有三聚体以上才具有典型鞣质的性质。例如肉桂鞣质是从肉桂树皮中已分离出的多种缩合鞣质，属于儿茶素型和表儿茶型及其二聚体、三聚体……六聚体。

2. 鞣质的理化性质

（1）鞣质大多为无定形粉末，仅少数为晶体。味涩，具收敛性，易潮解。鞣质的相对分子质量通常为 500 ～ 3 000，具较多的酚羟基，特别是邻位酚羟基易被氧化，多为棕色或褐色。

（2）鞣质可与蛋白质（如明胶溶液）结合生成沉淀，此性质在工业上用于生产鞣革，临床上外用于灼伤、创伤的创面，可使创伤表面渗出物中的蛋白质凝固，形成痂膜，保护创面，防止细菌感染。在中药注射剂的生产中则要除去鞣质，否则注射含有鞣质的注射剂，容易造成肌肉坏死。鞣质能凝固微生物体内的原生质，故有一定的抑菌、抗病毒作用。

（3）鞣质具有收敛、止血作用。内服可用于治疗胃肠道出血、溃疡和水泻等症。

（4）鞣质具较强的极性，可溶于水、乙醇和甲醇，形成胶体溶液，亦可溶于乙酸乙酯和丙酮，不溶于石油醚、三氯甲烷等。

（5）鞣质分子中有邻位酚羟基，故可与多种金属离子络合产生颜色或沉淀，故在煎煮和制备中药制剂时，应避免与铁器接触。

3. 鞣质的提纯与除去

提取鞣质可选乙醇 – 水（1∶1）、丙酮 – 水（1∶1），对于含水的新鲜植物可适当提高丙酮的浓度，工业上采用水为提取溶剂，含鞣质的水溶液通过喷雾干燥而得粗鞣质。

精制鞣质可采用溶剂法，以乙酸乙酯为溶剂较好，通常将水溶液先用乙醚等低极性溶剂萃取除去极性小的成分，然后再用乙酸乙酯提取即可得到较纯的鞣质；也可以向鞣质的水溶液中分批加入明胶溶液，过滤鞣质与明胶的沉淀物，如果需要鞣质则将沉淀溶于丙酮，蛋白质不溶于丙酮而析出沉淀。

亦可采用色谱法提纯鞣质，葡聚糖凝胶 SephadexLH-20 是常用的柱色谱填料，其不仅有一定的分子筛作用，同时对于酚羟基的化合物有一定的吸附作用。常用的洗脱剂有水 – 甲醇 – 丙酮系统。当用水洗脱时，主要得到的是糖类、氨基酸和非酚性苷类；当用 10% ～ 30% 甲醇洗脱时，主要得到酚性苷类成分，如黄酮苷类与蒽醌苷类等；当用 40% ～ 80% 甲醇水溶液洗脱时，可以得到相对分子质量为 300 ～ 700 的鞣质；用 50% 丙酮水溶液洗脱，可以获得相对分子质量大于 1 000 的鞣质。当分离结束后，再用大量水 – 丙酮（1∶1）冲洗，可以使吸附剂再生后重复使用。

如果欲除去提取液中的鞣质，可以选用聚酰胺色谱柱吸附鞣质，因为聚酰胺与鞣质容易形成不可逆吸附；也可以采用乙酸铅沉淀法，不论采用什么方法除去鞣质，都要注意对提取目标成分的影响。

（十二）植物色素

植物色素（pigment）是指普遍分布于植物界的有色物质，如叶绿素类、叶黄素类、胡萝卜素类、黄酮类、醌类化合物等。其中黄酮类、醌类化合物具有一定的水溶性，一般视为有效成分。

叶绿素是绿色植物进行光合作用的色素。由植物中分离得的叶绿素约有10 种。在高等植物中主要为叶绿素 a 和 b，其比例为 3∶1，红藻植物中含叶绿素 a 和 b，而其他多种藻类植物含叶绿素 a 和 c 的混合物。叶绿素的基本骨架是由四个吡咯以四个次甲基连接成环状称为卟啉类型的结构。叶绿素中有两个羧基，其中一个是和甲醇酯化，而另一个是和植物醇酯化。叶绿素 a 和 b均为蓝黑色蜡状晶，叶绿素 a 的乙醇溶液呈蓝绿色，具深红色荧光，叶绿素 b则呈绿到黄绿色，具红色荧光。

叶绿素分子质量较大，极性较小，不溶于水，难溶于甲醇，可溶于石油醚，易溶于乙醚、氯仿、热乙醇等。叶绿素由于酯键的存在，于碱性溶液中水解可生成水溶性的钠盐或钾盐。叶绿素衍生物可用于防治贫血、溃疡、微生物感染、尿石症、白细胞减少症及口腔疾病。叶绿素水解可制备植物醇，但是在中药制剂中，多数情况下叶绿素是要作为杂质除去的。

在植物叶的乙醇或其他有机溶剂的提取液中，因含有叶绿素呈现墨绿色。其除去方法有：①乙醇提取液经浓缩后可加水或挥去乙醇至浓度为15% ～ 20%，冷藏，使叶绿素沉淀出来，即析胶的方法；②也可以将乙醇溶液浓缩后，用石油醚萃取除去叶绿素；③叶绿素因为含有酯键，在碱水中皂化而溶于碱水，不溶于酸水，利用此特点，通过碱处理除去叶绿素，但前提是所需成分溶于酸水或不溶于碱水且稳定；④将乙醇提取液通过活性炭吸附也可以达到除去叶绿素的目的，但是要注意活性炭对芳香体系的化合物，如黄酮类、蒽醌类也有较强的吸附力。

（十三）树脂

树脂（resin）是一类复杂的混合物。常与挥发油、有机酸、树胶等混合存在，与挥发油混合存在的称为油树脂，如松油脂；与有机酸共存的称为香树脂，如安息香树脂；与树胶混合存在的称为胶树脂，如阿魏；与糖结合存在的称为糖树脂，如牵牛子脂。

根据树脂的化学组成可以分为酸类、醇类、酯类和烃类。

在植物界往往呈游离状态，主要为二萜酸类、三萜酸类及其衍生物，具有酸性，如松香酸、乳香酸。

树脂醇类可分为树脂醇与树脂鞣酚两类。例如琥珀中所含琥珀脂醇。树脂鞣酚具有酚羟基，具有鞣质性质，遇三氯化铁呈现似鞣质的颜色，如阿魏中含的阿魏树脂鞣酚。

树脂酯类是树脂醇或树脂鞣酚与树脂酸或芳香酸（如苯甲酸、桂皮酸、阿魏酸等）化合而成的酯，当与氢氧化钾的醇溶液共煮则皂化，如芦荟中含有树脂鞣酚与桂皮酸结合的酯。

树脂烃类为一类结构复杂的中性化合物。它们的性质很稳定，不能成盐或酯，与大多数化学试剂不起反应，不溶于碱，也不被碱分解。

树脂味带苦而有芳香，树脂受热则软化溶融，燃烧时发生浓烟，不溶于水，亲脂性较强，能溶于乙醇、乙醚、氯仿等有机溶剂中，不溶于稀酸；有些树脂，如树脂酸，在浓碱液中能部分溶解或完全溶解，加酸酸化，树脂又会沉淀析出。中药提取液中如果含有大量的树脂，使得药液较黏不利于中药有效成分的提取与分离。

除个别树脂作为药物应用外，大多数树脂视为杂质，一般的除去方法是将乙醇提取液适当浓缩，树脂可以析出沉淀，或者用亲脂性有机溶剂从水溶液中萃取树脂。

（十四）油脂和蜡

油脂和蜡统称为脂类（lipids），动物油脂多存在于脂肪组织中，植物油脂主要存在于种子中，约有 88% 以上高等植物的种子含有油脂。通常将常温下呈液态的油脂称为脂肪油（fatty oils），呈固态或半固态的油脂称为脂肪（fats）。油脂大多为高级脂肪酸的甘油酯。

高级脂肪酸大部分为直链结构，脂肪中多为饱和脂肪酸，如月桂酸、棕榈酸等；而脂肪油中多为不饱和脂肪酸，如亚油酸、亚麻酸、花生四烯酸、二十碳五烯酸（EPA）和二十二碳六烯酸（DHA）等，这些不饱和脂肪酸为人体必需脂肪酸。

油脂比水轻，易被皂化，不溶于水，易溶于石油醚、苯、氯仿、醚、丙酮和热乙醇中。脂肪油没有挥发性，滴在纸上可留下永久性油迹。含脂肪油较多的药材可以采用压榨法，少量脂肪油也可用低沸点溶剂如石油醚等溶剂采用连续回流法提取。如作为泻下剂的蓖麻油（主要含蓖麻油酸的甘油酯），对艾氏腹水癌有抑制作用的薏米中薏苡仁酯均可采用上述方法提取。深海鱼油中富含的不饱和脂肪酸，如具有多种生物活性的二十碳五烯酸（EPA）和二十二碳六烯酸（DHA），亲脂性较强，除了采用常规的提取方法外，还可以采用二氧化碳超临界流体萃取（SFE）等方法提取。

蜡为高级脂肪酸与高级一元醇（$C_{24} \sim C_{36}$）结合成的脂类，植物蜡多存在于茎、叶、果实的表面，药用蜡多为动物蜡，如蜂蜡、虫白蜡、鲸蜡等。蜡硬而脆，常温下为固体，性质较脂肪稳定些，不溶于水，也不易被碱水皂化。

（十五）无机成分

植物中含有的无机成分（inorganic constituents）主要是钾盐、磷盐及镁盐。它们以无机盐或者与有机物结合存在，也有的成为特殊的结晶形式存在，如草酸钙结晶等。随着生命科学的研究与发展，人们发现许多中药中的无机离子具有显著的生物活性与疗效。如夏枯草中含有水溶性无机盐约3.5%，其中68%为氯化钾，23%为硫酸钾，其他为氯化钠和铁盐，已经证实这些钾盐与夏枯草的降压、利尿作用有直接关系。除了钠、钾、钙、镁、磷等元素是生物体必需的以外，有些微量元素在生物体内的作用越来越得到关注，所谓微量元素是指存在于人体中数量极少，有些甚至是痕量的元素，如铁、锌、铜、锰、镍、铬、钴、钒、碘、氟等。人类体内缺乏某些元素会导致疾病的发生。例如，铬缺乏是动脉硬化的因素之一，缺碘导致甲状腺肿大，经常食用含碘高的海带、紫菜及加碘盐可以预防地方性甲状腺肿大；缺锌易导致侏儒症和生殖功能发育不全，锌可以抑制微量元素镉对心血管的伤害，豆类、坚果、海味等食物中锌与镉的比例较高，补益类中药中锌/镉的比值变化恰好与虚证病人血清中的锌/镉比值变化相反。说明微量元素的含量与人体的生理情况息息相关，但目前关于微量元素的研究并不多，因此，还应当以现代的科学技术与方法，探索中药中微量元素的含量、存在状态与健康和疾病的关系。

第三节 中药有效成分的传统提取方法

提取中药成分根据原理可以分为溶剂法、水蒸气蒸馏法、升华法。其中后两种方法的应用有一定的局限性，目前在中药成分的提取中，大多采用溶剂提取法。本节主要介绍溶剂法提取中药成分的理论、操作及其应用。

当以液态溶剂处理固体原料时，则称为液固萃取，又称浸取、浸出或提取（extraction），是用某种溶剂把目标物质从固体原料中提取到溶液中的过程。以溶剂从中药中提取化学成分的过程称为溶剂提取法。

目前，在中药研究与中药制剂的生产中大多还是以浸取法从中药中获得有效成分或有效部位。浸取的目的在于选择适宜的溶剂和方法，从药材中充分浸出有效成分及辅助成分，尽量减少或除去无效和有害物质。"有效"和"无效"成分的概念是相对的，应当根据医疗和实际药效酌定。例如，在常规的中药制剂中视多糖为杂质，而现代药理实验研究表明，多糖最引人注目的作用是作为非特异性免疫调节剂治疗免疫疾病，其近代的免疫疗法给肿瘤、艾滋病治疗以及其他免疫缺损疾病的治疗开辟了新方向，已经有诸如黄芪多糖、人参多糖注射液用于临床。因此，中药的浸取还是要根据临床需要采取灵活的取舍，最大限度地提取有效部位或有效成分的含量，减少杂质的存在。

一、溶剂提取法

中药材有植物、动物、矿物性药材三类。矿物性药材无细胞结构，其有效成分可直接溶解或分散悬浮于溶剂之中；植物性药材的有效成分的分子质量一般都比无效成分的分子质量小得多，浸出时要求有效成分透过细胞膜渗出，无效成分仍留在细胞组织中以便除去；动物性药材的有效成分绝大部分是蛋白质或多肽类，分子质量较大，难以透过细胞膜。因此，植物性与动物性药材的浸取过程有所不同。

（一）溶剂提取法的过程与原理

1.动物药材的提取

动物药材的有效成分大多以大分子形式存在于细胞中，因此，在提取前一般原料使用电动绞肉机绞得越细越好。若将原料先冻结成冰块再绞轧，不仅易于粉碎，而且可使细胞膜破裂。

动物性药材中绝大部分是蛋白质、酶、激素等，对热、光、酸、碱等因素较为敏感，若对原料处理不当，则提取后有效成分的理化性质和生理活性发生改变，甚至产生毒副作用。动物药材除了上述成分外，还存在大量的多糖、脂肪等营养性物质，很易被微生物、水解、酶解、氧化等作用引起腐败或分解破坏，所以常用下列方法进行适当的处理。

（1）冷冻法：将原料呈薄层铺于冷藏盘中，在—80～—20 ℃冰冻条件下保存，因储存温度较低，能更大限度地保存有效成分的性质，是一种较理想的药材处理方法。

（2）干燥法：经过干燥后的药材不但除去水分，还起到杀灭微生物的作用，但该法适用于耐热低脂肪类药材，经过炒制法炮制也能达到该目的。

（3）有机溶剂法：将原料浸入丙酮、乙醇、乙醚中，既可起防腐作用，又能使原料脱水，其中以丙酮最常用。

（4）碱水浸泡法：如驴皮、龟板、鳖甲等可通过浸在石灰水中保存，该法应该是较经济的一种方法，但是要注意有些动物成分在碱液中易被破坏。

动物药材的大量脂肪，妨碍有效成分的分离和提纯，因此需采用适宜的方法进行脱脂。常用的脱脂方法有两种。①冷凝法。由于脂肪和类脂质在低温时易凝固，从浸出液中析出。将浸出液置冰箱冷藏一定时间，可使脂肪凝集于液面而除去，若将浸提液加热处理，使脂肪微粒乳化后再经冷藏，更易凝集于液面而除去。②有机溶剂脱脂法。该法同植物药材的脱脂，以有机溶剂（丙酮或石油醚等）采用连续回流提取法脱脂。

提取动物药材中的有效成分时，应了解有效成分的理化性质与稳定性，以便选择适当的溶剂等相关条件。常用的溶剂有稀酸、盐类溶液、乙醇、丙酮、乙醚、甘油等。

2. 植物药材的提取

对于存在于植物细胞中不同位置和细胞器中的目标产物，若将其从细胞内浸出到溶液中，目标分子将经历细胞内的扩散、细胞膜和细胞壁的透过等复杂的传质过程。若细胞壁没有破裂，浸取作用是靠细胞壁的渗透来进行的，浸取速率很慢。细胞壁被破坏后，传质阻力减小，目标产物比较容易进入到溶剂中，并依据相似相容原理而溶解，达到提取之目的。植物药材经过下列相互联系的三个阶段完成浸取过程：

（1）浸润阶段：药材与溶剂混合时，溶剂首先附着于药材表面使之润湿，然后通过毛细管和细胞间隙进入组织内部。润湿的这种初始作用对浸出效果影响较大。浸出溶剂能否附着于药材表面使之润湿并进入细胞组织中，取决于浸出溶剂性质与药材的质地及两者间的界面情况。其中界面张力起着主导作用。溶剂与药材间表面张力越小，药材易被润湿，有时通过在溶剂中加入表面活性剂以提高药材的润湿性，从而达到提高浸出效果的目的。

一般非极性溶剂不易浸润含有糖、蛋白质极性物质的药材和含水量多的药材，因此需要先将药材干燥后再以非极性溶剂浸取；极性溶剂不易从富含油脂的药材中浸取有效成分，因此需预先脱脂、脱蜡处理后再用水、乙醇浸出。

（2）解吸、溶解阶段：药材中的有效成分和组织具有一定的亲和力。浸出时溶剂必须对有效成分具有更大的亲和力才能使之脱吸附而转入溶剂中，这种作用称为解吸作用。浸出有效成分时，应选用具有解吸作用的溶剂，如乙醇就有很好的解吸作用。有时也在溶剂中加入适量的碱、甘油或表面活性剂以助解吸。如提取酚酸类成分加入碱使其成盐有助于解吸附而溶解；提取生物碱类则加入酸。溶剂进入细胞后，可溶性成分逐渐溶解，溶质转入到溶剂中。水能溶解晶体及胶质，故其提取液多含胶体物质而呈胶体液，乙醇提取液含胶质少，亲脂性提取液中则不含胶质。一般疏松的药材进行得比较快，药材质地致密则进行得较慢。

（3）扩散阶段：溶剂进入细胞组织内逐渐形成浓溶液，具有较高的渗透压，溶质向细胞外不断地扩散，以平衡其渗透压，新的溶剂又不断地进入细胞组织，即在药材组织和细胞中与外部产生了浓度差，构成了质量传递的推动力。而药材的细胞壁是透性膜（植物细胞的原生质膜是半透膜，但死亡的细胞原生质结构已破坏，半透膜便不存在，而成了透性膜），由于浓度差的关系，细胞内高浓度的溶液可不断向低浓度方向扩散。而溶剂为稀溶液，由于渗透压的作用溶剂又不断地进入细胞内以平衡渗透压。必须指出，浸出过程的扩散阶段并不向固体化学药品在溶液中的扩散那样简单，因为被浸出的高浓度有效成分在细胞壁内，要到达周围低浓度的溶剂中去时，首先必须通过药材组织这个障碍，即借助毛细管引力使细胞内部的高浓度浸出药液经过药材组织的毛细管后流到药材表面形成一层薄膜，亦称为扩散"边界层"。浸出成分最终通过此边界层向四周的溶液中扩散。

（4）置换浸出阶段：提高扩散速率的有效方法是提高溶质的浓度梯度，在浸出过程中，用新鲜溶剂或低浓度浸出液随时置换药材周围的相对高浓度浸出液，以降低浸出溶剂的浓度是保持溶质的最大浓度梯度，提高浸出效果与浸出速度的有效措施。

（二）提取溶剂的选择

提取中药中的化学成分选择溶剂时，一般根据"相似相溶"的原则，被提取物质的极性大、亲水性越强，选择极性较大的溶剂；被提取物质的极性小，则选择极性较小的溶剂。溶剂的极性与介电常数 ε 有关，介电常数越大，极性越大。

常用溶剂的极性大小顺序排列如下：

石油醚＜苯＜无水乙醚＜氯仿＜乙酸乙酯＜丙酮＜乙醇＜甲醇＜水

按极性大小顺序，可将溶剂分为水、亲水性有机溶剂、亲脂性有机溶剂三类。

1. 水

水的极性强，穿透力大，中药中如糖、蛋白质、氨基酸、鞣质、有机酸盐、生物碱盐、大多数苷类、无机盐等亲水性成分可溶于水，使用水作为提取溶剂有安全、经济、易得等优点，缺点是水提取液（尤其是含糖及蛋白质者）易霉变，难以保存，而且不易浓缩和滤过。

2. 亲水性有机溶剂

常用的亲水性溶剂指甲醇、乙醇、丙酮，极性较大且能与水相互混溶，其中乙醇最为常用，能与水以任意比例混溶，同时具有较强穿透能力，除了大分子蛋白质、黏液质、果胶、淀粉和部分多糖等大分子外，对多数有机化合物均有较好的溶解性能，因此提取范围较广，效率较高，且提取液易于保存、滤过和回收。

3. 亲脂性有机溶剂

常用的亲脂性有机溶剂如石油醚、苯、乙醚、氯仿、乙酸乙酯等，其特点是与水不能混溶，具有较强的亲脂性。中药中亲脂性成分如挥发油、油脂、叶绿素、树脂、内酯、某些游离生物碱及一些苷元等均可被提出，提取液易浓缩回收，但此类溶剂穿透力较弱，常需长时间反复提取，使用有一定局限性，且毒性大、易燃、价格较贵、设备要求高，使用时应注意安全。

依据相似相溶的原理，中药中的亲水性成分易溶于极性溶剂，亲脂性成分则易溶于非极性溶剂。因此，在实际工作中可针对某药材中已知成分或某类成分的性质，选择相应的溶剂进行提取。传统的中药制剂制备大多以水、乙醇作为提取溶剂，有时根据中药成分的酸碱性，也选择酸水提取生物碱，选取碱水提取酚酸类成分如黄酮、蒽醌类化合物。

二、影响溶剂法提取的因素

药材中化学成分在所选溶剂中溶解度大小以及向溶剂扩散的难易程度直接影响着提取的效果。其溶解度大小决定于待提取化学成分的结构；而化学成分在溶剂中的扩散速度与温度、溶剂黏度、扩散面积以及两相界面之间的浓度差等有密切关系。增加温度、降低溶液黏度、增加扩散面积以及保持两相界面的最大浓度差等都有利于提高扩散速度和增加提取效率。原料的粒度、提取温度、时间、压力、溶剂以及提取次数等因素，不同程度影响提取效果。

（一）药材的粉碎粒度

中药有效成分通常存在于动、植物细胞内，而细胞膜产生的扩散阻力使得其浸提速率比较小。为了提高提取效率，需要对细胞进行预处理如干燥、粉碎等，这样有助于细胞膜的破裂，溶剂容易进入细胞内部，而不同的预处理方式会影响提取物的得率和含量。

在原料预处理时，常将原料粉碎，使粒度变小，表面能增加，浸出速度加快，粒度越小，比表面积越大，浸提速度越快。但是药材粉碎度过细，也有一定的弊端。粉碎过细，药材组织中大量细胞破裂，致使细胞内大量不溶物及较多的多糖、蛋白质、鞣质等浸出，使浸出液黏度增大，杂质也增多，导致扩散作用缓慢，造成提取液过滤困难和产品浑浊等现象；过细的粉末在浸出时虽能提高其浸出效果，但吸附作用亦增加，因而使扩散速率受到影响，给操作带来困难，如用渗漉法浸提时，溶剂流动阻力就增大，容易造成堵塞，使渗漉不完全或浸提速度过慢。

粉碎方法与提取效率有关。用锤击式粉碎者，表面粗糙，与溶剂的接触面积大，提取效率高，可以选用粗粉；用切片机切成片状的材料，表面积较小，效率较差，块粒宜选中等。

药材的粒度还要视所采用的溶剂和药材的性质而有所区别。如以水为溶剂时，药材易膨胀，浸出时药材可粉碎得粗一些，或切成薄片和小段；若用乙醇为溶剂时，因乙醇对药材的膨胀作用小，可粉碎成粗粉（5～40目）。药材质地不同，粉碎度也不同，一般坚硬的根、茎、皮类等药材宜粉碎成较细的粉末。而叶、花、草等疏松药材，可以不粉碎或粉碎成较粗的粉末即可。

就动物药材而论，一般要求以绞碎得细一些为宜，细胞结构破坏愈完全，有效成分就愈易提取出来。

此外，浸提时若能增加固液相对运动速率，溶液运动越强烈，导致边界层变薄，从而提高浸出速度。

（二）提取温度

在选定适宜溶剂后，温度的升高能使植物组织软化，促进膨胀，是增大目标成分的溶解度，加快溶出速率的有效途径；可使细胞内蛋白质凝固，酶被破坏，有利于浸出和制剂的稳定性。

大多数植物药是采用加热煮沸或回流提取，其温度一般在 80～100 ℃，药材中的一部分有效成分，甚至是主要有效成分或微量成分，往往易被忽略而煎煮破坏掉，导致活性成分的湿热降解或异构化，使提取物有效成分含量降低以及活性减弱，甚至改变临床疗效或出现毒副作用等。例如，丹参酮为菲醌类化合物，对湿热稳定性较差，随温度的升高和时间的延长其损失程度而增加，80℃和100℃烘干 5 h，丹参酮II_A损失均达 50% 以上；100 ℃烘干 50%，其损失率达 86.6%；而实际制剂中烘干温度为 100℃时，时间一般超过 50 h，因此制剂中也就根本检测不到活性成分丹参酮II_A，说明其提制工艺条件不甚合理。也有的药材在高温提取后，放冷时由于胶体凝聚等原因出现沉淀；另外温度过高，一些无效成分被浸提出来，杂质含量高，给后续工作带来麻烦；提取液的浓缩对有效成分也有影响，浓缩时间越长、温度越高，有效成分的损失越大；故提取时需选择适宜温度，保证制剂质量。

（三）提取时间

中药提取过程中，正确掌握提取时间对有效成分的提取效果有很重要的影响。一般来说提取时间与提出率成正比，即时间愈长，愈有利于提取。但当扩散达到平衡后，时间即不起作用。此外，长时间的浸取往往导致大量杂质溶出，一些有效成分如苷类易被共存的酶分解。若以水作为溶剂时，长期浸泡则易霉变，影响提取液的质量。

提取时间也要考虑被提取成分存在原料的部位和溶胀难易，例如丹参菲醌类化合物存在丹参根的表皮，易被溶剂溶出，提取时间不宜过长；柴胡的活性成分为柴胡皂苷和挥发油，其有效成分在根的韧皮部和木质部，溶剂受纤维结构的阻力溶出速率减慢，提取时间相应地要长些。所以，随提取时间延长，原料中的成分提取率增加。

提取时间也要考虑被提取成分的结构特点与稳定性。有报道，用热浸法煮沸大黄 3 min，其主要成分结合型蒽醌大黄酸，含量可达最高值，延长提取时间至 30 min 大黄酸的含量降低了 30% ～ 40%，因此温度和受热时间对大黄蒽醌类成分影响甚大。与此相反，提取黄连中的小檗碱时，要加入大量的水，进行较长时间的提取，才能使有效成分溶出。这是由于黄连药材本身质地较坚硬致密，成分的渗透、传质速度较慢，黄连素在自然界多以季铵碱的形式存在，其结构比较稳定，延长时间不至于导致结构破坏且浸出量增加。由此可见，正确掌握提取时间是非常重要的，提取时间的长短需根据具体情况而定，一般而言，热水提 2 ～ 3 h，乙醇加热回流提取 1 ～ 2 h 为宜。

（四）提取压力

当药材组织坚实，溶剂较难浸润时，提高提取压力会加速浸润过程，使药材组织内更快地充满溶剂和形成浓溶液，从而使开始发生溶质扩散过程所需的时间缩短。同时一定压力下的渗透尚可能将药材组织内某些细胞壁破坏，亦有利于成分的扩散过程。当药材组织内充满溶剂之后，加大压力对扩散速率则没有什么影响，对组织松软、容易湿润的药材的浸出影响也不明显。目前有两种加压方式，一种是密闭升温加压，另一种是通过气压或液压加压不升温。实验证明，水温在 65 ～ 90 ℃，表压力在 0.3 ～ 0.6 MPa 时，与常压浸提相比，有效成分浸出率相同，但浸出时间可以缩短一倍以上，固液比也可以提高。

目前超高压提取技术（ultrahigh-pressure extraction，UHPE）也用在中药提取中。该技术是指在常温下用 100 ～ 1 000 MPa 的流体静压力作用于提取溶剂和中药的混合液上，并在预定压力下保持一段时间，使植物细胞内外压力达到平衡后迅速卸压，由于细胞内外渗透压力忽然增大，细胞膜的结构发生变化使得细胞内的有效成分能够穿过细胞的各种膜而转移到细胞外的提取液中，达到提取中药有效成分的目的。

（五）浓度差

浓度差是原料组织内的浓度与外周溶液的浓度差异。浓度差越大，扩散推动力越大，浸出速度越快，适当地运用和扩大浸取过程的浓度差，有助于加速浸取过程和提高浸取效率。一般渗漉法浓度差大于浸渍法，连续回流法浓度差大于回流法，连续逆流浸取的平均浓度差比一次浸取大，浸出效率也较高。应用浸渍法时，在提取过程中不断搅拌或更换新溶剂，可以增大组织中有效成分扩散的浓度差，以提高提取效果。

（六）提取溶剂

1.溶剂的用量及提取次数

溶剂用量需根据被提取原材料的干燥程度、质地，成分在药材中的存在形式及含量而定，一般用量为原料的 6 ～ 10 倍。溶剂用量多，浓缩费时；溶剂用量少，提取率低或提取次数多。一般中药提取 2 ～ 3 次，对于质地坚硬、贵重药材如人参等至少提取 3 次，以保证有效成分提取完全。由于药材有一定的吸水量，所以第 1 次提取要超过药材溶解度所需要的量。第 2 ～ 3 次可依次减少溶剂的用量。总之，对不同药材的溶剂用量和提取次数都需实验确定。

2.溶剂的种类

（1）单一溶剂提取：在单一溶剂提取中，最常用的溶剂是水与乙醇。常用的溶剂中，水为最便宜易得的溶剂，但水提取液中的杂质较多，如无机盐、糖、蛋白质、淀粉等，会给后续分离带有许多困难；还常含有黏液，浓缩时会产生泡沫，因此在实验室中往往加少量的戊醇或辛醇以消除气泡，也可加一爆沸球蒸馏或采用旋转蒸发仪进行浓缩。对于蛋白质等不稳定物质可采用冷冻干燥法，工业上常采用薄膜浓缩，浓缩速度既快，又可避免由于气泡造成的困难。也有将水溶液直接喷雾到干燥室的热空气中，在减压下干燥成粉末，即喷雾干燥法。除了水之外，乙醇是最常用的有机溶剂。此外，还可以根据被提取物质的性质，采用不同浓度的乙醇进行提取。

（2）多溶剂分步提取：选择两种以上的不同极性的溶剂，由低极性到高极性分步提取，使各成分依其在不同极性溶剂中溶解度的差异得以分离。通常采用低极性有机溶剂加热回流提取。实验室常用的溶剂系统有：①石油醚→乙醚→甲醇→水；②石油醚→二氯甲烷（或氯仿）→甲醇→水。一般是第一种溶剂提取完全后，取出药渣，在通风橱中放置，使溶剂完全挥发后，换用第二种溶剂提取。药材量少时可以在索氏提取器中进行，量大时可以在圆底烧瓶中进行。多溶剂分步提取形式在实验室科研中较常用，在工业生产中大量提取时成本较高，周期也较长。

（3）两种或两种以上溶剂提取：利用植物中所含成分在某种溶剂中溶解度的差异而达到提取与分离的目的。如中药口服液生产中经常用"水提取—醇沉淀"法，将中药以水煎煮后，经过适当浓缩，加入浓缩液约3倍量的乙醇，使大分子的多糖类等水溶性大分子物质析出沉淀，而中药中的小分子物质苷类、生物碱等有效成分仍然保留在溶液中，将此溶液回收乙醇，加入添加剂、分装、灭菌等处理即得。

3. 溶剂的pH

浸提溶剂的pH与浸提效果有密切关系。在中药材浸提过程中，往往根据需要调整浸提溶剂的pH，以利于某些有效成分的提取，对于中药中的酸性成分，可以采用"碱提—酸沉"法，碱性化合物则采用"酸提—碱沉"法。如槐米中芦丁（黄酮类物质）的提取，以石灰水在pH 8 ~ 9条件下煎煮，过滤，然后将碱水滤液调至pH 4 ~ 5，显酸性的芦丁则析出沉淀。

（七）中药成分

动、植物有效成分的提取应按其性质设计合理的提取工艺，而传统工艺往往将原料全部合在一起进行加热提取，即称为合煎。中药中成分复杂，尤其是复方制剂，各类成分之间有一定相互作用。如含鞣质的药材与含生物碱的药材配伍时容易产生沉淀，如大黄、五倍子、白芍内含的鞣质，均可与附子、延胡索、黄连等所含的生物碱产生沉淀反应；金银花中绿原酸可使黄连中小檗碱及延胡索的生物碱生成沉淀；石膏中的钙离子可与甘草酸生成难溶于水的钙盐。所以，在提取中要注意化学成分间的相互反应和配伍变化，根据其相互变化的情况确定复方制剂中药物的合煎与分煎形式。

综上所述，各类参数的相互影响比较复杂，应根据药材特性和提取的目的，优选实验条件。

三、溶剂提取法的操作形式

人类用中药或植物药治病已有数千年历史，这些药材是药物发挥作用的起始原料，其作用的物质基础是药效成分，采用一定的手段将这些存在植物细胞内部的成分转移出来便于应用，经过长期的探索与发展已经总结出多种方法。

本节主要介绍溶剂法提取中药化学成分所涉及的传统提取方法，如浸渍法、渗漉法、煎煮法、回流法、连续回流法。

（一）浸渍法

浸渍法是将药材用适当的溶剂在常温或温热的条件下浸泡一定时间，浸出有效成分的一种方法。

1. 冷浸法

取药材粗粉，置适宜容器中，加入一定量的溶剂如水、酸水、碱水或烯醇等，密闭，时时搅拌或振摇，在室温条件下浸渍 1～2 天或规定时间，使有效成分浸出，滤过，用力压榨残渣，合并滤液，静置滤过即得。

2. 温浸法

具体操作与冷浸法基本相同，但温浸法的浸渍温度一般在 40～60 ℃，浸渍时间较短，能浸出较多的有效成分。由于温度较高，浸出液冷却后放置贮存常析出沉淀，为保证质量，需滤去沉淀。

此法适用于有效成分遇热易破坏、新鲜的、易于膨胀的以及芳香性药材，如含淀粉、果胶、黏液质、树胶等多糖物质较多的药材。若要使药材中有效成分充分浸出，可重复浸提 2～3 次，第 2、3 次浸渍的时间可以缩短，合并浸出液，滤过，经浓缩后可得提取物。操作方便，简单易行，但提取时间长，效率低，水浸提液易霉变，必要时需加适量防腐剂如甲苯、甲醛或氯仿等。

本法不适用于贵重药材、毒性药材及高浓度的制剂。因为溶剂用量大，且呈静止状态，溶剂利用率较低，有效成分浸出不完全，即使用多次浸渍法加强搅拌，只能提高浸出效果，也不能直接得到高浓度的制剂。

（二）渗漉法

渗漉法是将药材粗粉置渗漉装置中，连续添加溶剂使渗过药粉，自上而下流动，浸出有效成分的一种动态浸提方法。

渗漉法根据操作方法的不同，可分为单渗漉法、重渗漉法、加压渗漉法等。

1. 单级渗漉法

操作流程：药材→粉碎→润湿→装于渗漉器→浸渍→渗漉→滤过渗滤液→浓缩至规定浓度。

（1）粉碎：将药材打成粗粉。药材的粒度应适宜，过细易堵塞，吸附性增强，浸出效果差；过粗不易压紧，药材柱增高，减小粉粒与溶剂的接触面，不仅浸出效果差，而且溶剂耗量大。一般药材粒度以中等粉或粗粉为宜（《中国药典》2005 年版）。

（2）浸润：根据药粉性质，用规定量的溶剂（一般每 1 000g 药粉约用 600 ～ 800 mL 溶剂）润湿，密闭放置 15 min 至 6 h，使药粉充分膨胀。

（3）装筒：取适量用相同溶剂湿润后的脱脂棉垫在渗漉筒底部，分次装入已润湿的药粉，每次装药粉后用木槌均匀压平，力求松紧适宜，药粉装量一般以不超过渗漉筒体积的 2/3 为宜，药面上盖滤纸或纱布，再均匀覆盖一层清洁的细石块。装筒时药粉的松紧及使用压力是否均匀，对浸出效果影响很大。药粉装得过松，很快流过药粉，造成浸出不完全，消耗的溶剂量多。药粉过紧又会使出口堵塞，溶剂不翘过，无法渗漉。因此装筒时，要分次一层层地装，要用木槌均匀压平，不能过松过紧。由于压力不均匀，溶剂沿较松的一侧流下，使大部分药材不能得到充分的浸取。

（4）排气：装完渗漉筒后，打开渗漉筒下部的出口，缓缓加入适量溶剂，使药粉间隙中的空气受压由下口排出。切不可于出口处活塞关闭的情况下加入溶剂，否则筒内药粉间的空气必然因克服上面的压力而向上冲浮，使药粉原有的松紧度改变，影响渗漉效果。

（5）浸渍：待气体排尽后，关闭出口，流出的渗滤液倒回筒内，继续加溶剂使保持高出药面浸渍，加盖放置 24 ～ 48 h，使溶剂充分渗透扩散。该步骤在制备高浓度制剂时更显得重要。

（6）渗漉与收集滤液：浸渍一定时间，接着即可打开出口开始渗漉，《中国药典》规定一般以 1 000 g 药材每分钟流出 1 ～ 3 mL 为慢漉，3 ～ 5 mL 为快漉，实验室一般控制在每分钟 2 ～ 5 mL，大量生产时可调至每小时漉出液约为渗漉器容积的 1/48 ～ 1/24。一般收集的渗滤液约为药材重量的 8 ～ 10 倍，或以有效成分的鉴别试验决定是否渗漉完全，最后经浓缩后得到提取物。

本法在常温下进行，选用溶剂多为水、酸水、碱水及不同浓度的乙醇等，适用于提取遇热易破坏的成分，因能保持良好的浓度差，故提取效率高于浸渍法，存在的不足之处为溶剂消耗多，提取时间长。室温较高的情况下，水渗漉时药物易发酵，可用氯仿饱和的水进行渗漉。

2. 重渗漉法

重渗漉法是将渗滤液重复用作新药粉的溶剂，进行多次渗漉以提高浸出液浓度的方法。由于多次渗漉，则溶剂通过的渗漉筒长度为各次渗漉粉柱高度的总和，故能提高浸出效率。

具体方法：例如欲渗漉 1 000 g 药粉，可分为 500 g、300 g、200 g 3 份，分别装于 3 个渗漉筒内，将 3 个渗漉筒串联排列，先用溶剂渗漉 500 g 装的药粉。渗漉时先收集最初流出的浓漉液 300 mL，另器保存；然后继续渗漉，并依次将漉液流入 300 g 装的药粉，又收集最初漉液 300 mL，另器保存；继之又依次将续漉液流入 200 g 装的药粉，收集最初漉液 500 mL，另器保存；然后再将其剩余漉液依次渗漉，收集一起供以后渗漉同一品种新药粉之用。并将收集的 3 份最初漉液合并，共得 1 000 mL 渗滤液。

由于重渗漉法中一份溶剂能多次利用，溶剂用量较单渗漉法减少；同时渗滤液中有效成分浓度高，可不必再加热浓缩，因而可避免有效成分受热分解或挥发损失，成品质量较好；但所占容器太多，操作麻烦，较为费时。

（三）煎煮法

煎煮法是将药材加水加热煮沸，滤过去渣后取煎煮液的一种传统提取方法。

取药材饮片或粗粉，加水浸没药材（勿使用铁器），加热煮沸，保持微沸，煎煮一定时间后，分离煎煮液，药渣继续依法煎煮数次至煎煮液味淡薄，合并各次煎煮液，浓缩即得。一般以煎煮 2 ～ 3 次为宜，小量提取，第一次煮沸 20 ～ 30 min，大量生产，第 1 次约煎煮 1 ～ 2 h，第 2、3 次煎煮时间可酌减。

此法操作简单，提取效率高于冷浸法。适用于有效成分能溶于水且不易被高温破坏的中药提取，但不宜用于提取含挥发油成分及遇热易破坏的成分。含多糖类丰富的药材，因煎煮提取液黏稠，难以滤过，同样不宜使用。缺点是水的溶解范围较大，选择性差，容易浸出大量无效成分，杂质多，浸出液易霉变。但是煎煮法符合中医用药习惯，因而对于有效成分尚未搞清楚的中药或复方制剂，常采用煎煮法提取。

（四）回流提取法

使用低沸点有机溶剂如乙醇、氯仿等加热提取天然药物中有效成分时，为减少溶剂的挥发损失，保持溶剂与药材持久的接触，通过加热浸出液，使溶剂受热蒸发，经冷凝后变为液体流回浸出器，如此反复至浸出完全的一种热提取方法。

将药材粗粉装入圆底烧瓶内，添加溶剂至盖过药面（一般至烧瓶容积

1/2～2/3 处），接上冷凝管，通入冷却水，于水浴中加热回流一定时间，滤出提取液，药渣再添加新溶剂回流 2～3 次，合并滤液，回收有机溶剂后得浓缩提取液。本法提取效率高，但溶剂消耗量仍较大，操作较麻烦。由于受热时间长，故对热不稳定成分的提取不宜采用此法。适用于脂溶性较强的中药化学成分的提取，如甾体、萜类、蒽醌等。

（五）连续回流提取法（索氏提取法）

连续回流提取是在回流提取法的基础上改进的，能用少量溶剂进行连续循环回流提取，充分将有效成分浸出完全的方法。

1.连续回流提取及其工作原理

操作时先在圆底烧瓶内放入几粒沸石，以防暴沸，然后将装好药材粉末的滤纸袋或筒置于索氏提取器中，自冷凝管加溶剂入烧瓶内，水浴加热。溶剂受热蒸发，遇冷后变为液体回滴入提取器中，接触药材开始进行浸提，这期间经过渗透、溶解、扩散的过程，溶出其中被提取成分而成为溶液。待溶剂液面高于虹吸管上端时，在虹吸作用下，浸出液流入烧瓶。溶液在接收烧瓶中继续受热，溶剂蒸发、回流、渗滤，而溶液中的溶质（被提取部分）则留在接收瓶内。因此随提取的进行，接收瓶内溶液越来越浓，每次进入提取筒的均为新鲜溶剂，这样提取筒中的药材始终与新鲜溶剂或浓度较低的溶剂接触，从而逐渐地将药材中的成分转移到了接收瓶内。如此不断反复循环 4～10 h，至有效成分充分被浸出，回收提取液中的有机溶剂即得。

连续回流提取器适用于不同极性的溶剂梯度提取，但应注意二种溶剂的可溶性成分提取完后，应将溶剂挥尽再换另一种溶剂，且溶剂极性应由低到高。为了防止长时间受热，成分易被破坏，也可在提取 1～2 h 后更换新溶剂继续提取。它提取条件较为温和、提取效率高，加之提取过程又是浓缩过程，后处理方便，因而应用较广。

2.连续回流提取法的操作

（1）样品准备及装样：将固体药材粉碎成一定的粒度，或将浸膏制成溶液均匀拌和在载体上，挥尽溶剂。应注意载体对样品的吸附有饱和性，载体常用的有硅藻土、硅胶等。小心将已准备好的样品装入滤纸袋或布袋内，其装量高度以低于虹吸管 1～2 cm 为准，上面盖上脱脂棉。注意不得将样品漏入提取筒的导管或接收瓶中；样品应装得松紧适度，均匀致密。

（2）提取：加入一定量的溶剂通过提取筒，当达到虹吸管高度时，从虹吸管流入接收瓶内，控制加热程度，使回流速度维持在 1～2 滴/秒。

（3）提取终点的检查：停止加热后，从提取筒下口取提取液的中间一段

1～2 mL 进行化学反应或薄层色谱（TLC）、纸色谱（PC）检查。

（4）回收：该项目包括固体与溶剂的回收。①固体：撤离热源，让提取筒内液体全部流入接收瓶后，取下提取筒，将其中固体（包括棉花、滤纸）转出。若为溶剂极性梯度萃取，则应将固体中溶剂挥散后，再换溶剂提取。②溶剂：取下提取筒与冷凝管，改用蒸馏装置回收溶剂，也可以用旋转蒸发仪回收溶剂，被提取物质留在接收瓶内。

3.连续回流提取法的应用与特点

该法适用于脂溶性化合物的提取，药量少时多用该法进行提取。也常用于种子药材的脱脂以及除去植物药材的叶绿素。大生产所用及其他各种连续回流提取器的原理与索氏提取器相同。

该法提取的特点是效率高，溶剂用量少，但浸出液受热时间长，故不适用于对热不稳定成分的提取。应注意受热易分解、变色的物质及高沸点溶剂提取，不宜选用此法。

四、提取工艺与设备

在中药成分的提取中，选择合适的提取工艺，是提高提取效率、节约工效、降低成本、保证浸出制剂质量的关键。常见的工艺有单级提取工艺、单级回流提取工艺、单级循环提取工艺、多级提取工艺、半逆流多级提取工艺、连续逆流提取工艺等。提取设备按其操作方式可分为间歇式、半连续式和连续式。

由于中药材的品种多，且其材质与性质差异很大，因此在选用中药提取设备时，除了应考虑性能、效率高之外，还应考虑到更换品种时应清洗方便。目前国内中药厂所使用的提取设备多数为间歇式固定床提取设备，也有采用效率较高的逆流连续式提取设备等。

（一）单级提取工艺及设备

单级提取是指将药材和溶剂一次加入提取设备中，经一定时间的提取后，放出提取药液，排出药渣的整个过程。在用水浸出时一般用煎煮法，乙醇浸出时可用浸渍法或渗漉法等，但药渣中乙醇或其他有机溶剂需先经挤压等方法回收后，再将药渣排出，单级浸出工艺多采用间歇式提取器。

1.间歇式提取器

该类型提取器的类型较多，其中以多能式提取罐较为典型。除提取罐外，还有泡沫捕集器、热交换器、冷却器、油水分离器、气液分离器、管道过滤器等附件，具有多种用途，可供药材的水提取、醇提取，提取挥发油或回收药渣中的溶剂等。药材由加料口加入，浸出液经夹层可以通入蒸气加热，亦可通水冷却。该设备浸出效率较高，消耗能量少，操作简便。

由于浓度差的作用，一次浸出的浸出速度开始大，以后速度逐渐降低，直至到达平衡状态。故常将一次浸出称为非稳定过程。单级提取工艺比较简单，常用于小批量生产，其缺点是浸出时间长，药渣能吸收一定量浸出液，可溶性成分的浸出率低，浸出液的浓度亦较低，浓缩时消耗热量大，药材的有效利用率低。

2. 单级回流及温浸法提取工艺与设备

单级回流提取又称索氏提取，主要用于酒提或有机溶剂（如乙酸乙酯、氯仿）提取药材及一些药材脱脂。由于溶剂的回流，溶剂与药材细胞组织内的有效成分之间始终保持很大的浓度差，加快了提取速度，提高了萃取率，而且最后生产出的提取液已是浓缩液，使提取与浓缩密切地结合在一起。此法生产周期一般约为 10 h。其缺点是，此法使提取液受热时间长，不适宜热敏药材的提取。

温浸法是在热回流提取工艺基础上发展起来的一种方法，此法将提取器内的温度控制在 40 ～ 50 ℃，较好地运用了温度对加速浸出的有利因素，也可减少较高温度对浸出成分的破坏及高分子无效成分的过多浸出。浓缩锅中若能适当地搅拌，则可大大加速其浓缩速度。提取率高于渗漉法和循环提取法，但由于温度高于室温渗漉以及搅拌的原因，其提取液的澄明度不及渗漉法。

3. 单级循环浸渍工艺

单级循环浸渍浸出系将提取液循环流动与药材接触浸出，它的特点是固液两相在提取器中有相对运动，由于摩擦作用，使两相间边界层变薄或边界层表面更新快，从而加速了浸出过程。循环浸渍法的优点是，提取液的澄明度好，这是因为药渣成为自然滤层，提取液经过 14 ～ 20 次的循环过滤的原因。由于整个过程是密闭提取，温度低，因此在用乙醇循环浸渍时，所损耗乙醇量也比其他工艺低。其缺点是液固比大，如在制备药酒时，其白酒用量较其他提取工艺用得多。因此，此法对于用酒量大，又有高澄明度要求的药酒和酊剂生产是十分适宜的。

（二）多级提取工艺与设备

浸渍法提取中，药材吸收浸出液中的成分，降低了有效成分的含量。为了提高浸提效果，减少成分损失，可采用多次浸渍法。它是将药材置于浸出罐中，将一定量的溶剂分次加入进行浸出；亦可将药材分别装于一组浸出罐中，新的溶剂分别先进入第 1 罐与药材接触浸出，浸出液放入第 2 罐与药材接触浸出，这样依次通过全部浸出罐，成品或浓浸出液由最后一个浸出罐流入接收器中。当第1罐内的药材浸出完全时，则关闭第1罐的进、出液阀门，卸出药渣，回收溶剂备用。续加的溶剂则先进入第1罐，并依次浸出，直至各罐浸出完毕。

浸渍法中药渣所吸收的药液浓度是与浸出液相同的，浸出液的浓度越高，由药渣吸液所引起的损失就越大，多次浸渍法能大大地降低浸出成分的损失量。但浸渍次数过多也无实用意义，且生产周期加长。

多级逆流浸出工艺与设备：该工艺是在循环提取法的基础上发展起来的，它主要是为保持循环提取法的优点，同时用母液多次套用克服溶剂用量大的缺点。在一定范围内，罐组式的提取罐数越多，相应提取率越高，提取液浓度越大，溶剂用量越少。但是相应投资增大，周期加长，耗能增加。从操作上看，奇数罐组不及偶数罐组更有规律性，因此一般以采用4只或6只罐为佳。

五、其他提取方法

（一）水蒸气蒸馏法

水蒸气蒸馏法的基本原理是利用水和与水互不相溶的液体成分共存时，根据道尔顿分压定律，整个体系的总蒸气压等于两组分蒸气压之和，当总蒸气压等于外界大气压时，混合物开始沸腾并被蒸馏出来。水蒸气蒸馏装置由水蒸气发生器、蒸馏瓶、冷凝管和接收器四部分组成。

将药材粗粉装入蒸馏瓶内，加入水使药材充分浸润，体积不超过蒸馏瓶容积的1/3，然后加热水蒸气发生器使水沸腾，产生的水蒸气通入蒸馏瓶内，当底部的水受热产生的蒸气通过原料时，药材中挥发性成分随水蒸气蒸馏被带出，经冷凝后，收集于接受瓶中，若馏出液由浑浊变澄清透明，表示蒸馏基本完成，馏出物与水的分离可根据具体情况来决定。

此法具有设备简单、操作容易、成本低、产量大、挥发油的回收率较高等优点，适用于提取具有挥发性，能随水蒸气馏出而不被破坏，不溶或难溶于水的中药化学成分。

工业用水蒸气蒸馏装置中，蒸馏器用不锈钢或铜制成的单层锅或多层锅，通高压蒸气加热，其容量大，结构简单，使用方便。生产中也可在多功能式中药提取罐中对药材边煎煮边蒸馏，药材中的挥发性成分随水蒸气蒸馏而带出，经冷凝后收集馏出液，一般需再蒸馏一次，以提高馏出液的纯度或浓度，最后收集一定体积的蒸馏液；但蒸馏次数不宜过多，以免挥发油中某些成分氧化或分解。有的挥发油（如玫瑰油）含水溶性化合物较多，可将初次蒸馏液再重新蒸气蒸馏，并盐析后用低沸点有机溶剂萃取出来。水蒸气蒸馏法除了在挥发油提取中应用外，有些小分子挥发性成分，如麻黄碱、烟碱、白头翁素、丹皮酚、丁香酚、杜鹃酮、桂皮醛等也用该法提取。

（二）升华法

升华法是利用某些固体物质具有在低于其熔点的温度下受热后，不经熔融就直接转化为蒸气，遇冷后又凝固为原来的固体的性质，使之从中药中提出的方法。在常压升华中，预先粉碎待升华的中药，将粉末置于升华器皿中，铺均匀，上面放一个冷凝器或盛水的圆底烧瓶，加热升华器皿到一定温度，使被提取物质升华，升华物质冷凝于冷凝器表面即得。在减压升华装置中，把待升华的中药粉末置于吸滤管中，塞紧带冷凝管的管口橡皮塞，水泵或油泵减压，水浴或油浴加热吸滤管，升华物质冷凝于冷凝管表面即得。本法适用于具有升华性的某些生物碱类、香豆素类、有机酸类的提取，如咖啡碱、苦马豆素、七叶内酯等成分的提取。

此法简单易行，但由于升华的温度较高，易使中药成分炭化，伴随产生的挥发性焦油状物常粘附在升华物上，难以去除；并且升华不完全，产率低，有时还伴随有物质的分解现象，故在实际提取时很少采用。

第四节　中药有效成分分离精制的经典方法

中药采用各种方法提取后所得的提取液因体积较大，所含成分浓度低而给进一步的分离精制带来困难，为了有利于分离精制，需要对提取液进行浓缩，以提高所含成分的浓度。浓缩可以通过蒸发或蒸馏来完成，具体的方法有常压蒸发、减压蒸馏、薄膜蒸发、反渗透法等。浓缩过程中应注意防止热敏性成分被破坏，尽量避免不必要的损失。中药的分离精制方法往往根据被分离成分的分配系数、溶解度、酸碱度、极性、解离程度差异，采取萃取法、沉淀法、色谱法等方法进行分离。在本节中主要介绍在中药提取中常用到的萃取法与沉淀法。

一、两相溶剂萃取法

该法是利用混合物中各成分在两种互不相溶的溶剂中分配系数的不同而达到分离的方法。混合物中各成分在两相溶剂中分配系数相差越大，则分离效率越高。如果在水提液中的有效成分是亲脂性物质，一般多采用亲脂性有机溶剂，如苯、氯仿或乙醚进行萃取；如果有效成分是偏于亲水性的物质，需要改用具有一定程度亲水性的有机溶剂，如乙酸乙酯、丁醇等萃取。例如，分离黄酮类成分，多用乙酸乙酯与水做两相萃取，分离皂苷则多选用正丁醇、异戊醇与水做两相萃取。不过，有机溶剂的亲水性越大，与水作两相萃取的效果就越差，因为能使较多的亲水性杂质伴随而出，对有效成分进一步精制影响较大。由于中药成分复杂，往往采用极性由低到高的几种溶剂依次进行液–液萃取，也称为梯度萃取。

用液–液萃取法提取分离中药有效成分，也常利用有效成分或共存杂质的性质差异，用一些方法使某一种或某一类成分的分配系数发生很大改变。例如纯化总生物碱时，改变溶液 pH，使生物碱在碱性下游离，再用有机溶剂萃取，与亲水性杂质分离。或以酸水处理含生物碱的有机溶剂，使生物碱成盐，而转入水层与亲脂性杂质分离。这样反复处理可使亲水性或亲脂性杂质除去，提高总碱纯度。pH 梯度萃取法也是根据在一定 pH 下某成分可成盐或可游离，改变了该成分在溶剂系统中的分配系数而与其他成分分离。另外，用极性溶剂水“洗涤”亲脂性溶剂提取液，以除去混入的极性杂质；以亲脂性溶剂洗涤水提取液中的亲脂性杂质，是人们所熟悉的。这些都可以用多次萃取的方法来完成。

萃取法分离的难易取决于分离因子的大小。一般来说，当 $\beta \geq 100$，若想达到基本分离只需做一次简单萃取；当 $100 \geq \beta > 10$，则需萃取 $10 \sim 12$ 次才能达到分离；当 $\beta \approx 1$ 时，即表示 $K_A \approx K_B$，两种成分性质非常相近，无法利用此法达到分离目的。但在实际应用中，经常遇到分离因子较小，而且要求获得高纯度的有效成分，则采用连续萃取器，需要萃取转移几十次乃至几百次完成，具体方法有逆流分溶法、逆流连续萃取法、液滴逆流分配法等。

（二）沉淀法

沉淀法是指在中药的提取液中加入某些试剂，使欲分离成分或杂质产生沉淀或降低溶解性而从溶液中析出，从而获得有效成分或去除杂质的方法。

1. 铅盐法

铅盐法是利用中性乙酸铅或碱式乙酸铅在水或烯醇溶液中能与许多物质生成难溶的铅盐或络盐沉淀，而用于分离中药成分。中性乙酸铅可以沉淀有机酸、蛋白质、氨基酸、黏液质、鞣质、酸性皂苷、树脂、部分黄酮苷和花色苷等。碱式乙酸铅沉淀范围更广，除了上述能被中性乙酸铅沉淀的物质外，还可沉淀某些中性皂苷、异黄酮苷、糖类和一些碱性较弱的生物碱等。一般操作步骤是先将中性乙酸铅饱和溶液加入水或烯醇提取液中，至沉淀完全，静置，滤过，得到中性乙酸铅沉淀物，然后再将碱式乙酸铅饱和溶液加入到所得滤液中，至沉淀不再析出，静置后滤过，得到碱式乙酸铅沉淀物及滤液。最后，将以上操作获得的三部分物质分别进行脱铅处理。将沉淀悬于水或烯醇中，通硫化氢气体或加硫酸钠等试剂进行脱铅，即可回收提取物。采用该法生成的沉淀容易吸附有效成分，尤其在中药制剂中更要慎重。

2. 酸碱沉淀法

往提取液中加入适量酸水（或碱水），将欲分离成分处理成盐溶解于酸水（或碱水）中，然后再加入适量碱水（或酸水），使欲分离成分恢复原来的结构，形成沉淀析出，最后可以离心或利用与水不相混溶的有机溶剂把这些化学成分萃取分离获得。在黄酮、蒽醌等酚酸类成分中经常用到碱提取—酸沉淀法，在生物碱类成分中用到酸提取—碱沉淀法。

3. 试剂沉淀法

往提取液中加入某些特定试剂或溶剂，使欲分离成分与试剂生成沉淀或因溶解度降低而沉淀析出，待完全沉淀后，滤过即得。如生物碱沉淀试剂能使生物碱类生成沉淀自酸性溶液中析出；雷氏铵盐可与水溶性季铵碱生成难溶于水的生物碱雷氏铵盐沉淀析出；胆甾醇能与甾体皂苷生成沉淀；明胶、蛋白质溶液能沉淀鞣质等。如果在含糖或蛋白质的水提液中分次加入乙醇，使含醇量逐步达到80%以上，则难溶于乙醇的成分如蛋白质、淀粉、树胶、黏液质等被逐级沉淀析出，中药液体制剂生产中就是采用的水提—醇沉法除去水提液中的多糖等大分子；同样地，在乙醇提取液中加入一定量的水，也会使树脂、叶绿素等水溶性较低的混合物沉淀出来；在含有皂苷的乙醇溶液中逐滴加入数倍量的丙酮或乙醚或丙酮–乙醚的混合液，可逐段沉淀出溶解度不同的皂苷。沉淀法操作方便，在中药化学与中药制剂生产中经常用到。

4. 盐析沉淀法

盐析法是在中药水提液中，加入无机盐至一定浓度，或达饱和状态，可使某些成分在水中溶解度降低，从而与水溶性大的杂质分离。常做盐析的无机盐有氯化钠、硫酸钠、硫酸镁、硫酸铵等。例如自黄藤中提取掌叶防己碱，自黄连、三颗针中提取小檗碱在生产上都是用氯化钠或硫酸铵盐析制备。有些成分如原白头翁素、麻黄碱、苦参碱等水溶性较大，在提取时，亦往往先在水提取液中加入一定量的食盐，再用有机溶剂提取。蛋白质、酶经盐析沉淀后，产品中易夹带盐分，需要脱盐处理。常用的脱盐处理方法有透析法、超滤法、电渗析法以及葡聚糖凝胶过滤法等。

（三）透析法

透析法是利用提取液中小分子物质可通过透析膜，而大分子物质不能通过透析膜的性质使分子质量差异较大的物质达到分离的方法。操作时将透析膜扎成袋状，小心加入欲透析的试样溶液，放入清水中并不断更换容器内的水，使膜内外的浓度差增加，或稍加搅拌或适当加温处理；也可以在近透析膜两旁处放置两个电极，称电透析，通电后使带电荷离子的透析速度增加 10 倍以上，以加快透析的速度。透析过程中，用定性反应对膜内药液有效成分或指标成分进行检查分析，判断透析是否完全。一般脱去大分子多糖、蛋白质溶液中的无机盐、氨基酸等小分子杂质可以采用该方法。

第二章 溶剂提取法

中药的有效成分都存在于中药材原料中，采用溶剂将有效成分浸取提出是最方便、最有效的途径，因此溶剂提取法是中药化学成分提取最常用的方法。自古至今，中医就用药罐煎煮药材，这就是溶剂提取法的应用。现在溶剂提取法也再不仅仅是限于煎煮法，已经衍生了各种提取方法，如浸渍法、渗漉法、回流提取法、连续回流提取法等。随着科学技术的发展，虽然对有效成分的提取也有一些新方法和新技术在不断问世，但中药有效成分的提取最常用、应用最广泛的方法仍然是溶剂提取法。

第一节 溶剂提取法的原理

一、基本原理

溶剂提取法是根据"相似相溶"的原理，依据中药中的各种化学成分在不同的溶剂中的溶解性不同，从而把有效成分从中药中提取出来的方法。具体讲就是选用对有效成分溶解度大，对不需要溶出的无效成分或杂质的溶解度小的溶剂，将有效成分从药材组织中溶解出来。当溶剂加到经适当粉碎的中药药材中时，由于分子的无规则运动，溶剂分子不断运动扩散，通过渗透作用进入药材组织细胞内，不断溶解细胞内的可溶性成分，从而造成细胞内外有浓度差，细胞外的溶剂不断进入细胞内，由于细胞内外溶剂也会互相交换，细胞内的溶剂向外渗透便带出了药材中的可溶性成分。于是细胞内的溶质不断向外扩散，溶剂又不断进入到药材组织细胞中。如此多次往返直至细胞内外溶液浓度达到动态平衡，将提取溶液滤出，得到提取液。药渣继续加入新溶剂提取，如此反复多次，就可以把所需要的有效成分近于完全溶出或大部分溶出。合并各次提取液，回收溶剂便得到了含有有效成分的总提取物。在溶剂提取法的提取过程中，植物药材的有效成分分子经历细胞内的扩散、细胞膜和细胞壁的透过等复杂的传质过程。

中药有效成分提取的扩散阶段比较复杂，因为被提取的高浓度有效成分在细胞壁内，要扩散到周围低浓度的溶剂中去时，首先必须通过药材组织这个障碍，即借助毛细管引力使细胞内部的高浓度提取药液经过药材组织的毛细管后流到药材表面形成一层薄膜，亦称为扩散"边界层"。提取成分最终通过此边界层向四周的溶液中扩散。提高扩散速率的有效方法是提高溶质的浓度梯度，在提取过程中，用新鲜溶剂或低浓度提取溶液置换药材周围的相对高浓度的提取溶液，以保持溶质的最大浓度梯度，提高提取率与提取速度。

二、提取溶剂的选择

溶剂提取法是利用某种溶剂把所需的化学成分从药材组织中溶解出来，而对不需要成分不溶出或少溶出的方法。因此，根据要提取的中药化学成分的性质，选择合适的溶剂进行提取是关键。选择恰当的溶剂，就可以高效、顺利地将活性成分提取出来，而且还能更有利于下一步的分离、提纯的进行。

化学成分在某种溶剂中的溶解度大小遵循"相似相溶"的规律。即亲脂性的化学成分易溶于亲脂性的溶剂，难溶于亲水性的溶剂。反之，亲水性的化学成分溶于亲水性的溶剂而不溶于亲脂性的溶剂。这种亲脂性和亲水性的强弱直接与化学成分或溶剂的分子结构直接相关，化学成分可通过其极性的大小来估计它的亲脂性或亲水性。一般说来，两种基本母核相同的化学成分，其分子中功能基的极性越大或数目越多，则整个分子的极性也大，亲水性也强，而亲脂性就越弱；其分子非极性部分大，则极性越小，亲脂性越强，而亲水性就越弱。溶剂的选择一般要注意以下几个方面。

（1）溶剂对有效成分要有很好的溶解性，而对杂质成分的溶解度越小越好。

（2）有效成分与溶剂之间"相似相溶"性要好，且两者之间不发生反应。

（3）所用的溶剂要易得、无毒，最好是可回收利用等。

三、常用的提取溶剂

常用提取溶剂有如下 3 类。

（1）水。

（2）亲水性有机溶剂：与水能混溶的有机溶剂，如甲醇、乙醇、丙酮等。

（3）亲脂性有机溶剂：与水不能混溶的有机溶剂，如氯仿、乙醚、乙酸乙酯、石油醚等。实验室常用的有机溶剂的极性由弱到强的顺序如下。

石油醚＜四氯化碳＜苯＜二氯甲烷＜三氯甲烷＜乙醚＜乙酸乙酯＜正丁醇＜丙酮＜乙醇＜甲醇＜水。

应用溶剂提取法时，所用的溶剂可以是单一溶剂，如水或乙醇；也可以是多种溶剂分步提取，即选择两种以上的不同极性的溶剂，由低极性到高极性分步提取，使各成分依其在不同极性溶剂中溶解度的差异得以分别提取，达到初步分离的效果。通常采用低极性有机溶剂系统，如石油醚－氯仿－甲醇－水。一般是第一种溶剂提取完全后，取出药渣，在通风橱中放置挥干溶剂后，换用第二种溶剂提取，提取完再用换用第三种溶剂提取，以此类推。另外，还可用两种或两种以上的混合溶剂提取。常见的采用不同浓度比例的醇－水溶剂系统来提取中药中某些不同极性的化学成分。一些具有酸碱性的有效成分，其提取效果与提取溶剂的 pH 密切相关。这些有效成分提取时往往根据需要调整提取溶剂的 pH，以利于某些有效成分的提取。

四、溶剂提取法的影响因素

溶剂提取法的关键在于选择合适的溶剂和操作方法。但是在提取过程中，药材的粉碎度、提取温度和时间、溶剂用量以及提取次数等因素都能影响提取效果，必须加以考虑。

（一）药材粉碎度

溶剂提取过程包括渗透、溶解、扩散等过程，药材粉末越细，药粉颗粒表面积越大，上述过程进行得越快，提取效率就越高。但粉碎过细，表面积太大，吸附作用增强，反而影响扩散作用。同时，药材组织中大量细胞破裂，致使细胞内大量不溶物及较多的多糖、蛋白质、鞣质等被提取，使提取液黏度增大，杂质也增多，导致扩散作用缓慢，造成提取液过滤困难和产品浑浊等现象。另外药材的粉碎度还要视所采用的溶剂和药材的性质而有所区别。含蛋白质、多糖类成分较多的药材用水提取时，药材粉碎过细，虽有利于有效成分的提取，但蛋白质和多糖等这类杂质也溶出较多，使提取液黏稠，过滤困难，影响有效成分的提取和进一步分离。因此，通常用水提取时药材可采用粗粉（20 目）或薄片，用有机溶剂提取时可以略细，以能通过 60 目筛为宜。药材质地不同，粉碎度也不同。一般坚硬的根、茎、皮类等药材宜粉碎成较细的粉末；而叶、花、草等疏松药材，可以不粉碎或粉碎成较粗的粉末即可；动物药材一般要求粉碎得细一些为宜，细胞结构破坏愈完全，有效成分就愈易提取出来。

（二）提取温度

提取温度增高，分子运动加快，溶解、扩散速度也加快，有利于有效成分的提出，所以热提取比冷提取效率高。但温度过高，有些成分易破坏，同时杂质也溶出增多。故一般加热不超过 60 ℃，最高不超过 100 ℃。

（三）提取时间

有效成分的提取率随提取时间的延长而增加，直到药材细胞内外有效成分的浓度达到平衡为止。时间太短，提取可能就不完全；时间太长，浪费能源，有些成分可能也会遭到破坏。此外，长时间的浸取往往导致大量杂质溶出，影响提取液的质量。提取时间的长短需根据具体情况而定，一般而言，热水提取以每次 0.5 ～ 1 h 为宜，乙醇加热回流提取每次以 1 ～ 2 h 为宜。

（四）浓度差

浓度差是原料组织内的浓度与外周溶液的浓度差异。浓度差越大，扩散推动力越大，提取速度越快，适当地运用和扩大提取过程的浓度差，有助于加速提取过程和提高提取效率。在提取过程中可通过不断搅拌、更换新溶剂或连续逆流提取等方法，增大组织中有效成分扩散的浓度差，以提高提取效果。

（五）提取溶剂用量及提取次数

提取溶剂用量及提取次数需根据被提取原料的干燥程度、质地，有效成分在药材中的存在形式及含量而定，一般提取溶剂用量为原料的 6 ～ 10 倍。溶剂用量多，浓缩费时；溶剂用量少，提取率低或需增加提取次数。一般中药提取 2 ～ 3 次，对于质地坚硬、贵重药材可提取 3 次，以保证有效成分提取完全。由于药材有一定的吸水量，所以第 1 次提取要超过药材溶解度所需要的量。第二、三次可依次减少溶剂的用量。总之，对不同药材的溶剂用量和提取次数都需实验确定。

第二节 溶剂提取法的操作及装置

溶剂提取法提取中药有效成分，通常的操作方式包括浸渍法、渗漉法、煎煮法、回流提取法、连续回流提取法。

一、浸渍法

浸渍法是将药材用适当的溶剂在常温或温热的条件下浸泡出有效成分的一种方法。这是一种静态提取方法，操作时将中药材粉碎到一定粒度，装入适宜容器中，然后加入适当的溶剂（如水、乙醇等）浸泡一定时间，使有效成分提取出来。该方法由浸泡的温度不同可分为冷浸渍、温浸渍两种。

（一）冷浸法

取药材粗粉置适宜容器中，加入一定量的溶剂如水、酸水、碱水或烯醇等，不时加以搅拌或振摇，在室温条件下浸渍 1～2 日或规定时间，使有效成分浸出，滤过，合并滤液，静置滤过即得。

（二）温浸法

与冷浸法基本相同，但温浸法的浸渍温度一般在 40～60 ℃，浸渍时间较短，能提取较多的有效成分。由于温度较高，提取液冷却后放置贮存常析出沉淀，为保证质量，需滤去沉淀。

浸渍法一般适用于含淀粉多，有效成分含量高或者是有效成分易挥发、遇热易破坏的药材的提取，而不适用于那些有效成分含量少，珍贵的或有毒的药材的提取。若要使药材中有效成分充分浸出，可重复浸提 2～3 次，第二、三次浸渍的时间可以缩短，合并提取液，滤过，经浓缩后可得提取物。浸渍法的提取过程属于静态过程，操作简便易行，但所需时间长，溶剂用量大，提取率较低。若提取溶剂为水时，提取液则容易发霉变质，因此必要时还需加入适量的防腐剂。

二、渗漉法

渗漉法是将药材粗粉置渗漉装置中，连续添加溶剂并使其渗过药粉，自上而下流动，提取出有效成分的一种动态提取方法。操作时将中药材适度粉碎后，置于渗漉装置中，先加入适量的溶剂浸泡药材一段时间后，再由上部不断添加新溶剂，渗漉器的下口连接一个接收瓶，溶剂不断自上而下渗透过药材，穿过药材细胞，使药材中的化学成分溶于渗滤液而流出。

渗漉法的主要设备是渗漉筒或渗漉罐，一般为圆柱形和圆锥形。根据所渗漉药材的膨胀性选择渗漉装置的形状，一般都选择圆柱形，如果是膨胀性强的药材则多采用圆锥形。渗漉筒的材料有玻璃、搪瓷、陶瓷和不锈钢等。工业化生产时采用的渗漉装置可以长时间、大规模批量渗漉式生产；渗漉结束，通过蒸气加热浓缩使药渣中残留浸提溶剂得以回收，减少溶剂消耗，降低生产成本。渗漉法的具体操作方法可分为单级渗漉法、重渗漉法等。

（一）单级渗漉法

单级渗漉法操作流程：药材 – 粉碎 – 润湿 – 装于渗漉器 – 浸渍 – 渗漉 – 滤过渗滤液 – 浓缩至规定浓度。

1. 粉碎

将药材打成粗粉。药材的粒度应适宜，过细易堵塞，吸附性增强，提取效果差；过粗不易压紧，药材柱增高，减小粉粒与溶剂的接触面，不仅提取效果差，而且溶剂耗量大。一般药材粒度以中等粉或粗粉为宜。

2. 浸润

根据药粉性质，用规定量的溶剂（一般每 1 000 g 药粉用 600 ～ 800 mL 溶剂）润湿，密闭放置 15 min 至 6 h，使药粉充分膨胀。

3. 装筒

取适量用相同溶剂湿润后的脱脂棉垫在渗漉筒底部，分次装入已润湿的药粉。每次装药粉后用木槌均匀压平，力求松紧适宜。药粉装量一般以不超过渗漉筒体积的 2/3 为宜，药面上盖滤纸或纱布，再均匀覆盖一层清洁的细石块。装筒时药粉的松紧及使用压力是否均匀，对提取效果影响很大。药粉装得过松，溶剂很快流过药粉，造成提取不完全，消耗的溶剂量多。药粉过紧又会使出口堵塞，溶剂不易通过，无法进行渗漉。因此装筒时，要分次一层层地装，要用木槌均匀压平，不能过松过紧。

4. 排气

装完渗漉筒后，打开渗漉筒下部的出口，缓缓加入适量溶剂，使药粉间隙中的空气受压由下口排出。切不可于出口处活塞关闭的情况下加入溶剂，否则筒内药粉间的空气必然因克服上面的压力而向上冲浮，使药粉原有的松紧度改变，影响渗漉效果。

5. 浸渍

待气体排尽后，关闭出口，流出的渗滤液倒回筒内，继续加溶剂使保持高出药面浸渍，加盖放置 24 ～ 48 h，使溶剂充分渗透扩散。该步骤在制备高浓度制剂时更显得重要。

6. 渗漉与收集滤液

浸渍一定时间，接着即可打开出口开始渗漉。一般以 1 000 g 药材每分钟流出 1 ～ 3 mL 为慢漉，3 ～ 5 mL 为快漉，实验室一般控制在每分钟 2 ～ 5 mL，大量生产时可调至每小时漉出液约为渗漉器容积的 1/48 ～ 1/24。一般收集的渗滤液为药材重量的 8 ～ 10 倍，或以有效成分的鉴别试验决定是否渗漉完全，最后经浓缩后得到提取物。

（二）重渗漉法

重渗漉法是将渗滤液重复用作新药粉的溶剂，进行多次渗漉以提高提取液浓度的方法。由于多次渗漉，则溶剂通过的渗漉筒长度为各次渗漉粉柱高度的总和，故能提高提取效率。操作时将先收集浓度较高的初漉液，另器保存；然后将浓度较低的续漉液，导入另一装有药粉渗漉筒，又可收集初漉液，另器保存；续漉液又依次导入另一装有药粉渗漉筒。这样便将稀渗滤液作为另一批新原料的溶剂使用，重复操作，合并初漉液得到总提取液。重渗漉法中一份溶剂能多次利用，溶剂用量较单渗漉法减少。

渗漉法的提取过程是个动态过程，因能保持良好的浓度差，故提取效率高于浸渍法，常用溶剂多为水、酸水、碱水及不同浓度的乙醇等。根据需要可以采用单一溶剂进行渗漉，也可使用几种溶剂依次进行渗漉。在渗漉过程中不断补充渗漉溶剂至药材的有效成分充分提取，或当流出液颜色极浅或渗滤液的体积相当于药材质量的 10 倍时，可认为基本上已提取完全。

渗漉法相比于浸渍法，有提取效率高的优点，但也存在溶剂消耗多、提取时间长等缺点。且渗漉法操作技术要求较高，操作不得当就会影响提取的效果。因为溶剂在整个过程中是流动的，要确保溶剂流动得顺畅。所以渗漉法适用于提取热敏性、易挥发或剧毒性的药材成分，也适用于提取有效成分含量较低或希望获得高提取液浓度的药材原料，不适用于一些淀粉含量高、提取成分黏性大的药材的提取。

三、煎煮法

煎煮法是将药材加水加热煮沸，滤过去渣后取煎煮液的一种传统提取方法。煎煮法是最早使用的传统提取方法。该方法简单易行，只要将药材加水煎煮取汁就行。因为提取溶媒通常用水，故也称"水煮法"或"水提法"。

操作时将药材饮片或粗粉置加热容器中，加水浸没药材，加热煮沸，保持微沸；煎煮一定时间后，分离煎煮液，药渣继续依法煎煮数次至煎煮液味淡薄；合并各次煎煮液，浓缩即得。一般以煎煮 2 ~ 3 次为宜；小量提取，第一次煮沸 20 ~ 30 mm；大量生产，第一次煎煮 1 ~ 2 h，第二、三次煎煮时间可酌减。煎煮法所用的容器可用砂锅、瓦罐、搪瓷罐等，但忌用铁锅或铝锅，以免发生化学反应，影响药效。煎煮过程中应适时搅拌，避免药材局部温度太高，有效成分被破坏或煎糊。

煎煮法是最早且最常用的一种中药提取方法。该法能提出大部分的有效成分，具有操作简单、提取效率高于冷浸法等优点，适用于有效成分能溶于水且不易被高温破坏的中药提取，不宜用于含挥发油成分及遇热易破坏成分的提取。对于含多糖类丰富的药材，因煎煮提取液黏稠，难以滤过，也不宜使用。另外，水的溶解范围较大，选择性差，容易提取大量无效成分，杂质多，提取液易霉变。很多中药材可用于这种提取方法，但也有许多中药的有效成分不溶于水而较难用该方法提取出来，故使该方法在使用时受到一定限制。

四、回流提取法

回流提取法一般是用乙醇、氯仿等沸点较低的有机溶剂加热提取有效成分的一种方法。提取时将药材粗粉装入圆底烧瓶内，添加溶剂至盖过药面（一般至烧瓶容积 1/2 ～ 2/3 处），接上冷凝管，通入冷却水，于水浴中加热回流一定时间；滤出提取液，药渣再添加新溶剂回流 2 ～ 3 次；合并滤液，回收有机溶剂后得浓缩提取液。本法提取效率高，但溶剂消耗量仍较大，操作较麻烦。由于受热时间长，故对热不稳定成分的提取不宜采用此法。适用于脂溶性较强的中药化学成分的提取。

五、连续回流提取法

连续回流提取法是在回流提取法的基础上加以改进的一种更实用的提取方法。该方法最主要的仪器是索氏提取器。提取时，先在圆底烧瓶内放入几粒沸石，以防暴沸；然后将装好药材粉末的滤纸袋或筒置于索氏提取器中，自冷凝管加溶剂入烧瓶内，水浴加热。溶剂受热蒸发，遇冷后变为液体回滴入提取器中，接触药材开始进行浸提，这期间经过渗透、溶解、扩散的过程，溶出其中被提取成分而成为溶液。待溶液液面高于虹吸管上端时，在虹吸作用下，提取液流入烧瓶。溶液在接收烧瓶中继续受热，溶剂蒸发、回流、渗漉，而溶液中的溶质（被提取部分）则留在接收瓶内。因此随提取的进行，接收瓶内溶液越来越浓，每次进入提取筒的均为新鲜溶剂，这样提取筒中的药材始终与新鲜溶剂或浓度较低的溶剂接触，从而逐渐地将药材中的成分转移到了接收瓶内。如此不断反复循环 4 ～ 10 h，至有效成分充分被提取，回收提取液中的有机溶剂即得。

连续回流提取法的操作步骤如下。

（一）装样

将药材粉碎成一定的粒度，装入滤纸筒内，其装量高度以低于虹吸管 1 ～ 2cm 为准，上面盖上脱脂棉。注意不得将样品漏入提取筒的虹吸管或接收瓶中；样品应装得松紧适度，均匀致密。

（二）提取

加入一定量的溶剂通过提取筒，当达到虹吸管高度时，从虹吸管流入接收瓶内，控制加热程度，使回流速度维持在 1 ～ 2 滴 /s。

（三）提取终点的检查

停止加热后，从提取筒下口取提取液的中间一段 1 ～ 2 mL 进行化学反应或薄层色谱（TLC）、纸色谱（PC）检查。

（四）回收

让提取筒内液体全部流入接收瓶后，撤离热源，取下提取筒与冷凝管，将接收瓶中提取液用蒸馏装置或旋转蒸发仪回收溶剂即得提取物。

连续回流提取法通过较少量溶剂进行连续循环回流提取，将有效成分充分提取出来。连续回流提取还可用于不同极性的溶剂梯度提取。但一种溶剂的可溶性成分提取完后，应将溶剂挥尽再换另一种溶剂，且溶剂极性应由低到高依次提取。整个提取过程溶剂的使用量较少，提取条件较为温和、提取效率高，加之提取过程又是浓缩过程，提取液中有效成分含量也较高。另外该法后处理方便，因而应用较广。但是要完成整个过程所需的时间很长，提取液受热时间长，故不适用于对热不稳定成分的提取。应注意受热易分解、变色的物质及高沸点溶剂提取，不宜选用此法。连续回流提取法常用于脂溶性化合物的提取，也常用于种子药材的脱脂以及除去植物药材的叶绿素。

上述几种方法是经典的提取方法，广泛应用于中药化学成分的提取和中成药的生产中。实际应用时应根据药材原料中有效成分的稳定性选择适宜的溶剂提取方法。其中浸渍法、渗漉法属于常温提取，适用于热不稳定化学成分的提取，提取物所含杂质较少。煎煮法、回流提取法及连续回流提取法均属于加热提取，提取温度相对较高，提取物中所含杂质较多。但连续回流提取有操作简单、节省溶剂的优点。在不了解原材料中所含成分是否稳定的情况下，一般应避免高温提取，以防有效成分发生变化。另外，用溶剂提取法时，为了尽可能将有效成分提取完全，常要对提取终点进行判定。常用方法是：若有效成分未知者，可取最后的提取液数毫升于蒸发皿中，挥干溶剂，不留残渣即为提取终点；若有效成分为已知化合物，可选用该有效成分的定性反应来判断，至提取液反应呈阴性或微弱的反应阳性时即为提取终点。

第三节 溶剂提取法的生产工艺与设备

在工业化生产中，选择适合中药化学成分的提取工艺，是提高提取效率、保证提取物质量、节约工效、降低成本的关键。常见的工艺有单级提取工艺、单级回流提取工艺、单级循环提取工艺、多级提取工艺、半逆流多级提取工艺、连续逆流提取工艺等。提取设备按其操作方式可分为间歇式、半连续式和连续式。

由于中药材的品种多，且其材质与性质差异很大，因此在选用中药提取工艺与设备时，除了应考虑性能、效率高之外，还应考虑到更换品种时应清洗方便。目前国内中药厂所使用的提取设备多数为间歇式固定床提取设备，也有采用效率较高的逆流连续式提取设备等。

一、单级提取工艺及设备

单级提取是指将药材和溶剂一次加入提取设备中，经一定时间的提取后，放出提取药液，排出药渣的整个过程。在用水提取时一般用煎煮法，乙醇提取时可用浸渍法或渗漉法等，但药渣中乙醇或其他有机溶剂需先经挤压等方法回收后，再将药渣排出，单级提取工艺多采用间歇式提取器。

（一）间歇式提取器

该类型提取器的类型较多，其中以多功能提取罐较为典型。除提取罐外，还有泡沫捕集器、热交换器、冷却器、油水分离器、气液分离器、管道过滤器等附件。具有多种用途，可供药材的水提取、醇提取，提取挥发油或回收药渣中的溶剂等。药材由加料口加入，提取液经夹层可以通入蒸气加热，亦可通水冷却。该提取罐根据提取溶剂的不同选择相应的加热方式。如果用水作为溶剂进行提取，当药材和水均加入罐中，立即向罐内通入蒸气进行直接加热，当加热温度达到所需温度时，停止进汽加热，改向罐体夹层通蒸气进行间接加热，以维持罐内温度稳定在规定范围内。如果用醇为提取溶剂时，则始终通过向罐内夹层通入蒸气进行间接加热。提取完毕后，提取液从罐的下方经过过滤器从排液口流出，再继续输送到相应的浓缩装置。该设备提取效率较高，消耗能量少，操作简便。单级提取工艺比较简单，常用于小批量生产。其缺点是提取时间长，药渣能吸收一定量提取液，可溶性成分的提取率低，提取液的浓度亦较低，浓缩时消耗热量大，药材的有效利用率低。

（二）单级回流及温浸法提取工艺与设备

单级回流提取又称索氏提取，主要用于乙醇或有机溶剂（如乙酸乙酯、氯仿）提取药材及一些药材脱脂。由于溶剂的回流，溶剂与药材细胞组织内的有效成分之间始终保持很大的浓度差，加快了提取速度，提高了提取率，而且最后生产出的提取液已是浓缩液，使提取与浓缩密切地结合在一起。此法生产周期一般约为 10 h。其缺点是，此法使提取液受热时间长，不适宜热敏药材的提取。温浸法是在热回流提取工艺基础上发展起来的一种方法，此法将提取器内的温度控制在 40～50 ℃，较好地运用了温度对加速提取的有利因素，也可减少较高温度对提取成分的破坏及高分子无效成分的过多浸出。浓缩锅中若能适当地搅拌，则可大大加速其浓缩速度。提取率高于渗漉法和循环提取法，但由于渗漉温度高于室温以及搅拌的原因，其提取液的澄明度不及渗漉法。

（三）单级循环浸渍工艺

单级循环浸渍浸出是将提取液循环流动与药材接触浸出，固液两相在提取器中有相对运动，从而加速了提取过程。提取过程中药渣还成为自然滤层，使提取液循环流动过程相当于经过了多次的过滤，因此循环浸渍法的提取液的澄明度好。整个过程是密闭提取，温度低；用乙醇循环浸渍时，所损耗乙醇量也比其他工艺低。

二、多级提取工艺及设备

浸渍法提取中，药材吸收提取液中的成分，降低了有效成分的含量。为了提高浸渍法提取效果，减少成分损失，可采用多次浸渍法。它是将药材置于提取罐中，将一定量的溶剂分次加入进行提取；亦可将药材分别装于一组提取罐中，新的溶剂分别先进入第一罐与药材接触提取，提取液放入第二罐与药材接触提取，这样依次通过全部提取罐，成品或浓提取液由最后一个提取罐流入接收器中。当第一罐内的药材提取完全时，则关闭第一罐的进、出液阀门，卸出药渣，回收溶剂备用。续加的溶剂则先进入第二罐，并依次提取，直至各罐提取完毕。浸渍法中药渣所吸收的药液浓度是与提取液相同的，提取液的浓度越高，由药渣吸液所引起的损失就越大，多次浸渍法能大大地降低提取成分的损失量。但浸渍次数过多也无实用意义，且生产周期加长。

多级逆流提取工艺与设备是在循环提取法的基础上发展起来的。它主要是为保持循环提取工艺的优点，同时通过母液（稀提取液）多次套用来克服溶剂用量大的缺点。

第四节 溶剂提取法应用实例

溶剂提取法的技术多种多样，各种方法的应用也都非常广泛。中药成分生物碱、黄酮类、醌类、萜类、皂苷、强心苷、多糖等有效成分的提取大多是用溶剂提取法提取。

一、山豆根总生物碱的提取

山豆根为豆科植物越南槐（柔枝槐）和防己科植物蝙蝠葛的根或根状茎。性寒、味苦，具有清热解毒、消肿止痛、通便之功效，主治急性咽喉炎、扁桃体炎、牙龈肿痛、肺热咳嗽、湿热黄疸、痈疖肿毒、便秘。其主要有效成分生物碱的提取方法如下：向山豆根药材中加入 8 倍量的用硫酸调至 pH 1～2 的冷水温浸（50～60 ℃）12 h，重复一遍，合并滤液，减压浓缩至 1/4，冷后加浓碳酸钠液调至 pH 9，过滤得总生物碱。

二、槐米中芦丁的提取

槐米为豆科植物槐树的花蕾，在我国北方最为常见。性味苦、微寒，功能凉血止血、清肝明目，主治吐血、衄血、便血、痔疮出血、血痢、崩漏、风热目赤、高血压病。其主要含有芦丁、槲皮素等黄酮类成分。提取方法是：槐花米粗粉，8 倍量沸水煮沸 30 min，重复一次，趁热过滤，合并滤液，放冷，析晶，乙醇重结晶，即得芦丁。

三、大黄中总蒽醌的提取

大黄别名将军，为蓼科植物掌叶大黄的根及根茎，主要分布于我国的甘肃、青海、宁夏及西藏等地。性寒、味苦，功效泻实热、破积滞、行瘀血，主治实热便秘、食积停滞、腹痛、急性阑尾炎、急性传染性肝炎、血瘀经闭、牙痛、衄血、急性结膜炎等，外用治烧烫伤、化脓性皮肤病、痈肿疮疡。大黄中的药效成分游离蒽醌的提取方法为：大黄粉以乙醇渗漉得乙醇提取液，减压浓缩后用乙醚提取 3 次，回收乙醚得总游离蒽醌。

四、栀子萜类成分提取

栀子别名黄栀子、山栀子、红栀子，为茜草科植物栀子的果实。主要分布于我国浙江、江西、福建、湖南、湖北等省。栀子性味苦、寒，功能泻火解毒、清热利湿、清血散瘀，主治热病高热、心烦不眠、实火牙痛、口舌生疮、鼻衄、吐血、眼结膜炎、疡疮肿毒、黄疸型传染性肝炎、蚕豆病、尿血，外用治外伤出血、扭挫伤。栀子主含环烯醚萜苷等成分。栀子果仁粉碎后加乙醚回流提取多次，合并、回收提取液，残留物溶于 70% 乙醇后上氧化铝吸附柱，用 70% 乙醇洗脱，减压回收洗脱液，干燥得白色栀子苷结晶。

第三章 水蒸气蒸馏法

　　水蒸气蒸馏法系指将含有挥发性成分的药材与水共蒸馏，使挥发性成分随水蒸气一并馏出，经冷凝分取挥发性成分的提取方法。该法适用于具有挥发性、能随水蒸气蒸馏而不被破坏、在水中稳定且难溶或不溶于水的化学成分的提取。此类化学成分的沸点多在 100 ℃以上，与水不相混溶或仅微溶，并在 100℃左右有一定的蒸气压。当与水在一起加热时，其蒸气压和水的蒸气压总和为一个大气压时，液体就开始沸腾，水蒸气将挥发性物质一并带出。主要应用于中药中的挥发油、某些小分子的生物碱和小分子酚类化合物的提取。常用来分离和提纯液态或固态有机化合物，尤其是在反应产物中有大量树脂状杂质的情况下，效果较好。但水蒸气蒸馏法需要将原料加热，不适用于化学性质不稳定化学成分的提取。水蒸气蒸馏法可分为共水蒸馏法、通水蒸气蒸馏法、水上蒸馏法等多种方法，在中药化学成分的研究和工业生产中被广泛使用。

第一节 水蒸气蒸馏法的原理

　　在相互混溶的挥发性混合物中，形成一个理想的溶液，蒸气压服从拉乌尔定律，互溶液体中每一组分的分压等于该化合物单独存在时的蒸气压与它在溶液中的摩尔分数的乘积，因此，混合物在一定温度的蒸气压：

$$P_\text{总} = P_{A0}N_A + P_{B0}N_B + \cdots + P_{i0}N_i$$

即混合物的蒸气压（$P_\text{总}$）不是各个组分的蒸气压的直接加合（$P_{A0} + P_{B0} + \cdots + P_{i0}$），而是每一组分的蒸气压与它在溶液中的摩尔分数（$N_A$, N_B, $\cdots$, N_i）的乘积，即在混溶和均相溶液的总蒸气压是由各组分的 P_0 和 N_0 共同决定的。

　　而在互不混溶的挥发性混合物中，其性质与互溶的溶液完全不同。其中每一组分在一定温度时的分压，等于在同一温度下的纯化合物的蒸气压即 $P_i = P_0$，而不取决于混合物中各化合物的摩尔分数，即混合物的每一组分是独立地蒸发的。因此，根据道尔顿（Dalton）分压定律，与一种不互溶混合物液

体对应的气相总压 P 等于各组成气体分压的总和，所以互不相溶的挥发性物质的混合物在某一温度 t 下的总蒸气压为：

$$P=P_{A0}+P_{B0}+\cdots+P_{i0}$$

从上式可知任何温度下混合物的总蒸气压总是大于任一组分的蒸气压，因为它包括了混合物其他组分的蒸气压。由此可见，在相同外压下，不互溶物质的混合物的沸点要比其中沸点最低组分的沸腾温度还要低。

当水和有机物一起共热进行水蒸气蒸馏时，根据道尔顿分压定律，整个体系的蒸气压力应为各组分蒸气压之和。即

$$P=P_A+P_B$$

式中，P 为总的蒸气压，P_A 为水的蒸气压，P_B 为不溶于水或难溶于水的化合物的蒸气压。

当混合物中各组分的蒸气压总和（P）等于外界大气压时，混合物开始沸腾。而混合物的沸点比其中任何一组分的沸点都要低些。因此，常压下应用水蒸气蒸馏，能在低于 100℃ 的情况下将高沸点组分与水一起蒸出来。蒸馏时混合物的沸点保持不变，直到其中一组分几乎全部蒸出。因为总的蒸气压与混合物中二者间的相对量无关，直到其中一组分几乎完全移去，温度才上升至留在瓶中液体的沸点。我们知道，混合物蒸气中各个气体分压（P_A，P_B）之比等于它们的物质的量（n_A，n_B）之比，即：

$$n_A / n_B = P_A / P_B$$

式中，n_A 为蒸气中含有 A 的物质的量，n_B 为蒸气中含有 B 的物质的量。而

$$n_A = m_A / M_A$$
$$n_B = m_B / M_B$$

式中，m_A、m_B 为 A、B 在容器中蒸气的质量；M_A、M_B 为 A、B 的摩尔质量。因此，

$$m_A / m_B = M_A n_A / M_B n_B = M_A P_A / M_B P_B$$

可见，这两种物质在馏出液中的相对质量（就是它们在蒸气中的相对质量）与它们的蒸气压和相对分子质量成正比。通常有机化合物的相对分子质量要比水大得多，因此，在水蒸气蒸馏液中化合物的质量较多。

第二节 水蒸气蒸馏法的设备及操作

一、水蒸气蒸馏法实验室装置及操作

（一）水蒸气蒸馏法实验室装置

实验室常用的水蒸气蒸馏装置，仪器主要包括：长颈圆底烧瓶、短颈圆底烧瓶、冷凝管、锥形瓶、安全管、玻璃导管、T形管（带乳胶管）。装置包括蒸馏瓶、水蒸气发生器、冷凝和接受瓶4个部分。

在水蒸气蒸馏装置中，水蒸气发生器通常盛水量以其容积的2/3为宜。如果太满，沸腾时水将冲至烧瓶。安全管几乎插到水蒸气发生器的底部。当容器内气压太大时，水可沿着玻管上升，以调节内压。如果系统发生阻塞，水便会从管的上口喷出。此时应检查导管是否被阻塞。

水蒸气导出管与蒸馏部分导管之间由T形管相联结。T形管用来除去水蒸气中冷凝下来的水，有时在操作发生不正常的情况下，可使水蒸气发生器与大气相通。蒸馏瓶的液体量不能超过其容积的1/3。水蒸气导入管应正对蒸馏烧瓶底中央，距瓶底 8 ~ 10 mm，导出管连接在一直形冷凝管上。

（二）操作步骤

在水蒸气发生器中，加入约占容器2/3的热水，并加入几粒沸石。瓶口配一双木塞插入安全管，安全管几乎插到发生器底部，当容器内气压太大时，水可沿玻管上升，以调节内压，如果系统发生堵塞，水便会从上管喷出，此时应检查圆底烧瓶内的蒸气导管是否已堵塞。

蒸馏部分通常是长颈圆底烧瓶，被蒸馏的液体通常不超过容器的1/3，斜放与桌面成45°角，这样可以避免由于蒸馏时液体溅起的液沫从导出管冲出，被蒸气带进冷凝管中沾污馏出液。

在盛有被提取物质的长颈圆底烧瓶上配双孔木塞。一口插入导入口，另一口插入导出口，其末端连接一直型冷凝管。馏液通过接液管进入接受瓶，接受瓶处可用冷水浴冷却。

待检查整个装置不漏气后，旋开T形管的螺旋夹，加热至沸。当有大量水蒸气产生并从T形管的支管冲出时，立即旋紧螺旋夹，水蒸气便进入蒸馏

部分，开始蒸馏。为了使蒸气不致在长颈圆底烧瓶中冷凝而积聚过多，必要时可在长颈圆底烧瓶下加一石棉网，用小火加热。也可适当加热蒸馏瓶。但要控制蒸馏速度，以 2～3 滴为宜，以免发生意外。如果被提取的挥发性物质有较高的沸点，在冷凝后易于析出固体，则应调小冷凝水流速，甚至将冷凝水暂时放掉，以使物质熔融后随水流流入接受瓶。

在蒸馏过程中，通过水蒸气发生器安全管中水面的高低，可以判断水蒸气蒸馏系统是否畅通。若水平面上升很高，则说明某一部分被阻塞了，这时应立即旋开螺旋夹，然后移去热源，拆下装置进行检查（通常是由于水蒸气导入管被树脂状物质或焦油状物堵塞）和处理。

当馏出液无明显油珠，澄清透明时，便可停止蒸馏。其顺序是先旋开螺旋夹，然后移去热源，否则可能发生倒吸现象。馏出液往往分出油水两层，将馏出液转入分液漏斗，静置分层，将油层分出即得到挥发性化学成分。若馏出液不分层，则将馏出液经盐析法并用低沸点溶剂（常用乙醚、环己烷）将挥发性成分萃取出来，回收溶剂即得挥发性化学成分。操作注意事项如下。

（1）安装正确，连接处严密不漏气；按安装相反顺序拆卸仪器；严守操作程序。

（2）水蒸气发生器盛放约容积的 2/3 的水为宜（可通过液位管观察），否则沸腾时水将会冲入烧瓶。

（3）水蒸气发生器与烧瓶之间的连接段要尽可能短，以减少水蒸气的冷凝。安全管的下端应接近容器底部。

（4）实验加热前，螺旋夹应注意打开，待有水蒸气从止水夹处冒出后，关闭螺旋夹；实验结束时，也首先打开螺旋夹，然后再停止加热（防止倒吸）；调节火焰，控制蒸馏速度 2～3 滴/秒，并时刻注意安全管。

（5）在蒸馏过程中，如发现安全管中的水位迅速上升，则表示系统中发生了堵塞。此时应立即打开螺旋夹，然后移去热源，待排除堵塞后再进行水蒸气蒸馏。

（6）万一冷凝管已经被堵塞，应立即停止蒸馏，并且设法疏通。

二、水蒸气蒸馏法工业化生产设备及操作

（一）工业用水蒸气蒸馏设备

工业上使用的水蒸气蒸馏设备一般包括蒸馏锅、冷凝器、油水分离器三部分。

蒸馏锅、冷凝器皆用不锈钢制成。蒸馏锅内安装筛板和加热管，筛板用

不锈钢制成，加热管由紫铜制成。冷凝器采用列管式，油水分离器由玻璃制成，根据挥发油与水密度的不同，决定出油口与出水口的位置。如果挥发油的密度小于水的密度，则出油口在油水分离器的上部，出水口在油水分离器的靠近下部的位置。如果挥发油的密度大于水的密度，则出油口在油水分离器的底部，出水口在油水分离器的靠近上部的位置。大多数情况下从出水口流出的水要能回入蒸馏锅内。

（二）工业上水蒸气蒸馏法的蒸馏方式

工业上水蒸气蒸馏法的蒸馏方式有 3 种，根据蒸馏锅内原料与水接触的情况，可分为水中蒸馏、水上蒸馏和直接蒸气蒸馏。

1. 水中蒸馏

原料置于筛板或直接放入蒸馏锅，锅内加水浸过料层，锅底进行加热。

2. 水上蒸馏（隔水蒸馏）

原料置于筛板上，锅内加入水量要满足蒸馏要求，但水面不得高于筛板，并能保证水沸腾至蒸发时不溅湿料层。一般采用回流水保持锅内水量恒定，以满足操作所需的足够蒸气量，因此可在锅底安装窥镜，观察水面高度。

3. 直接蒸气蒸馏

在筛板下安装一条带孔环行管，由外来蒸气通过小孔直接喷出，进入筛孔对原料进行加热，但原料应预先在锅外用水进行润湿，该方法锅内蒸馏快且易于改为加压蒸馏。

近年来，国外又发明了一种新颖的蒸馏技术——水扩散蒸气蒸馏。水蒸气由锅顶进入，蒸气自上而下逐渐向料层渗透，同时将料层内的空气推出，其蒸馏出的精油无须全部气化即可进入锅底冷凝器。蒸气为渗滤型，蒸馏均匀、一致、完全，而且水油冷凝液较快进入冷凝器，因此所得精油质量较好、得率较高，能耗较低，蒸馏时间短，设备简单。

第三节　水蒸气蒸馏法的应用及特点

一、水蒸气蒸馏法的适用范围

水蒸气蒸馏法适合以下物质的提取：①不溶或难溶于水。②在沸腾下与水长时间共存而不发生化学反应。③在 100 ℃左右时必须具有一定的蒸气压。因此，水蒸气蒸馏法在日用化工、医药、食品等工业领域有广泛应用，常用于下列几种分离情况：①提取挥发性有机物。②某些沸点高的有机物常压分馏在达到沸点时容易被破坏，采用水蒸气蒸馏可在 100 ℃以下蒸出。③反应混合物中含有大量树脂状杂质或不挥发性杂质；采用蒸馏或萃取等方法都难于分离。④从固体多的反应混合物中分离被吸附的液体产物。

二、水蒸气蒸馏法在中药化学成分提取中的应用

此法主要适用于能随水蒸气蒸馏时不被破坏的中药化学成分的提取。这些化合物与水不相混溶或仅微溶，且在约 100 ℃时有一定的蒸气压。当水蒸气加热沸腾时，能将该物质一并随水蒸气带出。中药中的挥发油，某些小分子生物碱如麻黄碱、槟榔碱等，以及某些小分子的酸性物质如丹皮酚等，均可应用本法。对一些在水中溶解度较大的挥发性成分可采用蒸馏液重新蒸馏的办法，收集最先馏出部分，使挥发油分层，或用盐析法将蒸馏液中挥发性成分用低沸点非极性溶剂如石油醚、乙醚抽提出来。水蒸气蒸馏法需要将原料加热，不适合用于对热不稳定化学成分的提取。应用水蒸气蒸馏法提取中药化学成分时，应注意以下影响因素。

（一）药材对提取的影响

化合物在植物体中的存在部位常各不相同，有的全株植物中都含有，有的则在花、果、叶、根或根茎部分的某一器官中含量较多，随植物品种不同而差异较大。有的同一植物的药用部位不同，其所含的挥发油的组成成分也有差异。药材不符合规定的就更难保证提取效果。

（二）药材的处理对提取的影响

如贮存时间，化学成分在常温下能自行挥发和氧化，因此，贮存时间愈久，成分的含量愈低，气味消失愈严重，实验效果愈差。药材在提取前要进行浸泡，这是因为来源于植物类的中药多是干燥品，通过加水浸泡可使药材变软，组织细胞膨胀后恢复其天然状态，提取时易于有效成分浸出。但是浸泡时间过长，可能会导致成分发生变化，引起药材发酵变质。此外，药材粒度、干燥方法也有影响。

（三）提取时间的影响

本法不适用于热不稳定成分的提取。长时间与水共沸易发生化学变化，对一些热敏物质易发生氧化、聚合等反应导致变性。如提取物溶于水则蒸气压会显著下降，对于一些与水互溶的中药材不能进行有效提取。反应混合物中的杂质若有挥发性，就不能保证所提取物的纯度且收率也很低，所需时间也较长。

（四）提取温度的影响

温度较高，易使对湿热不稳定和易氧化的成分发生变化。

（五）提取设备的影响

水蒸气蒸馏法提取挥发油的实验装置中，如果水蒸气发生装置很难保证持续的水蒸气供应，随着水蒸气发生器内水量的减少，需要再次加入供蒸馏的用水，这样就导致蒸馏的中断，不能保证蒸馏具体时间的测定和提取高峰时间范围的准确测定。蒸馏烧瓶的选择也会对提取产生一定的影响。目前实验中常用长颈圆底烧瓶作为蒸馏装置，长颈圆底烧瓶由于是单口，水蒸气导入管与水蒸气馏出液导出管同时经过一个胶塞，导入与导出管都需要弯曲一定的角度，使通气不能十分流畅，装置的气密性也很难保证；另外，其导气管过长，在导气过程中易发生冷凝，使收率降低，也延长了提取时间。

三、水蒸气蒸馏法的优点

水蒸气蒸馏法的热水能浸透植物组织，能有效地把挥发性化学成分蒸出，具有设备简单、操作安全、不污染环境、成本低、产量大等特点。另外，避免了提取过程中有机溶剂残留的影响，是提取中药挥发油的有效方法。

四、水蒸气蒸馏法存在的问题

本法是有效提取中药挥发油的重要方法。但由于存在原料易受热易焦化，或加热时成分容易发生化学变化，使所得挥发油的芳香气味也可能变味，往往降低作为香料的价值等，使其使用价值受到一定的局限。

第四节 水蒸气蒸馏法的应用实例

一、薄荷中薄荷油的提取

薄荷为唇形科多年生草本植物薄荷的地上部分。主产地为我国江苏、安徽、江西、浙江、河南等地，日本、朝鲜、印度、阿根廷、巴西亦有栽培。薄荷性辛、凉，是常用的辛凉解表药，具有疏散风热、清利头目、利咽透疹、疏肝行气的功效，主治外感风热、头痛、咽喉肿痛、食滞气胀、口疮、牙痛、疮疥、瘾疹、温病初起、风疹瘙痒、肝郁气滞、胸闷胁痛等症。在中成药人丹、十滴水、藿香正气水、清凉油、红花油、白花油、风油精、润喉片等都有大量应用。薄荷的主要有效部位是薄荷挥发油即薄荷油。

薄荷油为无色至淡黄色液体，具有清凉薄荷香。相对密度为 0.895 ～ 0.910，折射率为 1.485 ～ 1.471。其主要成分为薄荷脑（75% ～ 85%）、薄荷醇（5% ～ 15%）、乙酸薄荷酯、萜烯等。

一般采用水蒸气蒸馏法提取薄荷油。生产方法：水上蒸馏，得油率为 0.5% ～ 0.6%。其工艺流程如下。

薄荷→水蒸气蒸馏器→蒸馏→馏出液冷凝→油水分离→薄荷油

进一步进行冷冻析脑可得到薄荷脑。

主要工艺条件如下。

（一）装料要求

鲜薄荷草晒至半干再进行蒸馏。加水量以距离筛板 15 cm 为宜。装料量为 150 ～ 200 kg/m³。

（二）蒸馏速度

馏出液每小时流量保持在蒸馏容积的 7% 左右。

（三）蒸馏时间

1.5 ～ 2 h。

二、麻黄中麻黄碱的提取

麻黄为麻黄科植物草麻黄、中麻黄或木贼麻黄的草莲质，具有发汗散寒、宣肺平喘、利水消肿的功效，用于风寒表实证，胸闷喘咳、风水浮肿、风湿痹痛等证。麻黄中主要有效成分为麻黄碱，是一种小分子生物碱，可以用水蒸气蒸馏法提取。

提取条件：加热至微沸，蒸馏时间 4 h。

三、秦皮中七叶内酯的提取

秦皮为木樨科植物苦枥白蜡树、白蜡树、尖叶白蜡树或宿柱白蜡树的干燥枝皮或干皮。具有清热燥湿、清肝明目、止咳平喘的功效。其主要有效成分为香豆素类化合物。七叶内酯便是其中一种有效成分，该化合物分子较小，有一定挥发性，可采用水蒸气蒸馏法提取。

提取条件：加热至微沸，蒸馏时间 5 h。

第四章 超临界流体提取法

超临界流体提取法（supercritical fluid extraction，SFE）是把气体压缩到临界点以上，使之达到超临界状态，成为所谓超临界流体（supercritical fluid），利用超临界流体的独特溶解能力的一种提取分离的新技术。超临界流体具有接近于液体的密度和类似于液体的溶解能力，同时还具有类似于气体的高扩散性、低黏度、低表面张力等特性。因此具有良好的溶解特性，很多固体或液体物质都能被其溶解。由于超临界流体在溶解能力、传递能力和溶剂回收等方面具有特殊的优点，而且多为无毒气体，避免了常用有机溶剂提取的污染问题。该法是一种新型绿色提取分离技术，是目前国际上兴起的一种先进的提取工艺。

早在 100 多年前，人们就观察到超临界流体的特殊溶解性能。20 世纪 50 年代，美国科学家从理论上提出超临界流体用于提取分离的可能性，在大量研究基础上，掌握了超临界流体作为提取分离介质的应用规律。此后，超临界流体提取的研究和应用便蓬勃兴起。但直到 20 世纪 80 年代初超临界流体提取技术才被引进我国，应用到食品工业和化妆品工业中，主要用于提取天然香料。该项技术在中药中的应用研究起步比较晚，1991 年超临界提取技术才应用于中药化学成分提取并研制成功了相关设备，显示出适合提取天然热敏性物质、产品无溶剂残留、质量稳定、流程简单、操作方便、提取效率高、能耗少和环境友好等优点，已从蛇床子、茵陈蒿、甘草根、紫草等中药中提取各种化学成分，成为中药化学成分提取的新技术而受到人们的广泛重视。

第一节 超临界流体提取法的原理

一、超临界流体特性

处于临界温度（T_c）和临界压力（P_c）以上相区内的物质称为超临界流体（SF）。超临界流体具有十分独特的物理化学性质，没有明显的气液分界面，不是气体，也不是液体，其性质介于气体和液体之间，同时具有液体和气体的双重特性。超临界流体的分子密度接近于液体，比气体大得多，密度的增加使分子间相互作用力增大，对其他化合物的溶解能力越强。超临界流体的黏度与气体相近，扩散系数约比液体大 100 倍。

由于溶解过程包含分子间的相互作用和扩散作用，而超临界流体这种密度近于液体，黏度接近于气体，分子密度较高、扩散系数大和黏度低等特点使其有较好的溶解性能，对许多物质有很强的溶解能力。因此，超临界流体具有优异的溶剂性质，是一种理想的提取介质。

超临界流体在临界点附近，压力和温度的微小变化都会导致流体密度相当大的变化，从而使溶质在流体中的溶解度也产生相当大的变化，该性质是超临界提取分离工艺的设计基础。在超临界温度条件下，通过改变压力或温度，都可引起流体密度发生改变，即可改变超临界流体的溶解特性。以二氧化碳为例，它的临界温度为 31.5 ℃，临界压力为 7.37 MPa。当温度为 40 ℃时，二氧化碳的密度和介电常数随压力的增加而加大，溶解性能也随之改变。也就是说，在一定的超临界温度条件下，改变压力就可改变超临界流体的极性，即可改变超临界流体的溶解能力。

二、超临界流体提取

利用超临界流体对物质进行溶解和分离的过程就叫超临界流体提取。其过程就是利用超临界流体的特性，通过控制压力和温度影响超临界流体溶解能力来进行的。当气体压缩成超临界状态时，成为性质介于液体和气体之间的单一相态，对物料有较好的渗透性和较强的溶解能力，能够将物料中某些成分提取出来。在超临界状态下，将超临界流体与待提取的药材接触，使其有选择性地依次把极性大小、沸点高低和相对分子质量大小的化学成分提取出来。然后借助减压、升温的方法使超临界流体转变为气体，使溶解于超临界流体中的化学成分溶解度大大降低而完全析出，实现特定化学成分的提取，并实现了与提取介质的分离，这是超临界流体提取的基本原理。并且超临界流体的密度和介电常数随着压力的增加而增加，极性增大，利用程序升压可将不同极性的化学成分进行分步提取，也可达到不同极性的化学成分粗分的目的。当然，对应各压力范围所得到的提取物不可能是单一的化学成分，但可以通过控制条件得到最佳比例的混合成分，因此，超临界流体可将提取分离两过程合为一体。

操作时，先对气体施加一定的温度和压力使之成为超临界流体，然后导入提取罐对药材进行提取。提取后收集溶有中药化学成分的流体，通过改变压力或同时改变温度，使之进入临界曲线以下相区。此时超临界流体又成为气体，对物质的溶解能力大大下降，被提取成分即可析出。此时的提取物极易与气体分离。

三、常用超临界流体

许多物质在一定的压力和温度下，都能达到超临界状态。可作为超临界流体的物质很多，如二氧化碳、六氟化硫、乙烷、庚烷、氨等。

但用于提取的超临界流体的选择通常有以下要求：

（1）有较高的溶解能力，且有一定的亲水—亲油平衡。

（2）能容易地与溶质分离，无残留，不影响溶质品质。

（3）化学上为惰性，无毒，且稳定。

（4）来源丰富，价格便宜。

（5）纯度高。

在所有的超临界流体中，只有几种适用于提取：二氧化碳、乙烷、乙烯，以及一些含氟的氢化合物，每种超临界流体都有其最佳工作条件。其中最理想的超临界流体是二氧化碳，它几乎满足上述所有要求，它的临界压强为7.37 MPa，临界温度为31.5 ℃，具有临界条件好、无毒、安全、无污染等优点。目前几乎所有的超临界提取操作均以二氧化碳为超临界流体，所以以下主要讨论二氧化碳超临界流体及其提取应用规律。

四、二氧化碳超临界流体的溶解性能

二氧化碳超临界流体对溶质的溶解度是其作为提取分离试剂的重要依据，而溶质在二氧化碳超临界流体中的溶解度又与二氧化碳超临界流体的密度密切相关。由于提高系统压力或降低温度会导致二氧化碳超临界流体密度的明

显升高，提高二氧化碳超临界流体对溶质的溶解能力，而系统压力的降低或温度的升高会引起二氧化碳超临界流体的密度明显降低，导致二氧化碳超临界流体对溶质的溶解度降低，使溶质从二氧化碳超临界流体中析出，因此可通过改变压力或温度的方式来实现二氧化碳超临界流体对溶质的提取和分离。

二氧化碳超临界流体溶解度经验规律有如下方面。

（1）低相对分子质量、低极性、亲脂性、低沸点的有机化合物，如对挥发油、烃、酯、醚、内酯类、环氧化合物等表现出较好的溶解性能。这一类成分可在 7 ～ 10 MPa 较低压力范围内被提取出来，目前在这一类化合物的提取中应用较广。

（2）含有极性基团（如羟基和羧基）的化合物，溶解度变小，造成提取困难，可以通过添加夹带剂以增加溶解度。

（3）强极性物质溶解度很小，很难被提取。

（4）化合物相对分子质量越高，溶解度逐渐减小，越难被提取。相对分子质量超过 500 的化合物溶解度很小，但相对分子质量增大对溶解度影响不及极性的影响大。

五、夹带剂

二氧化碳超临界流体及多数常用流体物质对非极性的亲脂性物质有较好的溶解能力，但选择性不高，对低分子质量、低极性、亲脂性、低沸点的中药化学成分如挥发油、烃、酯、内酯、醚、环氧化合物等表现出优异的溶解性。而对具有极性基团（如羟基和羧基等）的中药化学成分如内酯、黄酮、生物碱等的溶解性就较差，一次提取量很低。且极性基团愈多，就愈难提取，故多元醇、多元酸及多羟基的化学成分均难溶于二氧化碳超临界流体。对于相对分子质量大的化合物，质量越大，越难提取。因此，对于相对分子质量较大和极性基团较多的中药的有效成分的提取，可在超临界流体中加入某些溶剂，这些溶剂的加入可以调节二氧化碳超临界流体的极性，可以改变超临界流体的溶解性能，以提高中药成分在二氧化碳超临界流体中的溶解度。这些溶剂通常称为夹带剂（entrainer），又称改性剂（modifier）。夹带剂作为亚临界组分，挥发度介于超临界流体和提取物之间，以液体形式和相对少的量加入超临界流体之中。良好的夹带剂对提高溶解度、改善选择性和增加提取收率都起重要作用。夹带剂既可以是某一种纯物质，也可以是两种或多种物质的混合物，用量一般不超过 10% 质量分数。一般来说，具有很好溶解性能的溶剂往往是很好的夹带剂，如甲醇、乙醇、丙酮、乙酸乙酯等有机溶剂。

（一）夹带剂的作用

1. 增加目标化学成分在超临界流体中的溶解度

如在二氧化碳超临界流体中添加百分之几的夹带剂就可大大增加其溶解度，其作用相当于增加几十兆帕的压力。

2. 增加目标组分在超临界流体中溶解度对温度、压力的敏感性

使目标化学成分在提取阶段和析出阶段间仅小幅度地改变温度、压力即可获得更大的溶解度差，从而降低操作难度和成本。

3. 提高目标化学成分的选择性

加入一些与溶质起特殊作用的夹带剂，可大大提高提取的选择性。

4. 可改变超临界流体的临界参数

当提取温度受到限制时（如目标化学成分为热敏性物质），将超临界流体与夹带剂以适当的比例混合，可获得最优的临界温度。

（二）夹带剂的作用机制

夹带剂可从两个方面影响目标化学成分在超临界流体的溶解度和选择性：一是溶剂的密度，通常目标化学成分在超临界流体的溶解度随溶剂密度增大而增大；二是夹带剂与溶质分子间形成相互作用力，而影响溶解度与选择性的决定因素就是夹带剂与溶质分子间的范德华力，或夹带剂与溶质特定的分子间作用，如形成氢键及其他各种化学作用力等。另外，在溶剂的临界点附近，溶质溶解度对温度、压力的变化最为敏感；加入夹带剂后，混合溶剂的临界点相应改变；如能更接近提取温度，则可增加溶解度对温度、压力的敏感程度。所加的有机溶剂可以是极性或非极性的，二者所起作用的机制也各不相同。

1. 极性夹带剂的作用机制

极性夹带剂是指在超临界溶剂中加入少量带有极性官能团（酸性或碱性官能团）的物质。极性夹带剂与极性溶质分子间存在极性力、形成氢键或其他特定的化学作用力，可使某些溶质的溶解度和选择性都有很大改善。例如，对两种蒸气压相似但分子功能团有差异的溶质，或对溶解度很小的溶质（如氨基酸、糖、甾醇等），选用适当的极性夹带剂都可进行非常有效的选择性提取。如加入9%（质量分数）极性甲醇的二氧化碳超临界流体，对胆固醇的溶解度为相同条件下纯二氧化碳超临界流体中溶解度的100倍。这使得溶质溶解度的增加可与增加数百个大气压的作用相当或更多。

2. 非极性夹带剂作用机制

由于非极性夹带剂与极性溶质间不会产生特定的分子间作用力，如形成

氢键等，因此对于极性溶质的二氧化碳超临界流体提取，如果采用非极性溶剂作夹带剂，只能通过分子间吸引力的增加提高极性溶质的溶解度，但对选择性不会有很大的改善。

（三）夹带剂的选择

夹带剂的选择应考虑 3 个方面：一是夹带剂与溶质的相互作用，目的是能改善溶质的溶解度和选择性，可从溶解度参数、Lewis 酸碱解离常数、夹带剂与溶质作用后吸收光谱的变化等方面考虑；二是夹带剂能与超临界流体和目标化学成分较易分离；三是夹带剂的毒性等问题。夹带剂的选择是一个相对复杂的过程，目前还缺乏足够的理论研究，主要依靠实验摸索。通常选择夹带剂时应注意如下几点。

1. 充分了解目标化学成分的性质

目标化学成分的性质包括分子结构、分子极性、相对分子质量、分子体积和化学活性等。在选择夹带剂时，应对这些性质综合考虑，对酸、醇、酚、酯等组分，可以选用含羟基、羰基等基团的夹带剂；对极性较大的目标组分，可选用极性较大的物质作为夹带剂。

2. 选择合适的夹带剂浓度

夹带剂浓度的选择也非常重要，不合适的夹带剂浓度，反而可能降低提取率。有人对可可豆中吡嗪进行二氧化碳超临界流体提取时发现，当采用 2% 甲醇溶液和 5% 二氯甲烷溶液做夹带剂时，目标化学成分的提取率增大，而采用 5% 甲醇溶液和 2% 二氯甲烷溶液做夹带剂时，目标产物的提取率反而下降。

3. 实验验证

通过实验确定所选择的夹带剂是否具有夹带增大效应（与未添加夹带剂相比）和夹带剂的选择性。

夹带剂的使用拓宽了超临界流体提取技术的应用范围，特别是当被提取目标化学成分在超临界流体中溶解度很小或需要高度选择性提取时，夹带剂的应用是非常有效的。同时由于提高溶质在其中的溶解度而提高了溶剂的提取能力并减小所需的溶剂量，也使所需压强大大降低。夹带剂的使用促进了超临界流体提取技术应用和发展，但也带来了一些负面影响，增加了从提取物中分离回收夹带剂的过程，并使得一些提取物中有夹带剂的残留，这就失去了超临界流体提取无溶剂残留的优点。同时增加了工艺运行方面的难度和易燃易爆安全问题。必须指出的是在超临界流体提取中，夹带剂的应用需要权衡利弊而定，如有可能应尽量避免使用夹带剂。另外，夹带剂在改善超临界流体的溶解性的同时，也会降低提取的选择性，导致杂质的增加，所以夹带剂的用量要小，最好不要超过 5%。应用于生物、医药、食品等领域时，夹带剂还须满足廉价、安全、符合医药食品卫生等要求。

第二节 超临界流体提取法的操作及设备

一、超临界流体提取的操作过程

超临界流体提取常用二氧化碳为流体物质，其操作过程是在高于临界温度和临界压力的条件下，成为超临界流体，溶出中药原料中的化学成分。将溶有化学成分的超临界流体与原料残渣分开后，将压力和温度恢复至常温和常压时，溶解在二氧化碳超临界流体中的化学成分立刻与气态二氧化碳分开，达到提取化学成分的目的。提取操作时，将需要提取的中药原料粉碎，装入提取器中，用二氧化碳反复冲洗设备以排除空气。提取操作时先打开阀及气瓶阀门进气，启动高压泵升压，当升到预定压力时再调节减压阀，调整好分离器内的分离压力，然后打开放空阀接转子流量计测流量。通过调节各个阀门，使提取压力、分离器压力及提取过程中通过二氧化碳流量均稳定在所需操作条件后，半闭阀门，打开阀门进行全循环流程操作，提取过程中从阀门把提取物放出。

二、超临界流体提取方法

超临界流体提取可分为等温法、等压法、吸附法、多级解吸法等操作方法，这里只介绍常用的等温法、等压法和吸附法。

（一）等温法

等温法是最普遍的超临界流体提取工艺方法。该方法提取时，提取温度保持不变，通过改变压力进行提取。等温法的特点是提取器和分离器处于相同温度，而提取器压力高于分离器压力，通过降低分离段的压力而降低溶质在超临界流体中的溶解度，以使在提取器中超临界流体选择性溶解的目标组分在分离器中析出为产品，适应于提取脂溶性组分、热不稳定成分。提取过程中，超临界流体循环使用，操作方便。但需要对超临界流体不断进行加压和减压操作，能耗较高。

（二）等压法

等压法是利用超临界流体对溶质的溶解能力随温度的升高而降低的性质

建立的工艺方法。超临界流体提取中药后，通过在分离析出阶段改变超临界流体的温度，使目标化学成分在超临界流体中的溶解度降低而析出来。该方法在提取阶段和分离析出阶段的压力基本相同，利用温度改变造成的溶解度降低而实现物质的分离，故称该方法为等压法。一般在系统压力高于 35 MPa 时通过降低分离析出阶段的温度使溶解度下降来析出，而在系统压力低于 35 MPa 时通过升高分离析出阶段的温度。

（三）吸附法

吸附法是提取过程都处于相同的温度和压力下，利用分离器中填充的可对目标组分选择性吸附的吸附剂，来选择性地吸附除去在提取阶段溶解在超临界流体中的目标化学成分，然后定期再生吸附剂以实现提取的目的。吸附剂可以是液体如水、有机溶剂等，也可以是固体如活性炭等。该方法比上述等温变压和等压变温方法更简单，但必须选择价廉的、易于再生的吸附剂，而且该方法只适用于那些可使用选择性吸附方法分离目标组分的体系。但绝大多数中药化学成分的分离过程很难通过吸附剂来收集产品，因此吸附法只适用于少量杂质的去除。吸附法又分为在分离器中吸附和直接在提取器中吸附两种。

三、超临界流体提取工艺流程

（一）半连续式提取工艺

半连续式提取指采用多个提取器串联的提取流程。当前一个提取器提取完成后，通过阀的开关使其脱离循环，其压力被释放，重新装料，再次进入循环，这样就又成为系列中最后一只提取器被气体穿过。在该程序中，各阀必须同时操作。这可以依靠气动简单地完成操作控制。该流程的特点是依靠从压缩机出来的压缩气体过剩的热量，来加热从提取器出来的携带提取物的超临界流体，使超临界流体释放出提取物，进入下一个循环。

（二）连续逆流超临界流体提取工艺

连续逆流超临界流体提取是将溶剂浸出与超临界流体提取相结合，实现超临界流体的连续提取。先将中药用溶剂提取，提取的液体总提取物进行超临界流体连续化提取。在塔设备中进行的逆流提取过程属微分接触提取过程，其中一相充满全塔，称为连续相；另一相通常以液滴方式分布在连续相中，称为分散相。两相沿塔的轴线方向作逆流流动，密度较小的相（通常为有机溶剂）由塔底加入，从塔顶引出；而密度较大的相（通常为水溶液）则在塔顶进入，由塔底离去。在塔中，溶质在两相中的浓度均沿塔高变化。连续逆流超临界流体提取在耐高压的提取塔中进行，超临界流体作为提取溶剂与液体料液之间进行传质，将其中溶质从塔顶带出，在分离器中分离。液体物料的进出料直接通过高压泵和阀门就可实现，提取过程可连续操作，大幅提高装置的处理量，相应减少过程能耗和气耗，降低生产成本。在提取塔里液体物料与超临界流体接触表面积较大，传质容易，提取塔的高径比较大，有利于用传统分离技术难以分离的液体原料中有用成分的提取。

四、超临界流体提取设备

超临界流体提取设备主要包括前处理设备、提取设备、分离设备三部分。主要有升压装置（高压柱塞泵或压缩机）、换热器、提取器、分离器、二氧化碳贮罐等。其中关键设备是提取器和升压装置等设备。超临界流体提取装置设计的总体要求如下。

（1）工作条件下安全可靠，能经受频繁开、关盖（提取器），抗疲劳性能好。

（2）一般要求一个人操作，在 10 min 内就能完成提取器全腔的开启和关闭一个周期，密封性能好。

（3）结构简单，便于制造，能长期连续使用。

（4）设置安全联锁装置。

（一）提取器

提取器是超临界流体提取装置中的关键设备之一，必须耐高压、耐腐蚀、密封可靠、操作安全。中药化学成分的超临界流体提取为固体提取过程，一般采用间歇操作提取器。其设计时应注意研究如下方面问题。

1. 新结构研究

超临界流体提取设备是典型的承受脉动载荷作用的高压容器，介质储存着巨大的能量，一旦失效，将造成严重的损失。然而，现有的结构难以实现安全状态的在线监控，因此有必要开展具有抑爆防爆、制造简便、易于实现安全状态在线监控等优点的高压容器结构和设计方法的研究。

2. 超临界流体的相容性研究

了解高压容器材料在超临界流体中的力学性能，避免介质发生降解或分解，防止材料腐蚀。例如，纯二氧化碳超临界流体并没有特殊的腐蚀性，但在其中加入水、有机酸等夹带剂或溶剂后，就可能存在严重的腐蚀问题。

3. 固体物质快速进出高压容器技术

由于固体物质超临界流体提取时间通常需要几个小时，除非研究成功结构紧凑、性能可靠的连续进出料装置，快速启闭盖式密封装置仍不失为一种提高生产效率的有效措施。目前，仍需开展性能优良的高压快速启闭式密封装置及相应的安全联锁装置的研究。

4.密封元件材料的研究

超临界流体有极强的渗透能力和溶解能力，普通橡胶密封材料无法达到工艺过程的要求，密封材料的选择对超临界流体提取的操作非常重要。如果密封材料选择不合适，使用时高压超临界流体会渗入密封圈，导致密封圈发生溶胀，从而无法满足快开的要求，影响容器的装卸。我国尚未彻底解决橡胶密封材料多次使用的问题，关于这方面的研究工作应努力开展。

5.管道和阀门的防堵技术

有些提取物形成黏度很大的油相，有些提取物含有不溶性的固体物质；超临界流体等有相变，有可能形成液相甚至出现干冰，所以应研究合适的管道，特别是阀门的防堵技术。

（二）升压设备

超临界流体提取的升压设备可采用压缩机和高压泵。压缩机的体积和噪声较大，维修难度大，输送超临界流体的流量较小，不能满足工业化生产过程对大流量超临界流体的要求，仅在一些实验室规模的装置上采用。高压泵具有超临界流体流量大、噪声小、能耗低、操作稳定可靠等优点，但进泵前需经冷凝系统冷凝为液体。考虑到提取过程的经济性、装置运行的效率和可靠性等因素，目前国内外中型以上的升压装置一般都采用高压泵，以适应有较大的流量和在较高压力下长时间连续使用。通常国产三柱塞高压泵能较好地满足二氧化碳超临界流体提取工业化生产的要求。

（三）超临界流体提取设备类型

超临界流体提取设备根据提取器的容积分为试验型、中试型和生产型。

1.试验型

提取器容积一般在 500 mL 以下，结构简单，无超临界流体循环设备，承压能力可达 70 MPa，适用于实验室提取研究。近年来出现了提取器容积在 2 mL 左右的提取器，可与分析仪器直接联用，可用于制备分析样品。

2.中试型

提取器的容积在 1～50 L，配套性好，二氧化碳可循环使用，可用于工艺研究和小批量样品的生产，国际国内都有专门生产厂家生产。

3.生产型

提取器的容积在 50 L 至数千立方米，适用于工业化生产。生产型的二氧化碳超临界流体提取装置的应用范围非常广泛，在食品、香料、植物药、生物工程等行业均有广泛应用。目前国外研究生产此类装置的公司主要分布在德国、奥地利、美国等，其生产的装置压力最大可达 60 MPa，单个提取器的容积能达到 3000 L。我国自 1996 年开始了超临界提取工业化装置的研制，目前单个提取器的容量可达 3000 L，压力可达 50 MPa。

五、二氧化碳超临界流体提取的影响因素

二氧化碳超临界流体提取过程受很多因素的影响，包括被提取化学成分的性质和二氧化碳超临界流体所处的状态等。在实际提取过程中，必须掌握被提取化学成分的性质及其在二氧化碳超临界流体中溶解性能的规律，了解影响其溶解度因素，优化提取工艺条件。

（一）被提取化学成分的性质

中药化学成分在二氧化碳超临界流体中的溶解度取决于化合物相对分子质量的大小与分子极性的强弱。常见中药化学成分在二氧化碳超临界流体中溶解度的经验规律如下。

1. 烃类

碳原子数在 12 以下的正构烷烃能与二氧化碳超临界流体互溶；超过 12 个碳原子，溶解度将锐减；异构烷烃比正构烷烃有更大的溶解度。

2. 醇类

6 个碳以下的正构醇能与二氧化碳超临界流体互溶；碳数增加，溶解度会明显下降；在正构醇中增加侧链可适当增加溶解度。

3. 酚类

苯酚溶解度为 3%，酚羟基被甲基取代后能增加溶解度，而醚化的酚羟基将显著增加溶解度。

4. 羧酸

9 个碳以下的脂肪族羧酸能与二氧化碳超临界流体互溶，而十二烷酸（月桂酸）在二氧化碳超临界流体中仅有 1% 的溶解度。卤素、羟基和芳香基的存在将导致脂肪族羧酸在二氧化碳超临界流体中溶解度下降。

5. 酯类

酯化将明显增加化合物在二氧化碳超临界流体中的溶解度。

6. 醛类

简单的脂肪族醛类如乙醛、戊醛和庚醛等，能与二氧化碳超临界流体互溶。脂肪族醛的不饱和结构对其溶解度没有明显的影响，但苯基取代会降低

不饱和醛在二氧化碳超临界流体中的溶解度。

7. 萜类

单萜和倍半萜的萜烯类化合物在二氧化碳超临界流体中有较好溶解度。随着相对分子质量逐渐增大，萜烯类化合物在二氧化碳超临界流体中的溶解度逐渐下降；萜烯分子每增加 5 个碳原子，溶解度会下降至 1/5 左右。但化合物极性对萜类化合物的溶解度有更大的影响。随着萜类化合物中含氧取代基增多，萜类化合物极性增大，其在二氧化碳超临界流体中的溶解度急剧下降。

8. 强极性成分

如糖类、苷类、氨基酸类等，即使在 40 MPa 压力下也很难被提取出。

（二）提取压力

提取压力一直被认为是影响超临界流体提取最重要的因素之一，对提取率和提取选择性有重要的影响。

1. 对提取率的影响

一般来讲，随着压力的增加，提取率也相应增加；但压力过大，提取率则会下降。压力适当增加，二氧化碳超临界流体进入提取物颗粒内部与被提取成分作用的能力增强，有效克服了传质阻力；二氧化碳超临界流体密度增大，扩散能力增加，对溶质的溶解能力增强。压力过大，扩散系数减少，阻碍传质，二氧化碳超临界流体流量会升高，减少了流体在物料中的传质时间，使二氧化碳超临界流体本身在物料中的溶解度加大，也影响传质，进而影响提取率。因此压力的选择要适中，并不是压力越高收率越高。

2. 对提取选择性影响

中药化学成分的性质在很大程度上决定了二氧化碳超临界流体提取时的压力。当提取温度一定时，不同的压力可以提取不同极性的化合物。对于不同的目标化学成分，其提取压力有很大的不同。一般对于碳氢化合物和酯等弱极性化学成分，提取可在较低压力下进行，一般压力为 7 ～ 10 MPa；对于含有羟基、羧基等极性较强基因的目标化学成分，提取压力要求高一些；而对于强极性的苷类以及氨基酸类物质，提取压力一般要求 50 MPa 以上才能提取出来。另外值得注意的是随着提取压力的增加，杂质在二氧化碳超临界流体中的溶解度也增加，导致提取选择性下降。

（三）提取温度

提取温度是超临界流体提取过程的另一个重要因素。提取温度对超临界流体溶解能力的影响比较复杂。温度升高对超临界流体溶解度的影响存在两种趋势：①温度升高使超临界流体密度降低，其溶解能力下降，导致提取率的降低。②温度升高使被提取溶质的挥发性增加，这样就增加了被提取物在超临界流体中的浓度，即超临界流体溶解能力增大，从而使提取量增大。且温度对溶解度的影响还与压力有密切的关系：在压力相对较低时，温度升高，溶解度降低；而在压力相对较高时，温度升高，二氧化碳的溶解能力提高。这主要是因为在压力不高时，在恒压下温度升高使二氧化碳的密度下降影响较大，从而导致溶解度的下降，此时温度升高对提高溶解度不利的影响是主要的。而在压力较高的情况下，温度升高不至于使密度明显下降，却使溶质的挥发性大大增加，从而提高了二氧化碳中溶质的含量，即溶解度增加了，此时温度升高对提高溶解度的有利影响是主要的。

1. 对提取率的影响

通常一些药材提取率开始随温度的升高而降低，当超过一定的温度（拐点）时，其提取率又随温度的升高而升高。另一些药材提取率开始随温度的升高而升高，当超过一定的温度（拐点）时，其提取率又随温度的升高而下降。提取挥发油类成分时最高温度是 60 ℃，最低是 30 ℃，大多数在 35 ~ 55 ℃，一些极性大的成分温度相对较高，约 65 ℃。

2. 对提取选择性影响

提取温度对超临界流体提取的选择性影响较大，通常有如下一些规律。

（1）在一定压力下，较高的提取温度通常对相对分子质量大以及极性强的化合物选择性较好。但是温度也不能过高，否则容易发生目标化学成分的分解等反应而丧失活性。而较低的提取温度，可以提取出相对分子质量小及一些非极性物质。

（2）在一定压力下，随着温度的升高，在提取率适当增大的同时，杂质的溶解也会相应增大，增加了纯化的难度。

（四）提取时间

对于一定量的药材来说，提取时间延长，提取率增加，提取量增大。但随着时间的延长，传质达到良好状态，单位时间提取量增大，直至到达最大后，由于目标提取物含量的减少而使提取率逐渐下降。并且较长的提取时间会增加提取设备的损耗和操作成本，提取的选择性随着时间的延长也逐渐下降，可能会使其他本来溶解度较小的杂质也随之被提取出来。所以在提取过程中，通常增加提取强度，尽量减少提取时间，更有利于整个提取效率的提高。最佳提取时间应综合各方面因素选定。提取时间并非越长越好，一般提取时间在 1 ~ 4 h 之间，可通过实验进行优化选定。

（五）超临界流体流量

二氧化碳的流量是实际生产中必须十分重视的一个参数，其变化对超临界流体提取过程的影响较复杂。当二氧化碳超临界流体流量加大时，可增加溶剂对原料的提取次数，而缩短提取时间；由于流速提高，可以更好地"翻动"被提取原料，使提取器中各点的原料都得到均匀的提取；同时强化提取过程的传质效果，可迅速地将被溶解的溶质从原料表面带走，缩短提取时间。但是由于提取器内的二氧化碳超临界流体流速加快，二氧化碳超临界流体停留时间变短，与被提取物接触时间减少，溶解溶质的含量降低；当流量增加超过一定限度时，二氧化碳中溶质的含量还会急剧下降。

（六）原料粒度

粒度小的原料能得到较好的提取效率，特别是种子类药材。原料的粒度越小，二氧化碳超临界流体与其接触的界面面积越大，提取速度越快，提取越完全。但粒度过小，填充密度增大，传质阻力也相应增大，易堵塞气路，甚至无法再进行操作而且还会造成原料结块，出现所谓的沟流。沟流的出现，一方面使原料的局部受热不均匀；另一方面在沟流处流体的线速度增大，摩擦发热，严重时还会使某些生物活性成分遭受破坏。

提取原料粒度要视原料质地与目标化学成分在原料中的存在部位而定。不同的中药质地有很大的差别，应根据具体品种确定是否需要粉碎及其粉碎度。一般来说，质地坚硬的、目标化学成分主要存在于植物细胞内的原料粉碎相对较细（30～80目），质地疏松的、目标物主要存在于植物细胞外的原料粉碎得较粗（小于30目），甚至不粉碎。

（七）夹带剂

二氧化碳超临界流体为非极性流体，根据相似相容的原理，对极性小的亲脂性溶质溶解度较大，对极性较大的亲水性溶质溶解度较小。被分离溶质的相对分子质量越大，溶解度越小。中药中存在较多极性、大分子有效成分，仅二氧化碳超临界流体进行提取存在一定困难。如果在二氧化碳超临界流体中加入极性溶剂为夹带剂，可大大改变二氧化碳超临界流体的极性，拓宽适用范围。但夹带剂的种类、用法和用量需通过实验筛选优化。

第三节 超临界流体提取法的应用及特点

一、超临界流体提取法的主要应用

超临界流体提取法是一种新型的提取分离技术。它利用在临界点附近，体系温度和压力的微小变化可导致溶解度发生几个数量级突变的特性来实现物质的分离，能同时完成提取和蒸馏两步操作，分离效率高，操作周期短，传质速率快，渗透能力强，蒸发潜热低，选择性易于调节。随着超临界流体提取法的发展，现已广泛应用于医药、化工、食品、轻工及环保等领域，尤其在中药化学成分的提取分离和中药现代化研究中得到广泛应用，主要在如下几方面。

（一）中药化学成分提取分离

超临界流体不仅可用于中药化学成分提取，有时也可用于中药化学成分的初步分离。当混合物中各组分极性差别较大时，可以在不同的压力下使混合物得到分离。在二氧化碳的密度和介电常数有剧变的条件下，这种组分间的分离变得更加显著。该法在中药的现代提取分离及中药现代化上具有较大的潜力和广阔的前景。我国已建成了提取器容积500L的二氧化碳超临界流体提取工业化装置，并对许多中草药进行了研究开发，如对沙棘油、薏苡仁油、红花油、肉桂油、厚朴酚、青蒿素、丹参酮等有效成分进行的提取分离工作均取得了较满意的效果。超临界流体提取技术还广泛应用于中药有效成分或中间原料的提取、中药化学成分的系统研究、复方中药及新药研究等方面。

（二）超临界流体色谱

超临界流体既能作为提取分离的溶媒，还可作为色谱的流动相。超临界流体色谱（supercritical fluid chromatography，SFC）是以超临界流体作流动相，以固体吸附剂（如硅胶）或键合到载体（或毛细管壁）上的高聚物为固定相的色谱方法。其原理与气相色谱法（GC）及高效液相色谱法（HPLC）一样，即基于各化合物在两相间分配系数的不同而得到分离。分离效果介于GC和HPLC之间，具有分离效果好，适用范围广，易与质谱、核磁等仪器联用等优点。其为一种广泛应用于医药、食品、环保、化工领域的高效的分离分析手段，并日益得到了越来越多的重视。尤其能从复杂基体中分离、鉴定痕量组分，适用于成分复杂的中药质量评价和质量标准的建立。用于中药质量分析具有省时、样品用量少、条件易于控制、不分解也不污染样品等优点，发展前景广阔。

（三）超细颗粒药物粉末制备的研究

利用超临界流体对固体成分有较强的溶解能力，且该溶解能力对温度和压力的变化非常灵敏。将超临界流体提取药物组分通过一个特制的喷嘴快速膨胀，由于在极短的时间里（$< 10^{-5}s$）药物组分在超临界流体中过饱和度高达 10 倍，因而形成大量的晶核，最终生成大量的粒度极细、分布较窄的超细颗粒。如果药物组分在超临界流体中的溶解度低，但在一些有机溶剂中溶解度很高时，则可利用高压下二氧化碳超临界流体在许多有机溶剂中溶解度很大，溶解的二氧化碳超临界流体使液相有机溶液发生膨胀，使其内聚能显著降低，溶剂的溶解能力降低，从而形成结晶或无定型沉淀；通过控制高压气体加入的速度和压力，可控制结晶的形态、粒度和粒度分布，达到制备超细颗粒的目的。

二、超临界流体提取法的优点

二氧化碳超临界流体提取技术用于中药有效成分的提取，从提取效率、提取时间、有效成分的含量和纯度等方面都有明显的优势，与传统的提取分离方法比较，具有以下的优点。

（一）易提取，且可重复循环使用

二氧化碳超临界流体提取中，超临界流体容易制取，且在生产中可以重复循环使用，从而有效地降低了成本，且能实现提取物无溶剂残留问题。对人体无毒害，对环境无污染，真正实现生产过程绿色化。

（二）提取温度低

二氧化碳超临界流体提取温度接近室温或略高，可有效地防止热敏性物质的氧化和分解，特别适合于对热、光敏感的物质和芳香性物质的提取，能很大程度地保持各化学成分的性质和生物活性，这一特点使超临界提取技术成为用于提取中药化学成分的主要优点。

（三）提取和分离合二为一

当饱和了溶解物的二氧化碳超临界流体进入分离器时，由于压力的下降或温度的变化，使得二氧化碳超临界流体与提取物迅速成为两相（气液分离）而立即分开，不存在物料的相变过程，不需回收溶剂，操作方便；不仅提取的效率高而且耗能较少，节约生产成本。

（四）操作参数易于控制

超临界流体的提取能力取决于流体的密度，而流体的密度很容易通过调节温度和压力来加以控制。可以容易地改变操作条件（压力和温度）而改变它的溶解度并实现中药有效成分的选择性提取和分离。

（五）提取效率高、速度快

由于二氧化碳超临界流体的溶解能力和渗透能力强，扩散速度快，且提取是在连续动态条件下进行，提取出的产物不断地被带走，因而提取较完全。工艺流程短、耗时少，具有抗氧化、灭菌作用，有利于稳定和提高产品质量。

三、超临界流体提取法存在的问题

超临界流体提取法已经取得了相当大的进展，已经有很多成功的例子。但该技术仍处于成长阶段，尚存在未完善的地方，至今仍未获得大规模推广应用。主要存在以下问题。

（一）提取中药化学成分的局限性

目前，超临界流体提取法强调的是高选择性，即针对某一种或某一类化学成分的提取，大多用于单味中药的提取，这与中药的治病理论有些相悖，具有一定的局限性。且由于中药复方的成分更加复杂，超临界流体提取在中药复方方面的应用研究较少，难于满足符合中医理论的内涵要求，因此限制了其在复方制剂方面的应用。

（二）提取某些中药有效成分的适应性

超临界流体对不同物质的溶解能力差别较大，与化学成分的结构密切相关。中药的化学成分十分复杂，如多糖、蛋白质、肽类、氨基酸、鞣质、醌类、香豆素、木脂素、黄酮类、强心苷、皂苷、甾体化合物、挥发油、萜类化合物、生物碱和微量元素等。中药化学成分大致可分为非极性、中等极性和强极性三类，对于前二类可以在不加或加入少量夹带剂条件下进行提取。尤其适宜用于亲脂性强、相对分子质量较小的成分提取，如生物碱、香豆素、芳香有机酸、酚、类脂类化合物和挥发油的提取。对极性大、相对分子质量太大的物质如苷类、多糖等，要加夹带剂，并在很高的压力下进行，工业化生产难度较大。

（三）设备一次性投资高，在高压下较难进行间歇操作

超临界流体提取的操作是在超临界状态进行的，一般在实际使用中压力在 27 ～ 70 MPa 范围，温度在 35 ～ 70 ℃。因此，这种工艺所用的设备属高压容器，从而带来一系列的问题：第一，装置复杂，造价昂贵，设备一次性投资大。第二，因为高压设备的直径不可能很大，故设备的容量有限，一次的投料量受到限制，制约生产量。第三，在工艺操作方面，由于中药材绝大多数是植物类固态，这就决定了生产的方式是间歇性的，亦即有一个投料和出渣过程。造成装置的时空产生率比较低，且在高压下的间歇操作较难控制。

（四）夹带剂导致的溶剂残留

在提取极性较大的成分时，需要加入有机溶剂作为夹带剂，改变极性成分在二氧化碳超临界流体中的溶解度，达到提取分离的目的，但这样导致溶剂残留问题，影响产品质量，在中药的生产中受到一定限制。

四、超临界流体提取法的发展趋势

虽然超临界流体提取法目前存在一些问题，但该技术在中药研究和开发方面不断深入。随着相关基础研究的深入，二氧化碳超临界流体提取技术日趋成熟，其应用前景非常广阔。目前，超临界流体提取法在中药领域的研究与应用发展趋势主要有如下几个方面。

（一）改造传统中药产业

采用超临界流体提取技术对现行生产的名优中成药工艺改进或二次开发研究。从单纯的中间原料提取转向兼顾复方中药新药的研究与开发，也可直接从单味或复方中药中提取不同部位或提取物进行药理筛选、开发新药，大大提高新药筛选速度。

（二）中药化学成分提取技术的基础研究

进行超临界多元流体和添加夹带剂的机制研究，完善超临界流体提取理论，掌握提取传质过程的动力学规律，探索超临界多元流体的分步选择性萃取、重组萃取及精馏萃取新工艺，提高提取的得率和选择性，得到高纯度的产品。同时也更充分地利用中药资源。

（三）加强极性活性成分提取工艺的研究

过去曾经认为多糖、苷类、蛋白质、肽类等强极性化合物用超临界流体提不出来，然而随着研究的不断深入，用全氟聚醚碳酸铵（PFPE）可使超临界流体与水形成分散性很好的微乳液。把超临界流体应用扩展到水溶液体系，已成功用于强极性生物大分子如蛋白质的提取，为二氧化碳超临界流体提取中药中水溶性成分提供了新方法。同时开发新型、容易与产物分离、无害及安全的夹带剂，研究其作用机制乃是今后发展的方向之一。

（四）加强具有手性碳原子的天然化合物的提取分离

由于这些成分具有光学活性，在常规方法提取与分离过程中，遇酸或碱后容易发生异构化。其结果不仅改变了其旋光性，而且其生理活性也难免受到影响。用超临界流体提取，可避免中药及海洋生物中许多天然化合物的构型改变。

（五）超临界流体萃取技术的设备的研发

开发国产的高压注射泵、耐高压及操作方便的萃取釜，抗超临界流体穿透的密封圈材料等。

总之，超临界流体技术不仅是一种中药化学成分提取分离技术，而且在药物分析及制药工程方面也具有广阔的应用前景，该技术的工业化推广和应用对于我国医药产业的现代化发展具有重大的意义。

第四节 超临界流体提取法应用实例

中药化学成分大多数都能用超临界流体进行提取，相关报道很多，以下仅列举了少量例子。

一、生物碱类的提取

生物碱在植物体内往往是以盐的形式存在，仅有少数碱性极弱的生物碱以游离的形式存在，因此，进行二氧化碳超临界流体提取时，所用的原料一般需要碱性试剂（如氨水、三乙胺、氢氧化钙、碳酸钠溶液等）进行碱化预处理，使结合的生物碱游离出来，增加生物碱在二氧化碳超临界流体中的溶解度，提高提取效率。提取时需要用合适的夹带剂以提高选择性和提取效率。

益母草主要的有效成分是生物碱，已知的有益母草碱和水苏碱等。经碱化处理后的益母草药材再加夹带剂，提取压力为 30 MPa，提取温度为 70 ℃

条件下，提取物收率达 6.5%，总生物碱含量达到 26.60%，比常规法提高 10 倍。

秋水仙碱是从秋水仙球茎中提取出来的一种天然生物碱，秋水仙碱常用于治疗痛风，并且具有十分显著的疗效，此外还对肝硬化有一定疗效，并且具有提高癌细胞中 cAMP 水平、抑制癌细胞增殖等生理活性。用乙醇为夹带剂，在 35 MPa、40 ℃ 的条件下提取 35 min，一次提取率可达到 80%，提取物中秋水仙碱含量为 6.92%，相比较于用有机溶剂乙醇提取的秋水仙碱含量 0.98%，提高了近 7 倍。

二、挥发油的提取

中药中挥发油类成分极性低，有些不够稳定，所以非常适合用二氧化碳超临界流体进行提取。二氧化碳超临界流体法的提取率明显高于常规的水蒸气蒸馏法，且提取时间短、总得率高及有效成分提取完全，提取产品质量好，有时还能得到水蒸气蒸馏所得不到的成分。

青蒿为菊科黄花蒿的全草，是中国传统中草药。其主要有效成分为青蒿素，在抗疟方面与传统的奎宁类抗疟药物具有不同的作用机制。在青蒿素的基础上开发出了多种衍生物双氢青蒿素、青蒿琥酯、蒿甲醚、蒿乙醚，均有抗疟、抗孕、抗纤维化、抗心律失常和肿瘤细胞毒性等作用。采用超临界流体法（SFE 法）对黄花蒿全草进行提取分离出有效成分与传统的水蒸气蒸馏法（SD 法）进行比较发现，SFE 法得到产物收率约为 3.5%，其中青蒿素含量为 16%，并且得到一系列 SD 法中提取不到的成分。

三、香豆素和木脂素的提取

香豆素类化合物广泛存在于高等植物中，具有多方面的药理活性。比如秦皮中的七叶内酯和七叶苷具有治疗细菌性疟疾的作用，又如蛇床子中的蛇床子素可以治疗脚癣、湿疹等病症。木脂素主要存在于植物的木部和树脂中，多数呈游离状态，少数与糖结合成苷。木脂素类化合物在自然界中分布广泛，药理活性也十分多样，例如小檗科的八角莲所含的鬼臼毒素就具有明显的抗肿瘤作用。

超临界流体提取技术对于香豆素及木脂素的提取是一种非常有效的方法，通过采用多级分离或精馏技术相结合可以获得有效成分含量较高的提取物。对于游离态的香豆素和木脂素一般不需要加夹带剂，但对于相对分子质量较大的或极性较强的成分，需要加入适当的夹带剂，而对于以苷形式存在的组分，采用本方法则较难。

五味子为木兰科植物五味子或华中五味子的干燥成熟果实。中医常用于治疗肺虚喘咳、口干作渴、自汗、盗汗、劳伤羸瘦等病症。临床上常用于治疗无黄疸型传染性肝炎和急性肠道感染等疾病。五味子中含有的主要成分为五味子素、去氧五味子素、五味子醇以及五味子酯甲素、乙素、丙素、丁素等，五味子中的五味子酯甲素、乙素、丙素、丁素能降低血清谷丙转氨酶的水平，具有保肝的作用。

采用超临界流体提取分离五味子甲素、乙素及五味子醇等木脂素成分取得了良好效果，其最佳提取条件为：提取压力 21 MPa，提取温度 37 ℃，超临界流体流量 5 L/min。

四、黄酮类化合物的提取

黄酮类化合物广泛分布于自然界中，几乎存在于所有绿色植物中，主要存在于高等植物中，具有广谱生物活性如抗氧化、抗肿瘤、保护肝脏作用等。采用二氧化碳超临界流体提取可以实现黄酮类化合物的提取分离一步完成，提取率相对较高。

银杏叶是银杏科植物银杏的叶。性味甘、苦、涩、平，有益心敛肺、化湿止泻等功效。据现代药理研究，银杏叶对人体和动物体的作用较为广泛，如改善心血管及周围血管循环功能，对心肌缺血有改善作用，具有促进记忆力、改善脑功能等作用。其主要成分为银杏黄酮化合物，如白果双黄酮、异白果双黄酮等。采用二氧化碳超临界流体提取银杏叶，在提取压力 20 MPa，温度 35～40 ℃的条件下，所得总黄酮质量分数（35.28%）要高于乙醇提取物中的总黄酮的质量分数（27.1%）。提取产物中不存在有机溶剂和重金属残留，而且低温操作可以很好地保持银杏叶中有效成分的天然品质。

五、有机酸的提取

有机酸在中草药的叶、根特别是果实中广泛分布，如乌梅、五味子、覆盆子等。常见的植物中的有机酸有脂肪族的一元、二元、多元羧酸，如酒石酸、草酸、苹果酸、枸橼酸、抗坏血酸（即维生素 C）等，亦有芳香族有机酸如苯甲酸、水杨酸、咖啡酸等。

川尊为伞形科植物川穹的干燥根茎。功能活血行气，祛风止痛。主要成分为川芎嗪和阿魏酸，现代主要用于治疗心脑血管疾病。超临界提取方法从川芎中提取阿魏酸的得率最高，提取的最佳条件是：提取温度 55 ℃，提取压力 45 MPa，解析压力 6 MPa，夹带剂乙醇，动态提取 2.5 h。

第五章 超声波提取法

超声波提取法（ultrasound extraction，UE）是一种外场介入强化化学成分提取的技术，是利用超声波具有的空化效应、机械效应和热效应，增加溶剂的穿透力，增大被提取化学成分的分子运动速度和频率，以提高这些成分提取得率的方法。中药中许多有效成分为细胞内成分，提取时需要破碎细胞壁和细胞膜，而经典提取方法往往难以起到理想的细胞破碎效果，从而影响提取效果。利用超声波产生的强烈振动、高加速度、强烈的空化效应、搅拌作用等，都可有效破碎细胞，加速有效成分进入溶剂，从而提高提取率。超声波提取法这种独特的提取机制和理想的提取效果，在中药化学成分的提取中显示出独特的优势，且该方法所需设备简单、操作方便、提取时间短、提取率高、无须加热、成本低廉等特点，使其在中药化学成分的提取应用受到了越来越多的重视。

早在 20 世纪 50 年代，人们就把超声波用于提取花生油、鱼组织中的鱼油、啤酒花中的苦味素、动物组织浆中的毒质等，发现利用超声波进行提取在较短时间内能得到比常规法更高得率的提取物。近年来才把超声波技术用于中药有效成分的提取。超声波提取法已经成为中药化学成分的提取分离、中药制剂提取工艺和质量检测等领域中广泛应用的一种新技术。

第一节 超声波提取法的原理

一、超声波的概念

物体振动时会发出声音，每秒钟振动的次数称为声音的频率，它的单位是赫兹（Hz）。人耳能听到的声波频率为 20 ~ 20 000 HZ。当声波的振动频率大于 20 000 Hz 或小于 20 Hz 时，人耳便听不见了。超声波便是指频率高于 20 000 Hz 的声波，它具有频率高、方向性好、穿透力强、能量集中等特点。

二、超声波提取的主要效应

超声波提取是指以超声波辐射压强产生的机械效应、空化效应和热效应，引起机械搅拌，加速扩散溶解的一种新型提取方法。超声波提取时利用超声波增大物质分子运动频率和速度，增加溶剂穿透力，提高速度和溶出次数，以及缩短提取时间。超声波是一种弹性机械振动波，能破坏中药材的细胞，使溶媒渗透到中药材细胞中，从而加速中药材有效成分溶出，有效地提高提取率，且瞬间稳定升高温度对热不稳定成分影响较小，因此超声波提取技术适用于中药有效成分的提取，成为近年来应用在中药有效成分提取方面的一种较为成熟的手段。超声波提取的原理主要依据其三大效应：空化效应、机械效应和热效应。

（一）空化效应

超声波空化效应是指超声波在液体中传播时，引起的一种特有的物理现象。所谓空化（cavitation）是指液体中由于某种原因产生了负压，当负压达到某一临界值时，能将液体拉断，从而在液体中形成局部气体或蒸气空腔的现象。这种能将液体拉断的临界负压值称为空化阈。理论和实验都已证明，由于实际液体中总是存在许多微小气泡构成液体的"薄弱环节'，因而在相当低的负压下即可首先在这些地方将液体拉断而产生空化。这种微小气泡称为"空化核"。

在超声波产生的压力波作用下，溶剂分子的平均距离随着分子的振动而变化。当对溶剂施加足够的负压时，分子间距离超过保持液体作用的临界分子间距，就会形成空穴。一旦空穴形成，它将一直增长至负声压达到极大值。但是在相继而来的声波正压相内这些空穴又将被压缩，其结果是一些空化泡将进入持续振荡，而另外一些将完全崩溃。

在中药提取时，药材在溶剂中受到超声波作用而产生空化效应，使溶剂在超声波瞬时产生的空化泡经历压缩崩溃过程，随着空化泡的崩溃裂解，形成巨大的射流冲向植物固体表面，冲击破碎细胞壁，使溶剂很快渗透到物质内部细胞之中，加速了溶剂与药材中的有效成分相互渗透，使有效成分快速地向溶剂中溶解。同时导致细胞内外出现浓度差，促使化学成分由高浓度溶液向低浓度溶液中扩散，大大地加速了提取过程。整个提取过程由于细胞内的化学成分快速地转入溶剂，生物活性可以保持不变，而提取速度和提取率均可得到提高。

（二）机械效应

超声波在液体内传播过程中，传播的机械能使液体质点在其传播空间内发生振动，从而强化液体的扩散、传质，称之机械效应。机械效应伴随着空化效应的产生而产生。超声波的机械作用主要是由辐射压强和超声波压强引起的。辐射压强可能引起两种效应：其一是简单的骚动效应，其二是在溶剂和药材组织之间出现摩擦。这种骚动可使蛋白质变性，细胞组织变形。而超声波压强将给予溶剂和药材组织以不同的加速度，即溶剂分子的速度远远大于药材组织的速度，从而在它们之间产生摩擦。另外，对于液—固两相来说，超声波能显著减弱液体的表面张力及摩擦力，破坏固—液界面的附面层；其振动作用强化了细胞内物质的释放、扩散和溶解，使被作用的细胞壁破裂，促使其中成分快速地溶解于溶剂之中，加速了其传质过程。这种机械作用还可产生普通低频机械搅拌起不到的击碎、切割及凝聚等效果。

（三）热效应

超声波在液体中传播时，其机械能被介质吸收而转换为热能，使介质自身温度升高，进而对液体引发各种作用，称为超声波的热效应。热效应伴随着空化效应的产生而产生。产生热能的多少主要决定于介质对超声波能的吸收，所吸收能量的大部分或全部将转换为热能，从而导致药材组织温度升高。这种吸收声能而引起的温度升高是稳定的。所以超声波可以使药材组织内部的温度瞬时升高，加速有效成分的溶解。

总之，超声波提取分离中药材化学成分的过程，是超声波在液—固提取分离过程中产生的空化效应及伴随的各种次级效应的作用，促进了药材中化学成分向液体的溶解，从而加快提取分离过程的进行，以提高药材中化学成分的提取率。

三、超声波提取的影响因素

从超声波原理分析表明，超声波空化效应是增强提取分离过程的主导因素。但超声波空化作用本身无选择性，当参数选择不当时，特别是在高强度或长时间处理条件下，空化作用不仅能打破细胞壁，也可能会打破被提取物质的分子，从而影响所提成分的产率，故超声波提取法应用时还应注意以下几个问题。

（一）超声波参数的影响

在超声波提取的多次实验中，发现不同药材使用不同频率和声强度等提取都会得到不同的结果。即使是提取同一药材，如果选用的参数不当，也会使药材中所含成分提取不完全。如超声波提取银杏叶总黄酮过程中，随着超声波功率的增加，银杏叶总黄酮提取得率先增加后减小。这可能由于超声波的振动，击碎了银杏叶内部细胞壁，加速了细胞内部黄酮类物质的浸出速率，因此提取得率逐渐增大。超声波波功率为 400 W 时，提取得率最大。但继续增加超声波波功率，会使黄酮类物质结构破坏，同时也加剧了银杏叶对黄酮类物质的吸附，因此总黄酮提取得率有下降趋势。

因此，超声波参数的选择是影响药材成分提取率的关键，在提取时必须针对具体药材品种、质地及成分的理化性质进行筛选，选择适宜的超声波频率和强度等参数。

（二）提取溶剂的选择和浓度、用量的影响

选择溶剂及其浓度和用量是超声波提取的一个重要条件。选择适宜的溶剂及其浓度和用量对提取效果、浸提物的质量、收率和能耗都有很大的影响，所以超声波提取过程的重要一步是必须结合欲提取成分的性质来选择提取的溶剂及其浓度和用量。其原则是降低成本，提取完全且产品纯度高，另外还要注意溶剂的毒性大小、价格等因素。

对于常用的乙醇—水系统来说，乙醇的浓度对于提取的结果也有影响。如超声波提取甘木通总黄酮时，甘木通粗粉分别加入浓度为 40%、55%、70%、85%、95% 的乙醇，超声波提取 3 次，每次超声波提取 30 min。结果表明出膏率随乙醇浓度的升高有所下降，干浸膏中总黄酮量在乙醇浓度为 55% 时最高。

溶剂用量也是一个重要方面，应多从成本和所提成分来考虑。如川楝子中阿魏酸的提取，阿魏酸的提取率先随提取溶剂用量的增加而增加，当料液比为 1：30 时，阿魏酸提取率最高，之后阿魏酸提取率随提取溶剂用量的增加而略有减少，基本趋于平缓。料液比过大，溶剂不能有效润湿样品，不足以提取出阿魏酸，而料液比过小，反而会降低有效成分的提取并增加产物回收的难度。

（三）提取时间和温度的影响

一般来说，化学成分的提取得率随提取时间延长而增加。但中药超声波提取的得率并不都是随提取时间的无限延长而继续增加。超声波提取的时间因药材不同时异，是与药材种类与粉碎度等具体条件有关。通常超声波提取的时间对所提化学成分得率的影响有 3 种情况。

（1）产率随超声波提取时间的增加而提高。

（2）产率随超声波提取时间的延长而提高，到某一时间值时，开始随超声波提取时间的增加而产率降低。

（3）产率随超声波提取时间的延长而逐渐提高，当达到一定时间后，随超声波处理时间的增加而产率变化量很小，将趋于饱和。

如超声波提取连翘中总黄酮时，设定用60%乙醇，1∶10的料液比，频率40 kHz，30 ℃，超声波提取10、20、30、40、50、60 min，测定总黄酮的得率。结果在30 min以前，连翘总黄酮的质量分数随着时间的增加而增加，30 min后增加缓慢。可能因为刚开始细胞内外连翘总黄酮浓度差最大，提取时间过短，黄酮溶解不充分，得率较低；随着提取时间的延长，连翘总黄酮逐渐融入提取液，在30 min提取基本达到平衡。

同样提取温度对连翘总黄酮得率的影响也显而易见，设定用60%乙醇，1∶10的料液比，频率40 kHz，分别于20、30、40、50、60、70℃下超声波20 min，按照方法计算总黄酮的得率，结果分别为1.34%、1.52%、1.97%、2.03%、2.13%、2.16%。随着温度的升高，连翘总黄酮的得率增加，但是50℃以后增加不大。如果温度过高，一些热敏性组分被破坏或溶剂挥发导致乙醇浓度降低而使总黄酮的得率下降。

（四）酶的影响

酶由生物体活细胞产生，广泛存在于植物体中，特别是含苷类成分的植物药材。苷类成分与能够水解它的相应的酶共存，因而苷类成分很容易被酶所水解生成苷元或次级苷，在潮湿空气中碾碎中草药原料或用冷水浸泡药材粉末，都将促使酶与苷接触，而使苷水解，失去原有状态。若用水作溶剂，所提得的苷类成分也易被酶化。如用超声波法从黄芩中提取黄芩苷时，以水为溶剂，黄芩苷易被酶解成葡萄糖醛酸和不溶于水的黄芩素，影响黄芩苷的得率。这是因为超声波提取无须加热，水温低，酶没有被加热破坏而引起黄芩苷被酶解。因此，在超声波提取药材中苷类成分的过程中，一定要注意酶的影响，应设法先使酶失活，使苷不被分解成苷元，再进行超声波提取。使酶失活的方法有：以甲醇、乙醇为溶剂提取，以沸水烫后再进行超声波提取，或在药材中加入一定量的碳酸钙等电解质。另外，在提取过程中还要尽量避免与酸或碱接触，以防止苷被酸或碱水解。

综上所述，超声波提取参数的选择需要根据被提取原料的质地特性、目标成分与非目标成分的性质等因素进行综合确定，并通过实验探索出最佳条件。以上4个方面是影响超声波提取率的关键因素，而在超声波提取前的预浸处理时间、药材粒度等因素对提取效果也都有较大的影响，在实际操作中应予以注意。

第二节 超声波提取法的操作及设备

一、超声波提取设备

超声波提取设备是由电源、换能器（超声波发生器）和提取容器三大部分组成。超声波提取设备以机型分类可分为小试机型、中试机型和规模生产机型。小试机型一般用于实验室，功率为 300 W ～ 3 kW，提取容积为 5 ～ 75 L；中试机型一般用于中间试验，功率为 5 ～ 10 kW，提取容积为 200 ～ 400 L；规模生产机型主要用于中药材提取的批量生产，功率为 20 ～ 75 kW，提取容积为 1 ～ 3 m³。超声波提取设备根据换能器放置位置的不同大致可分为外置式、内置式和多频组合式；以频率组合形式可分为单频和多频组合式。

（一）外置式超声波提取设备

外置式超声波提取设备是将超声波换能器安装在被提取物料容器的外壁，使其所产生的超声波由容器外壁辐射到容器中的被提取物料上，以达到对物料提取的目的。外置式超声波提取设备操作简单，使用方便，应用范围广泛。按照换能器粘附方式的不同，可将外置式超声波提取设备分为槽式超声波提取器、罐式超声波提取器、管式超声波提取器。

1. 槽式超声波提取器

将超声波换能器粘附在槽的底部或槽的两侧，且上部敞开的一种简单的提取设备。这是目前应用最为广泛的超声波提取设备。槽式超声清洗器换能系统由若干个喇叭形夹心式换能器组成，并固定在一个不锈钢槽式容器的底部。

2. 罐式超声波提取器

提取容器制成罐式形状，并将一定功率的超声波换能器安装在罐的外壁上。该设备可加入搅拌器进行机械搅拌，以达到对物料均匀提取的目的。罐式超声波提取器提取容量大，适用于工业大生产的提取。

3. 管式超声波提取器

将放置提取物料的容器制作成管道形状，将超声波换能器安装在管道的外壁上，使其所产生的超声波能通过管道外壁辐射到管道内的被提取物料上，并通过螺旋搅拌向前推进，使物料在动态过程中均匀地受到超声波的提取作用。管式超声波提取器是一种连续动态的超声波提取装置，并可多台串联使用，适合工业化生产。

4. 多面体超声波提取器

是在不锈钢板组成的多面形槽体的各个面外壁上贴上超声波换能器，使其产生的超声波通过槽体的外壁辐射到槽内溶液中的物料上。其外形多为四面、五面、六面等形状的槽体，然后将换能器密封起来。从外形上看像个提取罐，从内部看槽体是个多面体，也可在内部安装机械搅拌装置。

（二）内置式超声波提取设备

内置式超声波提取设备是将超声波换能器安装在提取容器的内侧，使其所产生的超声波能直接辐射到容器内溶液中的被提取物料上，以达到对物料提取的效果。按其换能器的组合方式不同可分为板状浸没式超声波提取器、棒状浸没式超声波提取器、探头浸没式超声波提取器及多面体浸没式超声波提取器。

1. 板状浸没式超声波提取器

将数个超声波换能器直接贴在板状或条状的不锈钢板上，然后密封起来。使用时将其直接放在装有溶剂和被提取物料的大槽内，并随意移动，使超声波效果均匀，以达到提取的效果。

2. 棒状浸没式超声波提取器

将超声波发射棒中发射超声波的一端直接浸入到有提取物的溶剂中，使被提取物直接受超声波的作用而被提取。

超声波发射棒有两种形式：其一是在超声波换能器的前盖板一端安装一长圆棒状或其他形状的变幅杆，使换能器发射的超声波沿棒状变幅杆聚能器的径向辐射；其二是将环筒状换能器封闭在一根棒状管内，使环筒状换能器发射的超声波沿管壁径向 360° 向外均匀辐射。

3. 探头浸没式超声波提取器

将换能器发射超声波变幅杆的一端直接浸入到有提取物料的溶剂之中，使被提取物料直接受到超声波的作用，从而促使被提取成分快速地被提取。

4. 多面体浸没式超声波提取器

将数个超声波换能器直接贴于多面形的不锈钢板内侧，然后密封起来，其外形可做成两面、四面、五面、六面等。使用时，将密封多面箱体直接放在装有溶剂和被提取物料的罐体中心内，使超声波均匀辐照，以达到提取目的。有时为了提高提取效率，也可将数个多面体连接起来，组成大功率浸没式超声波提取器，使超声波从多个面向外发射，从而更为有效地对物料进行提取。

（三）多频组合式超声波提取器

多频组合式超声波提取器多为外置式提取器，是将若干不同频率超声波换能器贴在多面体容器的外侧面上，并将一个浸没式的探头插入有被提取物料的溶剂中，并与贴在多面体容器外侧面上的多个超声换能器组合成相互垂直的相对系统，使其所发射的不同频率的超声波通过容器外壁辐射到容器内的溶液中，联合作用于物料上，使其形成多频组合作用，从而达到对物料中化学成分进行提取的目的。

二、超声波提取法的操作步骤

在容器中加入提取溶剂（水、乙醇或其他有机溶剂等），将中药材根据需要粉碎或切成颗粒状，放入提取溶剂中。容器的外壁粘贴超声波换能器或将超声波换能器密封于不锈钢盒中投入容器中。开启超声波提取器，超声波换能器向提取溶媒中发出超声波，超声波在提取溶媒中产生的空化效应和机械作用一方面可有效地破碎药材的细胞壁，使有效成分呈游离状态并溶入提取溶媒中，另一方面可加速提取溶媒的分子运动，使得提取溶媒和药材中的有效成分快速接触，相互溶合、混合。经过一定时间后提取结束，过滤提取液并回收溶剂便得到提取物。

第三节 超声波提取法的应用及特点

一、超声波提取法的应用

超声波提取法广泛用于医药、食品、油脂、化工等各个领域，特别是在中药化学成分的提取中日趋广泛。

（一）食品工业领域的应用

在食品工业中，如何有效地以尽可能短的时间提取出所需的目的物，是很多科研人员和生产单位关心的问题。应用超声技术来强化提取过程，可有效缩短提取时间，提高提取效率，提高产品的质量和产量。

（二）环保领域的应用

超声波提取法用于环境样品预处理主要集中在土壤、沉积物及污泥等样品中有机污染物的提取分离上。被提取的有机污染物包括有机氯农药、多环芳烃、多氯联苯、苯、硝基苯、有机锡化合物、除草剂、杀虫剂等。超声波提取进行的工作涉及提取前试样的预处理、试样基体对提取的影响、提取参数及提取溶剂的选择、提取过程与后续处理、超声波提取法与其他萃取法的对比、超声波提取法与其他技术联用等。

（三）中药研究领域的应用

中药提取的常规办法有煎煮法、水蒸馏法、溶剂浸提法等，其提取时间长，影响提出率。天然植物药用成分大多为细胞内产物，提取时需要将细胞破碎，而现有的机械或化学方法有时难于取得理想的破碎效果。利用超声波产生的强烈振动、高加速度、强烈空化效应、搅拌作用等，都可加速中药有效成分进入溶剂，从而提高提出率，缩短提取时间，节约溶剂，并且免去高温对提取成分的影响。该法是一种适用于中药有效成分提取的新技术，是中药制药工艺中一种较为成熟的新方法、新工艺。

二、超声波提取法的特点

超声波提取与常规的煎煮法、浸提法、渗漉法、回流提取法等提取技术相比，具有以下特点。

（一）提取效率高

超声波产生的强烈空化效应、机械效应、热效应等作用，促使植物细胞组织破壁或变形，加速药材中有效成分进入溶剂，使中药有效成分提取更充分，提取率比传统工艺显著提高达 50% ～ 500%；提高资源利用率、节省原料药材。且提取物中有效成分含量高，有利于进一步分离和精制。

（二）提取时间短

超声波提取通常在 20 ～ 40 min 即可获得最佳提取率，提取时间较传统方法大大缩短 2/3 以上，缩短生产周期。

（三）提取温度低

超声波提取法在提取过程中一般无须加热，提取时所产生的热效应，使溶剂升温不高，提取中药材的温度一般在 40 ～ 60 ℃，对遇热不稳定、易水解或氧化的药材中有效成分影响不大，同时大大节省能耗。

（四）适应性广

超声波提取中药不受成分极性、相对分子质量大小的限制，适用于绝大多数种类中药和各类成分的提取；不会改变所提取成分的化学结构，能保证有效成分及产品质量的稳定性。

（五）方便配合各种分析仪器的快速检测

超声波提取时间短、杂质少，非常适合分析样品的制备，可方便与 GC、IR、MS、HPLC 分析仪器联合应用于中药、食品等质量分析中，不仅能客观地反映物质中的有效成分的真实含量，还能达到快速检测的目的。

（六）综合经济效益显著

超声波提取法有较高的提取率和较短的提取时间，能耗低，提取工艺运行成本低，效益显著。

（七）其他

操作简单易行，设备维护、保养方便。

综上所述，超声波提取法是一种具有实际应用和良好发展前景的新技术，已不断地在各种应用中取得突破和完善，凸显其独特优势。有必要进一步开展对该技术的研究，获得超声波提取法的基本理论与实践经验，使超声波技术向有利于工业化大生产的方向发展。随着超声波提取法研究的不断深入和超声波提取设备的不断完善，必将对中药提取工艺的发展有极大的推动作用。

三、超声波提取法的发展趋势

超声波提取法在中药提取中的应用已经显示出明显的优势，其提取效果明显优于其他常规提取方法，这点对于提取方法落后、生产周期长的中药大生产，在提供更科学的工艺条件方面，更有推广应用价值，并逐渐被人们所重视。但超声波提取法目前都是仅在实验室的规模上，针对某些单个具体提取对象进行简单的工艺条件实验。缺少针对多数药材的提取工艺参数探讨，在中药成分提取中的机制与条件优化等还没有建立一套较为完整的模式。

因此，在超声波用于中药化学成分提取时，应对其作用机制进行深入研究，以便建立一套较为通用的模式，为不同提取对象操作条件提供依据。同时超声波这种强化提取法需要增加产生超声波的动力消耗，还应注重有关工程问题研究，解决超声波提取工程放大问题。

超声波提取是一个物理过程，在整个浸提过程中无化学反应发生，但是超声波在提取过程中，可能破坏生物大分子的结构，如蛋白质、多肽或酶，进而影响药物有效成分的生理活性，也有待于进一步研究。

第四节 超声波提取法应用实例

一、香菇多糖的提取

香菇在分类上属于真菌门伞菌目侧耳科香菇属。香菇不但营养丰富、味道鲜美，而且具有较高的药用价值，是药食两用食用菌之一。现代研究表明，香菇中主要活性成分为香菇多糖，香菇多糖具有抗肿瘤、抗衰老、降血糖、提高人体免疫力和抗氧化等多方面的药理活性。对香菇多糖的研究近年来成为一个研究热点，其研究主要集中在其提取和活性研究等方面，但目前香菇多糖的提取率低、产品纯度差、活性不高，这大大阻碍了香菇多糖的开发，因此，急需寻找能高效制备香菇多糖并提高其生理活性的提取方法。目前多糖的提取方法主要有溶剂提取法（如热水浸提法、稀碱提取法、醇碱提取法等）和辅助提取法（如超声波提取法、微波辅助提取法、酶辅助提取法、超高压辅助提取法等），每种提取方法都各有优点和缺点。

有人比较了回流热水提取法、超声波提取法、微波提取法、高温热水提取法提取香菇多糖，通过香菇多糖抗氧化活性、分子形态、单糖组成等指标对提取方法进行评价。结果表明：在相同的提取时间内，高温热水提取所得香菇多糖的提取率最高，达 14.25%；高温热水提取的多糖相对分子质量最小；不同提取方法提取的多糖溶液的黏度均随浓度的增大而增大，在相同浓度下多糖溶液的表观黏度大小依次为回流热水提取＞微波提取＞超声波提取＞高温热水提取；不同的提取方法会对多糖的聚集度和支链结构产生一定的影响，并因此影响其抗氧化活性，4 种方法提取的多糖抗氧化活性大小依次为：超声波提取＞微波提取＞回流热水提取＞高温热水提取；不同提取方法提取的多糖的单糖组成均以甘露糖、葡萄糖和半乳糖为主。

二、小叶女贞中石蒜碱的提取

小叶女贞是木樨科女贞属的小灌木，有清热解毒的功效，可治疗烫伤、外伤。小叶女贞的有效成分包括多花水仙碱、漳州水仙碱、石蒜碱等生物碱。近年来，石蒜碱及其衍生物的药理活性及作用机制研究有了很大进展，有研究表明石蒜碱在体内外可明显抑制人体早粒细胞白血病 HL-60 细胞的增殖，并诱导 HL-60 细胞和多发性骨髓瘤细胞凋亡。石蒜碱对小鼠纤维肉瘤有很强的抑制作用，对小鼠皮下植入的肺癌抑制率为 80.5%。体外试验表明，石蒜碱对人体乳腺癌细胞、人结肠癌细胞、人离体鼻咽癌细胞等有明显的抑制作用，其作用机制可能是抑制蛋白质和 DNA 的合成。

以小叶女贞石蒜碱的提取率为考察指标，以乙醇为提取剂，采用单因素和正交试验考察乙醇浓度、料液比、超声波提取时间、提取温度等因素对小叶女贞石蒜碱提取率的影响。结果表明：小叶女贞石蒜碱的最适宜提取工艺条件是乙醇浓度 60%，料液比 1：18，超声波提取时间 35 min，超声波提取温度 45 ℃，该条件下小叶女贞石蒜碱提取率为 0.182%。

三、银杏叶中黄酮类化学成分的提取

银杏的叶具有改善心脑血管循环、抗过敏、抗病毒、抗癌、抗衰老及降低胆固醇等作用，而且银杏叶提取物毒副作用很小，食用安全。银杏叶中含有 160 多种化学成分，其中黄酮类化合物、萜类内酯被认为是主要活性成分，银杏酚酸为主要毒性成分。目前，银杏叶中有效活性成分的开发利用主要集中在黄酮类物质和萜类内酯，但目前国内外对银杏叶中黄酮类物质的提取方法较为单一，提取得率较低。而总黄酮含量决定着银杏叶的利用价值，提高总黄酮得率可显著提高其利用价值。采用超声波辅助提取技术对银杏叶中主要活性物质黄酮类物质进行浸取，通过单因素试验和响应面分析，研究不同提取条件对提取率的影响，结果表明：在超声波功率 416W、乙醇浓度 73.3%、提取温度 57.5 ℃、料液比 1 g：20.8 mL 条件下，银杏叶总黄酮提取得率达 3.60%。

四、茯苓中三萜类化学成分的提取

茯苓是多孔菌科真菌茯苓的干燥菌核。茯苓在我国具有十分悠久的应用历史，应用范围非常广泛，是多种复方药及中成药的原料，自古就有"十药九茯苓"的美誉。在《神农本草经》中，茯苓亦被列为上品，具有渗湿利水、健脾和胃、安魂养神延年之效。常用于治疗小便不利、水肿胀满、痰饮咳逆、心下结痛、脾虚少食、小儿惊厥、老人健忘等症。现代药理学研究，茯苓主要成分有多糖、三萜类化合物及少量脂肪酸和无机物。其中，多糖类如茯苓聚糖等具有明显的抗肿瘤、增强免疫功能的作用，三萜类化介物及其衍生物有调节免疫的功能，具有良好抗炎、抗衰老的功效。

采用超声波法提取茯苓中三萜类化合物，用 $L_9(3^4)$ 正交试验优化提取工艺，考察了溶剂种类、料液比、提取次数、提取时间 4 个因素对茯苓中三

萜类化合物的提取率的影响。薄层色谱法定性鉴别，紫外分光光度法定量测定三萜类化合物的含量，以提取得率为评价指标，确定了茯苓中三萜类成分的最佳提取工艺为：温度 25 ℃，频率为 25 kHz，用 20 倍量的乙酸乙酯提取 3 次，每次 30 min。

第六章　微波提取法

　　微波提取法（microwave-assisted extraction technique，MAET）是一种利用微波能来进行物质提取的新技术。该技术因具有设备简单、适用范围广、提取效率高、选择性强、重现性好、节省时间与溶剂、节能、污染小等优点，应用范围已从最初的环境分析样品制备迅速扩散到食品、化工和农业等领域。近年来，国内外将微波技术应用于中药或天然药物活性成分的提取过程，有效提高了回收率，取得了可喜的进展。

　　1986年，首次有利用微波提取的方法从土壤、种子、食品、饲料中制备各种化合物的分析样品的报道。该新方法与传统的水蒸气蒸馏、索氏提取等技术相比较，可以提高收率和提取物纯度，同时缩短提取时间、降低能耗、减少溶剂用量以及副产物的产生。随后，借助微波这项新技术来提取有应用价值的化学、医药组分受到了人们的广泛重视。微波提取法的优越性不仅在于降低了提取费用和生产成本，更重要的是这种技术更加符合绿色环保的要求。因此，利用微波提取法对传统中药提取技术进行更新和改造，有助于提高中药中有效成分的收得率、降低生产成本、减少环境污染、改善生产条件、提高产品质量等，微波提取技术用于提取中药活性成分的报道不断出现，已涉及挥发油、苷类、多糖、萜类、生物碱、黄酮、鞣质、甾体及有机酸等各类中药化学成分，已经成为中药提取技术发展的重要方向之一，受到中药科技工作者的广泛关注。本章对微波提取的原理、操作过程与设备以及在中药提取中的应用等方面进行阐述。

第一节 微波提取法的原理

一、微波的概念

微波是指波长介于 1 mm ～ 1 m（频率在 $3\times10^8 \sim 3\times10^{11}$ Hz）的电磁波。它位于电磁波谱的红外辐射和无线电波之间，是一种通过离子迁移和偶极子转动引起分子运动，但不引起分子结构改变和非离子化的电磁辐射能。微波以直线方式传播，并具有反射、折射、衍射等光学特性，微波遇到金属会反射，但遇到非金属物质则能穿透或被吸收。微波被某些物质吸收转换成热能而发热。

二、微波提取

微波提取主要是利用微波强烈产热效应的性质为基础进行的。由于微波的频率与分子转动的频率相关联，所以微波能是一种由离子迁移和偶极子转动引起分子运动的非离子化辐射能。当它作用于分子时，促进了分子的转动运动。分子若此时具有一定的极性，便在微波电磁场作用下产生瞬时极化，并以 24.5 亿次 / 秒的速度做极性变换运动，从而产生键的振动、撕裂和粒子之间的相互摩擦、碰撞，促进分子活性部分（极性部分）更好地接触和反应，同时迅速生成大量的热能，促使细胞破裂，使细胞液溢出来并扩散到溶剂中，使细胞液中的化学成分快速溶出，这是微波提取的基本原理。

在微波场中，不同物质的介电常数、比热、形状及含水量的不同，会导致各种物质吸收微波能的能力不同，其产生的热能及传递给周围环境的热能也不同，这种差异使得提取体系中的某些组分或基体物质的某些区域被选择性地加热，从而使被提取物质从基体或体系中分离出来，进入到介电常数小、微波吸收能力差的溶剂中。不同种类的物质对微波具有不同的吸收能力，物质的这一特性可用耗散因子（$tan\delta$）表示：

$$tan\delta = \varepsilon'' / \varepsilon'$$

式中，ε'' 为介电损耗，ε' 为物质的介电常数。

其中介电损耗反映了介质的损耗情况，也就是介质在电场作用下将微波能转变成热能的效率；物质的介电常数反映了介质分子相对于电场的极化能力以及储存电磁辐射的能力。$tan\delta$ 越大，表明该物质对此频率微波的吸收也越大。各种物质的微波吸收由物质所含各种组分的微波吸收特性决定。极性分子由于具有永久偶极矩，在交变场中能发生偶极弛豫，所以体现出对微波有着强烈的吸收。反之，非极性分子则不会吸收微波能，对微波表现出"透明"。因此，通过控制微波辐射频率和功率改变 $tan\delta$，使某种被提取成分微波吸收达到最大，即可达到提高提取速率和选择性提取某种化学成分的目的。

常见物质按介电常数的不同可以分为以下 3 类：一类物质（如水，乙醇，某些酸、碱、盐类）可以将微波转化为热能，这类物质能吸收微波，提升自身及周围物质的温度；二类物质（如烷烃、聚乙烯等非极性分子结构物质）在微波透过时很少吸收微波能量；三类物质（金属类）可以反射微波。当微波照射到金属时，由于电磁场不能透入金属内部，微波就像镜子反射光波一样被反射。因此，微波炉的腔体和外壳采用金属材料制成。

微波技术用于中药中化学成分提取时，其提取机制可以从两方面来阐述：一方面微波辐射过程是高频电磁波穿透提取溶剂，到达药材的内部维管束和腺细胞内；由于药材内的水分大部分是在维管束和腺细胞内，水分吸收微波能后使细胞内部温度迅速上升，而溶剂对微波是透明（或半透明）的，受微波的影响小，温度较低；连续的高温使其内部压力超过细胞壁膨胀的能力，从而导致细胞破裂，细胞内的物质自由流出，提取介质就能在较低的温度条件下捕获并溶解细胞内物质，经过进一步过滤药渣和分离提取溶剂，即可获得提取物。另一方面，微波所产生的电磁场加速被提取化学成分向提取溶剂界面扩散速率；以水作溶剂时，在微波场下，水分子高速转动成为激发态；这是一种高能量不稳定状态，或者水分子气化，加强提取成分的驱动力，或者水分子本身释放能量回到基态，所释放的能量传递给被提取化学成分，加速其热运动，缩短被提取化学成分由药材内部扩散到提取溶剂界面的时间，从而使提取速率提高数倍，同时还降低了提取温度，最大限度保证提取物的质量。

微波技术具有以下主要技术优点。

（一）选择性好

由于不同物质对微波的敏感性有所差异，用微波技术进行提取可对提取体系中的一种或多种目标成分进行选择性作用，从而使目标成分直接从被提取物中分离出来。这种选择性主要取决于目标成分和溶剂性质的相似性，必须根据被提取物的性质选择极性或非极性溶剂。极性溶剂可用水或醇等，非极性溶剂可用正己烷等。但由于非极性溶剂不能吸收微波，为加速提取，可在非极性溶剂中加入极性溶剂。如果样品和溶剂两者均不能吸收微波，则微波提取法无法进行。介质吸收微波的能力主要取决于其介电常数、介质损失因子、比热和形状等。极性较大的溶剂或目标成分，吸收微波能力强，在微波照射下能迅速升温，沸点低的溶剂甚至有过热现象，极性较低者吸收微波能力差，而非极性的氯仿等则几乎不吸收微波。因此，利用不同物质在介电性质上的差异也可以达到选择性提取的目的。水是吸收微波的最好介质，任何含水的非金属物质或各种生物体都能吸收微波。

（二）穿透力强

被提取的样品往往放在微波透明且为热的不良导体的容器中，所以微波不需要加热容器而直接加热样品，使样品迅速升温，使中药材的细胞壁和细胞膜快速破碎，使提取剂容易进入细胞内，加速中药中化学成分的溶解而被提取出来。

（三）加热均匀且时间短、效率高

可以避免长时间高温加热提取引起样品的分解。有利于提取热不稳定化学成分。

三、微波提取的影响因素

微波提取操作过程中，选择不同的提取参数条件，往往得到不同提取效果。影响提取效果的因素很多，如提取溶剂、微波功率和提取时间以及微波压力及溶液 pH 等。其中浸取溶剂、微波作用时间、温度、操作压强被认为对提取效果影响较大。

（一）提取溶剂种类的影响

提取溶剂的种类是影响微波提取效率的一个重要因素。适合于微波提取的溶剂必须满足以下两点：一是溶剂的极性不能太低，否则不能充分吸收微波能；二是溶剂对提取成分要有较强的溶解性，且对后续操作的影响较小。微波提取溶剂选择所遵循的原则与传统溶剂提取法相似，但与传统提取法不同的是，如果用非极性溶剂时一定要加入一定比例的极性溶剂。因为微波提取溶剂需要微波吸能物质，极性溶剂是微波吸能物质，而非极性溶剂（如环己烷等溶剂）则不吸收微波能。在中药的微波提取过程中，溶剂对微波能的吸收成为决定因素，而化学成分本身的极性是次要的。当以水为主要提取溶剂时，微波提取对被提取成分极性的选择并不明显，提取产率与被提取成分本身的极性并不呈明显的正相关性。可能是由于水的极性决定了其对微波能的强吸收。因此以水为溶剂时，微波提取法可适用于含各种成分的中药提取。其他常见的微波提取剂有：乙醇、甲醇、丙酮、乙酸、二氯甲烷、正己烷、苯等有机溶剂和硝酸、盐酸、磷酸等无机溶剂以及己烷—丙酮、二氯甲烷—甲醛、水—甲苯等混合溶剂系统。

（二）提取溶剂用量的影响

溶剂的用量也影响微波提取的效果。提取溶剂用量可在较大范围内变动，以充分提取所希望的化学成分，提取溶剂与样品之比（液固比）可在 1∶1 至 20∶1（L/kg）范围内选择。一般情况溶剂必须浸没全部样品，过多或过少都不利。液固比是提取过程中的一个重要因素，主要表现在影响固相和液相之间的浓度差，即传质推动力。在传统提取过程中，一般随液固比的增加，提取率也会增加，但是在微波提取过程中，有时提取率却随液固比例的增加反而降低。液固比的提高，必然会在较大程度上提高传质推动力，但提取液体积太大，提取时罐内压力过大，会超出承受能力，造成溶液溅失。一般情况溶剂必须浸没全部样品为宜。

（三）溶液酸碱度的影响

针对不同样品，提取溶液有一个最佳的酸碱度，需要选择适当的 pH。此时必须考虑所提化合物的结构和性质，有些酸碱性物质可以选择相应的酸水与碱水提取。如提取有机酸和黄酮类、蒽醌类物质可以选择不同强度的碱水提取，提取生物碱可以选择不同强度的酸水提取。

（四）提取温度的影响

在密闭微波提取容器中内部压力可达到十几个大气压，因此，溶剂沸点比常压下的溶剂沸点高，这样微波提取可达到常压下同样的溶剂达不到的提取温度。随着温度的升高，溶剂的表面张力和黏性都会有所降低，溶剂的渗透力和对样品的溶解力增加，提取效率提高。对于一些在高温下易降解的活性成分，可采用真空微波辅助提取技术在较低温度下进行提取。一般加热 1～2 min 即可达到要求的提取温度。

（五）提取时间的影响

微波提取时间与被测样品含量、溶剂体积和加热功率有关。与传统提取方法相比，该法耗时短，一般 10～15 min。不同的物质，最佳提取时间不同。有控温附件的微波提取设备可自动调节加热功率大小，以保证所需的提取温度。

（六）微波剂量的影响

微波剂量就是每次微波连续辐射时间。微波连续辐射时间不能太长，否则会使系统的温度升得很高（即使是非极性溶剂也会因为与含水物料传热而升温超过溶剂的沸点），引起溶剂的剧烈沸腾，不仅造成溶剂的大量损失，而且还会带走已溶解入溶剂中的部分溶质，影响提取率。目前，该法常采用非脉冲微波连续加热技术，微波剂量可按照设定的提取温度而自动变频控制。在保证系统温度低于溶剂沸点的前提下，当总辐射时间相同时，微波剂量（每次微波辐射时间）越大，提取率越高。

（七）物料含水量的影响

水是吸收微波最好的介质，任何含水的非金属物质或各种生物体都能吸收微波。药材中的微量水可有效吸收微波能并转化为热能，促使细胞壁的溶胀破裂，有利于有效成分的溶出，提高提取效率。所以植物样品中含水量的多少对提取产率和提取时间都有很大的影响，含水量较少的药材需要较长的辐照时间。若实验药材经过干燥，所含水分较少时，可采取再湿润的方法使其具有足够的水分，也可选用部分吸收微波能的提取溶剂提取。一般药材样品中水分含量为 15% 时提取效率最高。

（八）物料粉碎度的影响

一般情况下，提取达到平衡是受分子内扩散控制的，提取速率往往与化学成分在颗粒内部的扩散有关。药材粉碎后粒度越小，扩散越快，提取产率越高，这与提取过程的理论分析是一致的。但样品颗粒太细，如直径小于 0.28 mm，就容易粘结在一起，在没有强力搅拌的情况下会影响提取产率的提高。

另外，中药的不同药用部位由于其不同形态结构对微波提取也有影响，在相同提取条件下，花类药材有效成分的提取率最高，种子类药材最低，而根茎类药材居于二者之间。

第二节　微波提取法的操作及设备

微波提取设备通常都有微波装置和提取容器两部分。早期大部分微波提取都是在普通家用微波炉内完成的，温度不容易控制，而且反应容器只能采取密闭或敞放置两种方式。对于一些易挥发、易燃烧的物质，敞口反应往往很危险。且这种微波装置是通过调节脉冲间断时间的长短来调节微波输出能量，一般仅能大概了解微波对于提取成分的作用，无法得到较为准确的多项实验数据。后来人们设计出了可自动精密控温、控制加热功率和时间的微波装置。以 1/20 s 高频率和高精确度的光纤控温仪将密闭系统中的温度及时进行采集，摆脱了传统的开关磁控管功率调整方式，实现了非脉冲连续微波调整。提取罐由具有良好密封性、微波透过性、耐高温和高压的聚四氟乙烯材料制成。设备规格较全，从 10 L 到 3 000 L。有些微波提取设备内置搅拌桨，其型式有锚式、锚框式、涡轮推进式、螺杆螺带式等搅拌加热形式。与物料接触部位均采用不锈钢耐酸碱板制成，确保原料的化学性能及釜体的使用寿命。

微波提取的装置一般由磁控管、炉腔、提取罐、压力和温度监控装置及其他电子元件组成，微波提取的工作频率均为 2 450 MHz。微波提取装置根据其操作流程及主要设备分为两类：一类为微波提取罐，类似中药生产中常用的多功能提取罐；另一类为连续微波提取线，可根据生产工艺进行相关的参数设定。两者主要区别是前者是分批处理物料，而后者是适连续方式工作的工业化提取设备。此外，根据微波作用于提取样品的方式不同可分为发散式微波提取装置和聚焦式微波提取装置。

一、微波提取设备的分类

现在常用的微波提取设备基本以微波提取罐为主。根据提取罐的类型可分为密闭式微波提取装置和开放式微波提取装置两大类。

（一）密闭式微波提取装置

此类装置的炉腔中可容放多个密闭提取罐，提取罐主要由内提取腔、进液口、回流口、搅拌装置、微波加热腔、排料装置、微波源、微波抑制器等结构组成，备有自动调节温度和压力的装置，可实现温度和压力可控提取。该系统的优点是一次可制备多个样品、易于控制提取条件，且可在比溶剂沸点高得多的温度下进行，因此更加有利于被分析组分从物料中迅速提取出来，不易损失。

（二）开放式微波提取装置

开放式微波提取装置的提取罐与大气相通，只能实现温度控制，不能控制压力。与密闭式相比，该装置由于在常压下使用操作更加安全，尤其在使用有机溶剂时；一次不能提取多个样品，但处理样品量大；提取罐可使用多种材料，如石英玻璃、硼化玻璃、聚四氟乙烯（PTFE）等。其微波是通过波导管聚焦在提取系统上，因此，又称为聚焦式微波提取装置。聚焦式微波提取装置将微波与索氏提取结合起来，既采用了微波加热的优点，又发挥了索氏提取的长处，同时避免了过滤或离心等分离步骤。该装置价格相对较低，但要注意微波泄露的问题。

二、常见微波提取设备

目前，国内部分微波设备企业，根据国内外提取市场需求，通过引进吸收国外微波应用的最新技术，已开发出 5 种不同类型微波提取的设备，现简单介绍如下。

（一）小型微波提取实验设备

此类设备中 WTS03-1 型已拥有独立知识产权，面向大专院校、科研单位和各类企事业单位实验室。此设备为开放型微波加热装置，物料不需要像使用操作常规微波炉那样被放置在微波加热腔体内。而如同将一只锅放在电炉上，在微波提取过程中，可以直接观察物料变化，添加物料或溶剂，随机提取样品，测量温度，搅拌物料。而微波泄漏量绝对低于家用微波炉，且可安全用于醇类物料处理。

（二）微波低温提取中试设备

既可作为实验设备，又可作为微波提取中试设备，为大型微波提取生产线摸索准确的工艺数据。采用独特处理技术，降低了提取过程的物料温度、增强了微波对物料作用，可用于水、醇类物料处理。

（三）微波真空提取设备

根据不同气压下液体沸点不同的原理，将微波提取和真空技术结合起来，最低可在 20 ～ 30 ℃室温条件下进行微波提取。设备实现低温超强提取，有利于提高提取纯度，避免了物料在提取过程中的氧化反应。增加相应的附件，可对物料进行真空浓缩、蒸馏、分离等，可用于水、醇类溶媒的物料处理。

（四）微波动态提取设备

可替换现在广泛使用的各类多功能提取罐，可在常压下进行水煎、醇提处理。微波提取罐和常规提取罐相比，能提高近 10 倍的效率。

（五）连续式微波提取设备

为适应工业的应用需要，现在已开发了用于工业生产的大型连续微波提取系统，可处理颗粒状、粉状物料，日处理能力从 1 t 到 500 t 不等。其特点是实现了连续提取，适用连续提取工程的生产线，只要设置适宜的操作参数，包括微波功率、辐射时间、溶剂、流速等，就能选择性地提取目标成分。现已应用于食品、制药、化工企业。

三、微波提取法工艺流程

微波提取法工艺主要包括药材预处理、微波提取、液料分离和浓缩等环节。

（一）预处理

根据药材的性质可将药材进行适当粉碎，一般以 2～10 mm 为宜，以增大接触面积，便于提取的进行。由于微波提取时热态比冷态的提取效果好，所以应在提取前将溶剂预热到使用的温度。对于含水量低的种子类药材等，在提取前将药材用提取溶剂浸泡，以增加药材吸收微波的能力。

（二）微波提取

将待提取药材与提取溶剂按一定的料液比加入到微波提取釜中，设定微波功率、辐射时间、提取温度等参数后进行微波提取。

（三）液料分离和浓缩

提取完毕后冷却、抽滤得提取液，再加入一定量的提取溶剂洗涤滤渣，合并提取液，蒸馏回收溶剂即得提取物，因微波提取溶剂用量少，其提取液的浓缩规格可相应地减小，溶剂可回收再利用，从而节省能耗和溶剂用量。

第三节 微波提取法的应用及特点

一、微波提取法的应用领域

微波早期曾用于从土壤沉积物中浸取杀虫剂，从真菌、菌丝及孢子中提取麦角甾醇及脂肪，都在不到 5 min 的提取时间可提取完全，回收率比传统方法提取数十分钟乃至数小时的回收率还高。比用较为先进的超临界流体提取方法来提取，所需时间也更少，但提取产率较高。1998 年，微波技术用于从植物中提取多环芳香烃，与传统的连续回流提取法以及超声提取做比较时发现，连续回流提取法的时间长，溶剂与能源消耗多；同超声波提取相比，微波提取所用的时间更少，效率更高。所以，现在广泛用于化工、制药、石油、染料、生化、食品等工业生产过程中的化学反应和物料分离、加热冷却、液体提取、气体吸收等化学、物理变化过程。

二、微波提取法在中药化学成分提取中的应用

微波提取法尤其适合中药化学成分的提取分离，中药中的化学成分往往包埋在坚硬或柔软表皮保护中的内部薄壁细胞或者胞液中，使得提取非常困难。微波这种能量形式具有很强的穿透力，它在传输过程中可对许多由极性分子组成的物质产生作用，使其中的极性分子产生瞬时极化，并迅速生成大量的热能，可以在反应物内外部分同时均匀、迅速加热，因此在较短时间内即可将植物的组织细胞壁破坏，形成微小的孔洞和裂纹，这样细胞外的提取溶剂便非常容易进入细胞内，溶解并释放细胞内的物质。从原理上说，传统的溶剂提取法如浸渍法、渗漉法、回流提取法等均可以微波进行辅助提取，从而成为高效的提取方法。微波提取法的提取率大至相当于或优于回流提取法、水蒸气蒸馏法、连续回流提取法等，而且具有操作方便、装置简单、耗时短、溶剂用量少、杂质少、产品质量纯正等特点。近年来，微波提取法越来越受到科技工作者的重视，已被广泛地应用于中药有效成分的提取过程，目前采用该法提取的中药化学成分已涉及生物碱类、蒽醌类、黄酮类、皂苷类、多糖、挥发油、色素等。

三、微波提取法的特点

微波提取法用于中药化学成分提取时，具有以下主要技术特点。

（1）微波提取需要进行干燥等预处理，工艺简单。

（2）微波加热效率高，升温快速均匀，节约能源，人力消耗低。

（3）微波的选择性决定了其对极性分子的选择性加热，从而使其选择性地溶出，因此产品纯度高、质量好。

（4）微波提取大大降低了提取时间，提高了提取速度和效率。能有效避免长时间加热所引起的提取成分的分解，适用于对热敏感成分的提取。

（5）微波提取可供选择的溶剂较多，同时减少了溶剂的用量。

（6）微波提取用于大生产，安全可靠，少污染，属于绿色工程，生产线组成简单，并可节省投资。

总之，微波提取法是选择性内加热，具有简单、快速、高效等优点的一种新型加热提取技术，特别适合新鲜植物提取，因为水能有效地吸收微波辐射的能量，且其设备简单，投资也较少，节省时间，节省试剂，更适于工业连续生产。既可适用于工业中大规模提取原料中的某些成分，也可以少量制取样品。

四、微波提取法与传统热提取法的比较

微波提取法具有时间短、操作简单、易控制、可连续提取的特点，传统热提取方法无法与之媲美。传统热提取是以热传导、热辐射等方式由外向里进行，即能量首先无规则地传递给提取溶剂，再由提取溶剂扩散进药材细胞，然后从药材细胞中溶解或夹带出多种化学成分出来，即遵循加热渗透进药材细胞—溶解或夹带—渗透出来的模式，因此提取的选择性较差。而微波提取是通过离子迁移和偶极子转动两种方式里外同时加热，能对体系中的不同组分进行选择性加热，使目标化学成分直接从药材细胞中分离的提取过程。

传统热提取法耗能大、消耗溶剂多、耗时长、提取效率低、工业污染大，如回流提取法提取样品一般需要几个小时至十几个小时，超声提取法也需 0.5～1 h，微波提取只需几秒到几分钟，提取速率提高了几十至几百倍，甚至几千倍，且后者消耗有机溶剂亦不到前者的 1/3。与传统煎煮法相比较，克服了药材细粉易凝聚、易焦化的弊病；与超临界流体提取法相比，微波提取的仪器设备比较简单，投资小，且适用面广，较少受被提取物质极性的限制。

五、微波提取法的发展趋势

微波提取法由于具有清洁高效、耗能少污染低、易控制和投入少等特点，成为现代中药生产、化工生产、分析检测等领域中的理想新技术，已经在化学分析、中药和天然药物、农药、植物产品等各个领域得到了广泛应用。在人们日益重视食品安全和环保监测，对节能、降耗和提高生产效率不断要求新技术的今天，微波提取技术无疑是较好的选择。微波提取技术和产品不仅具有广阔的市场前景，而且有好的经济效益。现已形成"微波化学"这一新兴交叉学科。使微波提取技术在具体应用中不断发展，其发展趋势表现为以下几方面。

（一）进一步深入探讨微波提取原理

虽然已提出多种理论模型，但对其机制的探讨并不深入，很难根据它来设计实验。因此进一步深入探讨微波提取原理，实现对微波提取过程的数学模拟，定量分析微波反应机制及影响因子，对其存在的一般性、普遍性，以可操作、可重复的方式在实验上加以证实，彻底阐明微波提取的机制，设计制造专用的微波提取设备，这对于微波更好地应用于科研和生产，使微波技术真正造福于人类将具有十分重要的意义。

（二）开发微波提取技术和其他技术联用

进一步开发微波提取技术与其他先进技术的有机结合，充分发挥各种技

术方法的优势，实现微波提取的最优化。已有学者发表了将微波提取与固相微提取、固相提取等技术联用的报道，应加大这方面的研究，把微波提取技术应用推向新的高度。

（三）大力开发提取在线检测新技术

微波提取系统的缺点是不易自动化，缺乏与其他仪器在线联机的可能性。提取后的液体一般要经离心分离等净化处理过程后才能进行后续的测试，不能直接与检测仪联用而实现在线检测。如果能在仪器设计上实现突破，使微波提取像超临界流体提取那样与检测仪器实现在线联机，则该方法会获得更强大的生命力。近几年中，一种在微波提取过程中进行在线分离富集，所得产物直接进行定性定量分析的快速分析方法受到越来越多的关注。已有动态微波提取系统和在线检测联用的研究报道，微波提取的提取物可以通过高效液相色谱进行实时监测。采用在线检测方法可以明显减少提取过程所消耗的时间，简化提取步骤。

第四节 微波提取法应用实例

近年来微波提取法发展十分迅速，各种新型微波提取方式不断开发出来。国内外相继研发出了动态微波提取、真空微波提取、微波水蒸气蒸馏提取、无溶剂微波提取、离子液体微波提取、微波浊点提取等。这些提取方式各有优势，将其用于中药的提取，有效克服了传统提取技术存在的众多缺点，使得微波提取法在中药化学领域的应用范围越来越广泛，并成为中药化学成分提取和分析的有力工具。

一、草珊瑚中总黄酮的提取

草珊瑚又名肿节风、九节茶、竹节草、鸭脚节、牛膝头等，属于金粟兰科草珊瑚属，其味苦、辛，性温，有微毒，有祛风通络、活血祛瘀、止血止痛、接骨续筋之功效，民间常用来治疗风湿痹症、跌打损伤等，多为全草入药。临床上草珊瑚主要用于治疗肿瘤、胃溃疡、细菌性痢疾、骨折及各种口腔疾病。草珊瑚中含量最多、最主要的药用成分是黄酮类化合物。草珊瑚总黄酮具有抗菌消炎、清热解毒、抗肿瘤、促进骨折愈合等多种生物活性。黄酮类化合物的常规提取方法主要有冷浸法、渗漉法、煎煮法、回流提取法、烯醇提取法等。

草珊瑚总黄酮的微波提取法采用用乙醇—水混合溶剂进行提取，以紫外—

可见分光光度法为检测手段，采用单因素实验和正交实验优化提取工艺条件，确定提取草珊瑚总黄酮提取率的影响因素顺序为：乙醇浓度＞微波加热时间＞固液比＞微波功率。综合考虑，确定微波提取法最佳工艺条件为 60% 乙醇、固液比 1∶40（g/mL）、微波功率 400 W、加热时间 30 s、间歇加热 3 次，此时草珊瑚叶片中总黄酮的提取得率为 9.394%。

二、刺五加叶中有效成分的提取

刺五加味辛、微苦，性微温，归脾、肾、心经。具有益气健脾、补肾安神功效。主治风寒湿痹、筋骨挛急、腰痛、阳痿、脚弱脚气、疮疽肿毒、跌打损伤。对于脾肾脏阳虚之体虚乏力、食欲不振、腰膝酸痛、失眠多梦尤为有效。刺五加叶，其功效是散风除湿，活血止痛，清热解毒。刺五加叶中黄酮和皂苷类化合物是其主要活性成分。

为了更好提取中药刺五加叶中黄酮和皂苷类化合物，有人采用微波提取法进行提取工艺研究，分光光度法测定提取液中总黄酮和总皂苷的含量，并与索氏提取法进行了研究与比较。微波提取法采用高压提取、常压提取和流动提取 3 种方式。

（一）高压微波提取

用 50% 乙醇为提取液，控制提取压力为 300 kPa，在不同的微波辐射时间条件下进行提取。

（二）常压回流微波提取

用 50% 乙醇为提取液，在不同的微波辐射时间条件下进行提取。

（三）流动微波提取

用 50% 乙醇为提取液，在不同的微波辐射时间条件下进行提取。索氏提取法用 90% 乙醇为提取溶剂进行提取。结果表明，利用索氏提取法提取刺五加叶中总黄酮需要 6 h，提取总皂苷需要 8 h。

取刺五加叶粉末，分别用不同的提取方法进行提取。测定各提取液中总黄酮和总皂苷的含量。各组数据用 /-test 进行统计分析，结果表明：各种微波提取法提取效率均显著高于索氏提取法。而各种微波提取法之间提取效率无显著差异。

微波提取方法与索氏提取法相比较，提取时间大大缩短，而提取效率却战荠提高。采用 3 种微波提取方式提取刺五加中黄酮和包苷类化合物，均可以缩短提取时间，提高提取效率，减少溶剂用量。其中高压微波提取式提取时间最短，但提取罐中样品量和溶剂用量不宜过多，适用于实验室中中药活性成分含量的分析。常压回流微波提取方式提取时间略长，但可以加大样品量和溶剂用量，利于中药活性成分的提取、分离和制备。流动微波提取方式所需时间 10 min，提取效率可达到 97% 以上。其优点是提取液可及时流出微波炉，避免一些不稳定化合物的分解，而且无须过滤，可以与分析仪器在线联机。

三、灵芝中三萜类化合物的提取

灵芝是一种药食兼用真菌，药材来源于赤芝或紫芝的干燥子实体。传统中医视灵芝为名贵滋补类药材，有扶正固本、延年益寿等显著功效，临床上主要用于治疗慢性支气管炎、消化不良、神经衰弱、冠心病、肝炎、高血脂、高血压、白细胞减少症等疾病。在灵芝众多的活性物质中，灵芝三萜是灵芝中一种重要的有效成分，药理试验证实其具有多种药理作用，主要包括保肝、抗肿瘤、降血糖、抗 HIV-1 及 HIV-1 蛋白酶活性、抑制组胺释放、抑制血管紧张素转化酶和抑制胆固醇合成等。但其含量较低，且灵芝子实体结构坚硬、致密，使用传统的提取方法，如回流、浸提等都有提取时间长、溶剂量大、三萜提取率较低的缺点。

应用微波提取法提取灵芝中三萜类化合物，并与超声法、回流法和浸提法等提取方法进行了比较。微波提取法提取灵芝三萜具有明显优势，其平均提取率达 1.043%，比未使用微波的工艺三萜提取率提高 150%，试验操作稳定性高。与超声、回流和浸提相比，微波提取法不仅提取时间短，溶剂耗量少。

对同一份灵芝样品在最佳提取条件下连续提取 3 次，3 次提取率分别为 1.048%、0.075%、0.004%。说明在最佳提取条件下灵芝三萜类物质的一次提取率可达 93%，一次就能基本提完灵芝中的三萜类化合物，提取效果非常理想，并可以大大简化工艺，非常经济。

四、甘草中有效成分的微波提取

甘草 Fisch 具有补脾益气、清热解毒、祛痰止咳、缓急止痛、调和诸药的功效，能够用于脾胃虚弱，倦怠乏力，心悸气短，咳嗽痰多，脘腹、四肢挛急疼痛，痈肿疮毒，缓解药物毒性、烈性。甘草中的有效成分很多，其中主要有三萜类化合物甘草酸和黄酮类化合物。甘草酸是一种重要的精细化工产品，在医药、食品和化妆品等方面有着广泛的应用。甘草黄酮也是一类生物活性较强的成分，有抗溃疡、抗菌、抗炎、解痉、调血脂、镇痛等作用。

采用微波提取法可同时从甘草中提取甘草酸和甘草黄酮。通过研究微波提取溶剂、微波功率、辐照时间、液固比、甘草原料、提取次数对甘草中有效成分提取的影响，确定了最佳的提取工艺条件：10 g 甘草粗粉，70% 乙醇作为溶剂，液固比为 10∶1，微波中高火提取，微波辐照 4 min，提取 3 次。利用高效液相色谱测定甘草酸的含量，用紫外可见分光光度计检测计算黄酮的含量，计算出提取率。并与传统热回流法的比较，可以看出微波提取 6 min 与回流提取 2 h 得到产品的提取率相当。

　　微波提取甘草酸和甘草黄酮优于传统回流提取工艺，且微波加热具有速度快、操作便捷、能保持化学成分的稳定等优点，是理想的甘草酸和甘草黄酮提取新工艺。

第七章　超高压提取法

超高压提取法（ultrahigh-pressure extraction，UHPE）是基于超高压加工技术发展起来的一项新的常温提取技术，是在常温或较低温度（通常低于60℃）的条件下，对原料与溶剂的混合液迅速施加 100 ～ 1 000 MPa 的流体静压力，保压一定时间，溶剂在超高压作用下迅速渗透到固体原料内部，使其中化学成分溶解在溶剂中，并在短时间内达到溶解平衡，然后迅速卸压，在超高渗透压差下，化学成分迅速扩散到组织周围的提取溶剂中；同时在超高压作用下，细胞的细胞壁、细胞膜以及细胞内液泡等结构发生变化，细胞内化学成分和提取溶剂充分接触，从而达到快速、高效的提取目的。

超高压提取法源于高压生物技术，高压生物技术的研究起始于 1899 年，美国的力学家 Hire 首次发现了经 450 MPa 高压处理的牛奶可延长保存期，以后相继又有很多报道证实了高压技术对各种食品的灭菌效果。1914 年，美国物理学家 Bridgman 提出了静水压下蛋白质变性、凝固的报道。最初主要应用于食品业，大量应用的是食品的高压灭菌，防止食物的微生物污染、延长食品储藏时间。后逐步应用高压加工技术进行果蔬的储藏保鲜，果酱、果汁的生产，肉制品、水产品的加工及淀粉改性等，并朝着实际应用和产业化方向发展。目前，超高压提取法已经应用于中药有效成分的提取，如提取淫羊藿苷、人参皂苷、刺五加黄酮、茶多酚、黄芩苷等。与煎煮、回流、索氏提取等传统技术相比较，超高压提取法可以大大缩短提取时间，降低能耗。而且超高压提取是在常温下进行，解决了因高温引起的活性成分结构变化、损失及生理活性降低的难题，有效地保持了其活性成分，极大程度地提高了医疗和保健效果。另外，超高压提取是在密闭环境中进行，溶剂不会挥发到周围环境中，符合绿色环保的要求。超高压提取法应用于提取活性成分具有很高的实用价值，是极具发展潜力和竞争力的中药有效成分提取新技术。

第一节 超高压提取法的原理

一、超高压概念及提取过程

超高压提取，也称超高冷等静压提取，是指在常温下用 100 ～ 1 000 MPa 的流体静压力作用于提取溶剂和中药的混合液上，并在预定压力下保持一段时间，使植物细胞内外压力达到平衡后迅速卸压。在超高压条件下，生物大分子的非共价键发生变化，使蛋白质变性以及酶失活等，而细胞内的次生代谢产物等小分子化合物是共价键结合，能够完整保留。由于细胞内外渗透压力忽然增大，细胞膜的结构发生变化，使得细胞内的有效成分能够穿过细胞的各种膜而转移到细胞外的提取液中，达到提取中药有效成分的目的。

在超高压提取过程中，由升压、保压和卸压组成的超高压处理是超高压提取的核心内容。

（一）升压阶段

超高压提取过程中，压力升高很快，在短时间（一般小于 5 min）内细胞外部的压力由常压升为几百兆帕，而细胞内部的压力却很小，因而细胞内外的渗透压差很大，溶剂的扩散动力很大，渗透速率很快，细胞内部在短时间内就会充满溶剂。细胞内部充满溶剂后，细胞壁两侧压力平衡。

由于渗透压差极大，溶剂在渗透过程中形成强湍流，使边界层变薄，细胞膜、细部器膜发生疏松、破碎等结构变化。在超高压作用下蛋白质、酶等大分子发生变性、凝聚，流体的体积减小，流体吸收外界施加的压缩能，使维持药物结构稳定的非共价键被破坏，推动化学平衡的移动，增大固液接触面积，降低了传质阻力。

（二）保压阶段

细胞内容物与进入细胞内部的溶剂接触，经过一段时间，活性成分溶于溶剂中。在该阶段细胞内外的压力平衡、有效成分的溶解平衡在较短的时间内即可完成，因此保压阶段时间很短，一般 5 ～ 10 min 即可完成。

（三）卸压阶段

卸压一般在几秒钟之内即可完成，即组织细胞的压力从几百兆帕的超高压条件下迅速减小为 0。在超高反向压力差的作用下，反向膜通量也非常大，形成强大的湍流，因此溶液会向细胞外迅速扩散。

卸压时还会发生流体体积膨胀，会对细胞壁、细胞膜、质膜、核膜、液泡和微管等形成强烈的冲击，导致细胞结构出现松散、孔洞、破裂等结构变化。在流体吸收外界施加的压缩能一定（压力一定）的情况下，卸压时间越短，细胞内流体在向外扩散的同时产生的冲击力越强，引起的湍动效应越强烈，形成的孔洞、碎片越多，同时有效成分扩散的传质阻力减小，有效成分将和溶剂充分接触，溶解有效成分的溶剂快速转移到细胞外，达到提取的目的。

研究证明：压力达到一定值，蛋白质、多糖（淀粉、纤维素）等有机大分子会发生变性，但生物碱、低聚糖、甾类、苷类、挥发油、维生素等小分子物质则不发生任何变化。超高压提取就是利用了超高压对生物材料的这种作用实现有效成分提取。另外，超高压提取还有灭菌作用，其灭菌的机制是高压作用于微生物，使细胞壁和细胞膜变性、破裂，细胞内含物外泄，从而使微生物致死。在肉、鱼、水果、蔬菜的高压加工中也证实了细胞的这种变化。

二、超高压提取的影响因素

超高压提取可以从溶剂、温度、压力、循环次数以及升压和卸压时间等几个方面对提取工艺进行优化。

（一）溶剂

首先应该根据相似相溶的原理来选择合适的提取溶剂，当被提取的混合组分有一个较大的极性范围，可以使用混合溶剂。超高压提取是在一个完全封闭的接近常温条件下进行，不仅要靠提高溶剂分子的运动速率、增加组织内外的浓度梯度来提高有效成分的扩散速率，而且通过压力差的变化，影响组织结构，提高有效成分扩散过程的传质动力。这样对提取溶剂的限制条件大大降低，没有溶剂沸点、密度、介电常数等的限制要求，可以根据目标成分的性质，自由选择提取溶剂，从而使超高压提取的应用范围更加广泛，可以选择沸点较低、易挥发甚至强酸和强碱性溶剂。

（二）温度

温度是超高压提取中重要的影响因素之一。一般情况下，温度升高溶剂的溶解性能增加，在一定范围内，温度越高，目标成分在溶剂中的溶解度越大。另外，温度升高可加快分子扩散的速率，从而加快整个提取过程的传质速率。温度的改变还可影响表面平衡，提取过程所提供的热能可以提供解吸附过程所需要的活化能，破坏目标成分与基质间的交互作用，如范德华力、氢键、偶极矩等。同时，溶剂的黏度和表面张力会因温度的升高而降低，溶剂黏度和表面张力越低，其渗透性越好，润湿基质的能力就越强。超高压条件下，溶剂的沸点升高，可以根据目标成分的性质选择更高的提取温度。

（三）压力

提高压力有利于加快溶剂浸润过程以及有效成分的传质速率，同时超高压力对流体密度、活度及药材组织结构都会有不同程度的影响，从而有利于以后溶质的扩散。

（四）循环次数

一般条件下循环的作用是在提取过程中置换新鲜的溶剂以维持提取的平衡，这对于目标成分浓度很高以及溶剂较难渗透的样品尤其重要，但超高压提取溶剂的渗透、溶质的扩散，不仅靠浓度梯度提供传质动力，而且靠压力差提供传质动力，因此，超高压提取的循环次数较少，一般小于3次即可提取完全。

（五）升压、卸压时间

从理论上分析，升压和卸压时间越短，压力的变化率越大，对基质的影响也越大，越有利于目标成分的提取。但由于超高压提取的时间已经很短，进一步考察该因素对提取率的影响较为困难，因此需要进一步完善设备升压、卸压时间的控制，并对该因素做进一步考察。

第二节 超高压提取法的操作及设备

一、超高压提取法的操作过程

超高压提取工艺流程主要包括原料预处理、样品处理、超高压提取、分离纯化、后续处理等几个步骤。如原料已经过去杂、清洗，预处理可以省去；再如，使用带有自由活塞的半连续式超高压设备，"装入柔性包装袋"就不再需要。

（一）原料预处理

预处理是超高压提取工艺的第一步，大多数样品都需要在提取前进行预处理。预处理步骤包括干燥、粉碎等。

干燥：对一些含水的样品，水分的存在会阻碍非极性有机溶剂与被提取物的接触。常用的干燥方法是烘干；对热不稳定成分的干燥常采用减压烘干，或使用干燥剂进行预处理，常用的干燥剂主要有硅藻土、无水硫酸钠等。

粉碎：一般来讲样品的比表面积越大，与溶剂的接触面积越大，提取越充分。因此对于粒径较大、质地比较坚硬的样品在提取前一般需要适当地粉碎，粉碎后的粒径应小于 0.5 mm。超高压提取虽然溶剂的渗透、溶质的扩散主要由压力差提供传质动力，对颗粒度的要求不太严格，但粉碎同样利于提高提取效率。

（二）样品处理

样品处理主要是超高压处理前样品的预处理，包括样品脱脂、浸泡等。

脱脂：对水溶性成分的提取，在提取前常需选择一种对目标成分溶解性较小，而对脂溶性杂质成分溶解性较大的有机溶剂进行脱脂处理，处理后杂质量的降低有利于目标成分的分离纯化。同时由于脂溶性杂质成分溶出后，固体组织孔隙率增大，更利于提取溶剂与目标成分的接触，提取率会有所提高。

浸泡：超高压提取前一般需要用提取溶剂浸泡一定时间，药物固体基质经过浸泡后体积增大，升压过程被快速压缩。固体基质体积的变化率增大，更利于药物组织的破碎、提取率的提高。

（三）超高压提取

超高压提取是将样品进行超高压处理，完成目标成分的提取。

（四）分离纯化

样品的后续处理主要是目标成分的分离纯化工艺，如应用醇沉、大孔树脂吸附分离技术、色谱技术等分离纯化技术处理粗提取物，继而得到较高纯度的有效成分。

（五）基于超高压提取的工业生产线

超高压提取为核心组成的工业生产线可以生产 3 种类型的产品：液体产品、粗提物和精制品。与现行工艺比较该生产线有下述特点。

（1）没有沉淀除杂过程，减少了化学药品用量及其相关的污染物排放。

（2）使用了膜分离技术，减少了能量消耗，且不会发生膜堵塞问题。

（3）实现了全部工艺过程在常（低）温完成。

（4）除高压提取外，实现了连续和管道化生产，可实现全部自动或智能控制。

（5）液体产品无须进行灭菌操作，可使用无菌灌装设备灌装后出厂。

二、超高压提取法设备

超高压提取设备主要有间歇式、半连续式、连续式和脉冲式4种类型。

（一）间歇式超高压设备

主要由低压泵、增压器、高压容器和控制系统组成。工作时，先将液体物料或混有固体颗粒的悬浊液用耐压密封袋装好密封，避免物料被传压介质污染；然后打开高压容器的顶盖将其放入，密封，启动低压泵，开启增压器，向高压容器内注入高压的传压介质，在预定的压力保持预定的时间；然后卸压，打开顶盖，取出物料。

（二）半连续式超高压设备

在前述间歇式设备的高压容器的底部有一个活塞，该活塞将高压容器分隔成两部分。工作时，首先用低压泵在活塞的上部注入欲处理的流体物料，待活塞上部充满后，启动增压器，向活塞下部注入高压传压介质，推动活塞向上运动，使活塞上部液体物料的压力升高，在预定的压力保持预定的时间；然后卸压，打开顶盖，取出物料。

（三）连续式超高压设备

由多台间歇式或半连续式超高压设备组成，通常是3台，一台工作在升压阶段，一台工作在保压阶段，一台工作在卸压阶段。虽然每台设备都是间歇式的工作，但整体是连续的。

（四）脉冲式超高压设备

使用间歇式或半连续式超高压设备对同一批物料作多次升压、保压、卸压。每个循环的升压时间、保压时间、卸压时间以及工作压力可以相同或不相同。

第三节 超高压提取法的应用及特点

目前高压技术已经作为一种普通技术应用于食品加工业、医学和制药（灭活病毒、制取疫苗、血浆处理、生物制药、人体器官无损冷藏保存）等方面。

一、超高压提取法的应用领域

（一）超高压蛋白质工程

高压技术与 X 射线衍射、多维核磁共振（NMR）、电泳等现代物理测试技术相结合，研究蛋白质结构变化，发现压力可以改变蛋白质的二级、三级、四级结构。蛋白质在一定压力条件下发生温和变性时，呈现出蛋白质部分展开的过渡态，被称为溶球态（molten globule state），这种折叠／展开的中间形式的形成与压力引起的水合作用有关。一个带电基团的水合会导致 10 ～ 20 mL/mol 的体积变化，而静电相互作用的形成也会引起 10 ～ 20 mL/mol 的体积变化。水分子通过与氨基酸间的相互作用对蛋白质的构象产生深远的影响，压力处理水分子可使水分子充填在蛋白质分子各氨基酸间的空隙中，可以屏蔽各氨基酸相互间的静电作用，促进侧链和多肽链骨架的移动。压力引起的水渗透能改变蛋白质的构象，呈现出折叠／展开，从而失去特有三级结构的构象。此外有研究表明高压可以用来分离纯化蛋白质，即运用高压技术解吸附抗原—抗体复合物，纯化过程无须添加任何外来试剂。

超高压蛋白质工程则是令人耳目一新的技术，它对蛋白质的独特作用方式和结果是前所未有的。目前蛋白质是生命科学领域的研究热点，高压技术已经作为一种全新的实验手段和工具发挥着重要作用。随着人们对蛋白质认识的深化，超高压蛋白质工程的突破性进展指日可待。

（二）活性成分高压提取

由于非共价键（氢键、离子键、疏水键）对压力很敏感，而共价键对高压不敏感，故高压加工可使高分子物质（如蛋白质、酶等）发生变化，如蛋白质变性、淀粉糊化、酶失活、细胞膜破裂、菌体内成分泄漏导致生命活动停止、微生物菌体破坏而死亡等，但对小分子物质（如维生素、色素、香味成分、生物碱、皂苷、黄酮类化合物等）却没有影响。高压加工技术可应用于中药有效成分的提取，如提取淫羊藿黄酮类化合物、茶叶的茶多酚、黄芩苷元等中药有效成分。与煎煮、回流、索氏提取等传统技术相比较，高压加工技术可以大大缩短提取时间，降低能耗，而且高压加工技术是在常温下进行的，解决了因高温引起的有效成分结构变化、损失及生理活性降低的难题，保持了其有效成分，极大程度地提高了医疗和保健效果。此外，高压加工是在密闭环境中进行，溶剂不易挥发到周围环境中，符合绿色环保的要求。因此，应用高压加工技术提取中药有效成分具有较高的实用价值，极具发展潜力和竞争力。

二、超高压提取法特点

（一）提取时间短

由于超高压提取的压力较高，渗透压差大，传质动力高，溶剂的扩散、有效成分的溶解平衡时间短，因而提取时间较短。

（二）提取率高

超高压下，组织结构发生变化，与溶剂的接触面积增大，传质阻力降低，有效成分溶解迅速、充分，因而提取率高。

（三）提取液杂质含量低、有效成分活性高

超高压提取可以在接近室温的条件下进行，不会因热效应造成小分子物质的结构变化，导致生物活性的降低；同时蛋白质、类脂、淀粉等生物大分子发生变性或凝聚，酶失活，细菌等微生物灭活；超高压提取属于冷提取，在提取液中杂质成分的溶出较常规的回流提取明显降低，使提取产物的品质提高，也易于产物的分离纯化。

（四）能耗低、适用范围广

超高压提取过程中流体形变较小，在流体压缩时耗能较少，在保压和卸压过程中无能量的消耗及传递，并且提取时可根据有效成分特点选用多种溶剂，包括水、醇和其他有机溶剂。

（五）设备安全性高、操作简单

超高压提取的液体媒介在高压下的压缩比较小，因而即便发生泄漏，也不会带来像气体那样的灾难危害；超高压提取法使用的是流体传质，液体的可压缩性小，如水从 800 MPa 恢复到常压时其体积膨胀 12%，而超临界二氧

化碳流体恢复到常温常压体积膨胀 500 倍，因此超高压提取设备的安全性远高于超临界二氧化碳流体提取设备。

（六）绿色环保

超高压提取是在一个完全封闭的环境下进行，没有溶剂的挥发。因此不会因溶剂的挥发造成对环境的污染，符合降低能源消耗、保护生态环境的要求。

超高压提取法虽然在提取方面有许多优点，但该技术仍然存在以下几点不足。

（1）超高压条件下虽然不会影响生物小分子的结构，但能够影响蛋白质、淀粉等生物大分子的立体结构。因此，该技术在提取中不适于提取活性成分主要为蛋白质类的中药，且当药材中含有大量淀粉时，压力过高可引起淀粉的糊化，从而阻碍有效成分溶入提取溶剂中。

（2）超高压提取法需要特定的提取设备。

（3）目前，超高压提取法主要在单味药提取中应用，在复方制剂的提取中的应用研究还未见报道。

（4）该提取技术应用研究还处于起步阶段，提取工艺参数之间的协同效应等问题尚需做进一步的深入研究；超高压提取要求设备耐高压、密封性好，设备投资大，生产成本高。超高压加工技术要求的初期投资大，因此目前它的应用还只局限在高附加值产品。与所有的新技术一样，它的工业化应用的可行性取决于其最终的商业利益。

超高压提取法是多种学科交叉的产物，它涉及生物学、化学和物理学。高压提取技术也是一门新兴的综合技术，涉及机械工程、电子工程、化学工程、食品工程、医学工程，它的发展依赖于相关科学和技术的融合和相互促进。

超高压技术在中药有效成分提取方面具有许多独特的优势，符合绿色环保要求。该提取工艺操作简单，机械化程度高，适宜由实验室推广到现代化大生产中。相信随着科技的发展，该技术将得到不断完善，在中药的提取中得到更为广泛的应用。

第四节 超高压提取法应用实例

红景天为景天科植物大花红景天的干燥根茎,具有补气清肺、益智养心、收涩止血、散瘀消肿的功效,主治气虚体弱、病后畏寒、气短乏力、肺热咳嗽、咯血、白带腹泻、跌打损伤、烫火伤、高原反应等症。现代医学研究表明,红景天所含红景天苷等有效成分具有强心镇静、调节新陈代谢、调节神经系统和内分泌系统、双向调节血糖及血压的作用,增强人体对不利环境的抵抗力,具有抗寒冷、抗疲劳、抗衰老、抗微波辐射等多种生理活性。在特殊环境中作业的人员服用红景天制剂后,明显增强机体抵抗逆性和适应性。

采用超高压提取红景天,测定提取物中红景天苷的含量。主要仪器设备:1DJ-300S 型超高压提取装置(上海顺优超高压机械设备有限公司),DFT-100 型高速中药粉碎(温岭林大机械有限公司),Agilent 1100 型高效液相色谱仪(美国安捷伦科技公司)。

一、超高压提取方法

将红景天药材粉碎后,过 2 号筛,精密称取红景天药材粉末 2.0 g,置密实袋中,按比例加入提取溶剂,排尽气泡,封口,将压力升高至所需压力,保压一定时间后,快速卸压,得提取液,高速离心 15 min,取上清液经 0.22 μm 微孔滤膜抽滤,备用。

二、红景天苷的含量测定

色谱条件:Hypersil ODS C_{18} 色谱柱(4.0 mm×150 mm,5 μm),流动相为甲醇—水(15∶85),检测波长 275 nm,柱温 30 ℃。

结果表明,超高压提取的红景天苷平均提取率最高;与常规方法相比,红景天苷平均提取率分别高出回流提取 31.6%、超声提取 20.3% 和微波提取 9.7%,而且提取时间只需 2 min,远少于常规方法;且操作简单,能耗低,并能使红景天苷避免因热效应而损失和降低药理活性。

第八章 酶提取法

　　酶很早就被人类利用，如夏禹时代的先民用麹（曲）来酿酒，《齐民要术》中记载酱的酿制、用麦芽制作饴糖、用曲治疗消化不良疾病等。但真正的酶学研究始于 1783 年，意大利科学家 Spallanzani 通过实验观察鸟类的胃液能使肉类分解消化。1814 年俄国科学院院士 K.C.Kirchoff 用极少量的麦芽提取液在室温下使淀粉转变为糊精和糖，首先发现了淀粉酶。20 世纪中叶，广泛开展了有关酶性质的研究，发现了来源于动植物的多种酶，并开始将酶应用于工业生产。目前，工业化用酶已广泛涉及医药、食品、酿酒、饮料、饲料、纺织、洗涤、造纸、皮革及污水处理等领域。医药行业中各类酶如淀粉酶、胃蛋白酶、溶菌酶、凝血酶、尿激酶等逐渐广泛地应用于临床。中药所含的化学成分大都非常复杂，为了提高中药的治疗效果，就要尽最大限度提取有效成分，去除无效成分及有毒成分。20 世纪 90 年代始，人们将酶的特性与生物细胞的组织结构和有效成分联系起来，陆续开展将酶用于中药及天然药物的辅助提取分离中，以提高中药有效成分的收率和纯度以及成分转化，已经取得了可喜的成效。

第一节 酶提取法的原理

一、酶的概述

　　酶是由活细胞产生的具有特殊催化功能的一类蛋白质。按酶促反应的性质可分为 6 类：氧化还原酶、转移酶、水解酶、裂合酶、异构酶、连接酶（合成酶）。

二、酶促反应的特点

（一）催化效率高

　　如 α－淀粉酶在 60 ℃、15 min 可使两吨淀粉转化为糊精，若用酸水解须在 140 ～ 150 ℃高温耐酸设备中至少进行 2 h。

（二）专一性强

如 α - 淀粉酶只能水解淀粉中 α –1,4– 葡萄糖苷键，纤维素酶只能水解纤维素中的 1,4- 糖苷键，脂肪酶则催化脂肪分解产生相应的脂肪酸和醇。

（三）反应条件温和

酶促反应一般在常温、常压、中性酸碱度等温和条件下可高效地进行催化反应。

（四）催化活性受到调节和控制

影响酶活性的因素有温度、pH、酶和底物浓度、金属离子、水分、光线、微生物、空气、氧化剂、还原剂等，因此，酶在贮藏和应用过程中应尽量低温、密闭、避光，避免微生物污染。

三、酶提取法的机制

（一）破壁作用

中药中植物药占87%以上。植物细胞壁的主要组成包括纤维素（cellulose）、初生壁上的半纤维素（hemicellulosc）和果胶质（pectinsubstance）以及木质素等物质。在提取中药有效成分过程中，有效成分向提取介质扩散时，必须克服细胞壁及细胞间质的双重阻力。根据植物药材细胞壁的构成选择相应的酶，如能水解纤维素的纤维素酶、水解果胶质的果胶酶等进行酶促反应，破坏细胞壁的致密构造，引起细胞壁及细胞间质结构产生局部疏松、膨胀、崩溃等变化，减小细胞壁及细胞间质等传质屏障对有效成分从胞内向提取介质扩散的传质阻力，从而有利于有效成分的溶出。

常用于植物细胞破壁的酶包括纤维素酶、半纤维素酶、果胶酶，以及多酶复合体如果胶酶复合体等。各种酶所作用的对象与条件各不相同，需要根据药材的部位、质地，有针对性地选择相应的酶及酶解条件，才能达到提高中药成分浸出率的目的。

（二）去除杂质

中药成分复杂，常常含有淀粉、果胶、黏液质、蛋白质及鞣质等，这些物质一方面影响其他活性成分的溶出，另一方面可使提取液呈混悬状态且影响提取液的滤过处理，亦影响制剂的质量。根据药物提取液中杂质的种类、性质，针对性地采用相应的酶将它们分解或除去，以改善液体制剂的澄明度，提高制剂的纯度和稳定性。酶反应所具有的高度专一性，决定了酶解方法除杂的高效性。如采用常规提取法提取中药材时，若药材中含有大量蛋白质，则蛋白质会遇热凝固，从而影响有效成分的煎出。应用能够分解蛋白质的酶如使用木瓜蛋白酶可将药材中的蛋白质分解，从而提高有效成分的提取率。

目前在中药的分离精制中，常用木瓜蛋白酶、菠萝蛋白酶、葡萄糖苷酶、转化糖苷酶及多种酶的复合体等来改善中药提取液的澄明度。

（三）成分转化

通过定向酶促反应，进行成分的结构转化，从而一方面可提高成分活性或得到更多高活性的目标成分，另一方面改变成分的性质如提高溶解性能以更利于提取分离。

（四）降低毒性

中药材采收、加工、储存、运输不当均可导致黄曲霉毒素的产生。黄曲霉毒素解毒酶（aflatoxm-detoxifizyme，ADTZ）的发现，使得利用酶工程技术可以有效降低黄曲霉毒素的毒性，该研究现处于起步阶段。另外，利用酶工程，可以改变中药中某些化合物的结构而起到降毒的作用。

四、酶提取法的影响因素

根据中药材组织特点以及其中所含成分性质，选择合适种类的酶和相应的酶解环境（pH、酶的浓度、作用温度与时间等）以及提取条件（提取方式、试剂种类、浓度、固液比及提取时间等），可以提高酶提取的效率。此外，药材粉碎度、浸泡时间、加酶程序、搅拌速度等都是影响酶提取效果的因素。

（一）酶的种类

酶反应具有高度的专一性，不同的酶只对不同的底物进行酶催化反应，因而不同的酶对含不同种类、不同性质有效成分及不同质地的药材有不同的酶解效果。采用酶法处理时，首先应根据中药中的有效成分、其他成分及物料的性质来确定酶的种类。

（二）酶促反应的条件

酶的活性容易受温度等多种因素的影响，要根据具体要求通过实验来确定最佳酶解温度、酸碱度、浓度、时间等反应条件。在某些酶促反应中，还需考虑酶激活剂与抑制剂的影响，以获得理想的酶解效果。

1. 温度

酶促反应温度既影响反应速度又影响酶蛋白结构的稳定性。在一定范围内，温度升高，可加速化学反应进程。但当温度超过一定程度时，又促进了酶蛋白的变性反应，酶蛋白质分子结构逐渐发生紊乱而丧失活性。

2. pH

酶是两性化合物，分子中有羧基、氨基等酸性或碱性基团，pH 不仅能够影响酶的构象，也影响酶及底物的解离状态，导致酶活性和稳定性的改变。

3. 酶用量

在底物足够，其他条件（温度和 pH 等）固定时，反应系统中不含有抑制酶活性的物质及其他不利于酶发挥作用的因素时，酶促反应的速度与酶浓度成正比。同时酶浓度对反应速度的影响具有饱和现象，即当酶浓度较高时，反应速度并不随酶浓度的增加而成比例增大。

4. 时间

一般在酶促反应的初始，反应随着酶解时间的延长，生成物的浓度增加明显，到一定时间，酶反应达到饱和，生成物的量增长缓慢。

（三）提取条件

提取方法、溶剂种类、浓度、固液比及提取时间等均会影响提取效率。

第二节 酶提取法的操作及设备

一、酶提取法的工艺流程

酶提取法与一般溶剂提取法相似，并不需要特殊设备，只需将药材粉碎后就可进行提取。但与常规提取不同的是，酶提取法的工艺过程一般分成两个步骤：一是酶解处理，用酶降解细胞壁和胞间连接物；二是提取有效成分，通过提高温度使酶失活，再用溶剂浸提有效成分。即在一般溶剂提取法工艺基础上仅增加一个操作单元。

二、酶提取法主要操作条件的优化

（一）酶的种类和配比

中药材的品种不同，其生物体细胞结构和有效成分也有很大的差异。因此，在酶类的选择方面，必须根据实际情况选用合适的酶类，以达到最佳的提取效果。目前，采用的酶类主要是纤维素酶、果胶酶、中性蛋白酶等。有时也使用纤维素酶、果胶酶、中性蛋白酶的复合酶等。一般植物根茎类药材多选择纤维素酶，种子药材使用纤维素酶、半纤维素酶比较普遍，而对于花类、果类则选用果胶酶；动物药材大多含有蛋白质，提取动物药材时可考虑蛋白酶；有些苷类的苷键也可以被相关的酶选择性地水解，含苷类成分的药材注意其成分的性质会发生改变；复合酶作用范围相对较广，应用时注意考虑复合酶对有效成分的多重影响。

（二）酶提取法操作条件及优化

酶提取法的 pH、温度、酶的浓度、配比和作用时间，激活剂和抑制剂等都会对酶的活性产生影响，从而影响提取结果。所以应根据具体要求通过实验来对这些酶提取法的工艺条件进行优化，确定各参数的最佳值。优化方法有单因素试验法和正交试验法等。主要工艺条件及优化方法如下。

1. 温度

温度是影响酶促反应的主要因素，可通过实验优选最适温度。其方法是在固定基本反应条件及测定指标情况下，在不同温度下进行酶促反应，测定酶反应活性或酶解产物含量作为酶反应指标。以酶反应指标为纵坐标，温度为横坐标作图，该曲线纵坐标最高点所对应温度就是该反应的最适温度。

2. 酶用量

酶用量的测定方法：在固定基本反应条件及测定指标情况下，对定量底物加入不同量的酶进行酶解，测定酶反应活性或酶解产物含量作为酶反应指标。以酶反应指标为纵坐标，用量为横坐标作图，该曲线拐点所对应用量就是该酶的用量。

3. 其他条件

其他酶提取法的条件，如 pH、时间等都可按上述方法测定而优选。

（三）提取条件

酶解处理后的提取方法、溶剂种类、浓度、固液比及提取时间等均会影响提取效率。一般使用常规中药的提取方法如加热回流、水提醇沉等。近年来国内许多学者尝试把酶解技术同其他的提取新技术如超声提取、膜分离、微波等相结合，取得了一定的进展。近年出现了超声波酶法、酶膜法、微波酶法等提取法。如超声波酶法提取黄柏小檗碱、微波酶法提取番茄红素，工艺相对于单纯的有机溶剂提取工艺、酶法提取工艺及微波法提取工艺有更好的提取率，并缩短了提取时间。如水提三七总苷工艺整合了生物酶工程、絮凝技术、膜分离以及大孔吸附树脂技术，目前三七总苷的提取应用该技术已实现产业化生产。

第三节 酶提取法的应用及特点

一、酶提取法的主要应用

（一）提高中药有效成分的提取效率

目前已成功应用于包括黄酮、多糖、皂苷、生物碱、萜类、挥发油、蛋白质及有机酸等多种生物活性成分的提取，普遍认为酶法提取的收率优于无酶处理的方法。在中药提取中应用最广泛的是纤维素酶（cdlulase），此外，研究较多的还有果胶酶和木瓜蛋白酶等单一酶以及它们的复合酶。

（二）用于中药提取液的精制

传统中药水提取液精制的方法大多采用醇沉法处理，存在着周期长、工艺复杂、成本高等缺点。针对中药水提取液中所含的杂质类型，采用相应的酶将其降解为小分子物质或分解除去，可解决中药水提取液的过滤困难问题，并能改善中药口服液、药酒等液体制剂澄清度，提高制剂纯度以及成品质量的稳定性。可采用多种生物酶对果实种子类药材提取液中的果胶、黏液质等大分子蛋白质进行生物酶解，如青皮以果胶酶、决明子用复合蛋白酶处理后药液的澄清度好、沉淀物少、效果好。

（三）用于中药活性成分的转化

利用酶作为催化剂使中药中的非活性物质转化为生物活性较高的成分，在许多含有蛋白质、肽类的药物研究中，将蛋白质等大分子转化为人体容易吸收代谢的氨基酸和小分子肽类。随着酶工程技术研究的深入，利用该类技术进行中药有效成分转化的报道也不断增加，其中含皂苷类、黄酮类和多糖类成分中药的研究报道居多。

1.转化提高中药高活性成分的得率

中药有效成分一般在原药材中含量较低，在提取过程中利用酶作为催化剂使一些生物活性不高或大量的非活性物质转变为活性高却在植物中含量低的成分。通过酶的定向改造可以提高该类物质的得率，从而大大提高提取物的生物活性及应用价值，降低生产成本，促进工业化生产。目前已经有人参皂苷、白头翁皂苷、薯蓣皂苷、大豆皂苷、淫羊藿黄酮苷等通过相关的酶催化水解作用，使其中的某些苷转化成低糖苷或者苷元或者通过糖苷转化酶使苷元、低糖苷结合上一定的糖分子，以获得生物活性更高的糖苷。如利用人参皂苷糖苷酶处理人参中含量较高的皂苷 Rb、Rc、Rd 等生产出较强抗肿瘤活性的人参稀有皂苷 Rh2，经过酶处理生产 Rh2 等人参稀有皂苷的转化率在60% 以上，其效率比从红参中的提取率提高了 500 ～ 700 倍，这是国内酶转化获得高活性成分最为成功的实例之一。

2. 结构修饰，改善性质

部分中药有效成分的水溶性或稳定性不佳而影响应用。可对它们进行结构转化，从而改善化学成分的性质。选用适当的酶，还可以促进某些极性低的脂溶成分转化成糖苷类易溶于水的成分而有利于提取。

3. 寻找新的天然活性先导化合物

以多种不同催化功能的酶体系对中药化学成分进行生物转化，可产生新的天然化合物库；再与药理筛选相结合，有望从中找到新的高活性低毒性的天然先导化合物。如对青蒿素进行生物转化，获得 3 个新的羟基青蒿素。

（四）用于降低中药的毒性

中药安全性与中药的有效性同等重要，其中黄曲霉素和农药残留是带来中药用药安全隐患的重要因素。黄曲霉素是黄曲霉菌属黄曲霉菌、寄生曲霉菌产生的代谢物，剧毒，同时还有致癌、致畸、致突变的作用，是目前发现的化学致癌物中最强的物质之一。黄曲霉毒素解毒酶（ADTZ）的发现，使得利用酶工程技术可以有效降低黄曲霉素的毒性；随着黄曲霉素解毒酶结构研究的深入，该技术将拥有良好的前景。另外，利用酶工程可以改变中药中某些化合物的结构，从而降低其毒性，比如利用生物工程对毒性较强的喜树碱进行转化，使之成为低毒性的 10– 羟基喜树碱。

二、酶提取法的优点

酶提取法尚不完善，但相对其他提取方法而言还是具有许多优点，如可以提高产物提取率，保障产物的纯度、稳定性及活性，对中药成分影响小，缩短提取时间，降低耗能，操作和设备简单，成本低廉等。

（一）反应条件温和，产物不易变性

酶法提取主要采用酶破坏细胞壁结构，具有反应条件温和、选择性高的特点，而酶的专一性可避免对底物外物质的破坏。在提取热稳定性差或含量较少的化学成分时，优势更为明显。

（二）提高产物提取率，缩短提取时间

酶法处理减少了中药材中有效成分的溶出及溶剂提取时的传质阻力，缩短了提取时间，提高了提取率，具有很高的应用价值。

（三）优化有效组分

酶法不仅可以应用在中药材的提取过程，也可对中药提取物进行酶法处理，优化有效组分，提高目标产物的药用价值。

（四）产品质量稳定

有些中药液体制剂在贮藏过程中会出现浑浊或沉淀等问题，这些浑浊或沉淀物往往是果胶－多酚－蛋白质等大分子的复合体。酶可降解淀粉、果胶、半纤维素、木质素等高聚物成分，从而减少与之结合的含水量，改善中药生产过程中的滤过速度和纯化效果，提高产品的纯度和制剂的质量。

（五）降低成本，环保节能

酶提取法是绿色高效的植物提取技术。酶的高效性使植物细胞壁降解后，可减少提取次数与时间，同时也降低提取温度，大大地降低生产成本，并减少有机溶剂的使用，减少环境污染。

（六）工艺简单可行，耗能低

酶法提取在原工艺条件上仅增加了一个操作单元，反应条件温和易获得，不需要对原有工艺设备进行过多的改变，对设备无特殊要求，应用常规提取设备即可完成，操作简便，并具备大生产的可行性。

三、酶提取法存在的问题

（一）酶提取法对实验条件要求较高

为使酶发挥最大作用，需先经实验确定最适反应条件，如温度、pH 及作用时间等；还需综合考虑酶及底物浓度、抑制剂和激动剂等对提取物的影响。中药种类繁多，其细胞结构及有效成分不尽相同，需要根据实际情况选择酶的种类，尚无统一的参考标准，需要根据实际情况灵活运用。而且对于某些酶的性质、酶反应特性、酶反应动力学等方面的研究还不充分。故酶提取法多停留在实验室阶段。

（二）酶法提取过程中，酶反应可能导致个别目标成分的变化，得不到原有的化学成分

因此，前应用研究多是针对单味中药的提取，对复方有效成分的影响尚需进一步研究。

（三）酶及非目标产物的去除问题

对于酶本身及酶解产物必须考虑和研究以下问题：

（1）对产物的纯度、得率的影响，是否会与中药材或制剂中的有效成分产生降解、沉淀或络合反应等。

（2）对制剂疗效有无影响，是否会产生不良反应等。

（3）对质量检测和控制是否会产生干扰。

（4）对剂型选择的影响。酶本身作为蛋白质，对某些剂型可能产生不利影响。如中药注射剂，若残留有酶，则易产生混浊，引起疼痛。

第四节 酶提取法应用实例

实例 1　黄连中小檗碱的提取

中药黄连为毛茛科植物黄连 Coptis chinensis Franch 的干燥根莲，具有清热燥湿、泻火解毒的功效，用于湿热痞满、呕吐、泻痢、牙痛、消渴、痈肿疔疮等。黄连根茎含多种生物碱，主要是小檗碱，含量为 5% ～ 8%，是黄连的主要有效成分。采取酶提取法提取小檗碱成分，比原酸水渗漉法工艺增加一步酶解实验，即每克生药加入纤维素酶 10 U 的量，充分搅拌，其他同原工艺。经含量测定表明两种工艺有显著性差异，利用纤维素酶进行酶解可以大大提高小檗碱的收率，且薄层色谱检测两种工艺提取的成分一致，说明酶的加入对所提有效成分没有影响。

实例 2　三七总皂苷的提取

中药三七为五加科植物三七（Panax notoginseng（Burk.）F.H.Chen）的干燥的根及根茎，具有散瘀止血、消肿定痛之功效，主治咯血、吐血、衄血、便血、崩漏、外伤出血、胸腹刺痛、跌仆肿痛。三七的主要有效成分是三七总皂苷。采取酶提取法提取三七总皂苷，是在水提法工艺的基础上，加入纤维素酶（活性单位 500 U/g）进行酶法提取，以提取液中固形物含量和三七总皂苷含量为考察指标，提取液固形物含量提高 10%，三七总皂苷提取率提高

23.5%。结合絮凝技术、膜分离、大孔吸附树脂等多种技术，纯化得到有效部位总皂苷含量高达 95% 以上，产品无吸湿性，稳定性、流动性好。该方法生产高效，产品又质优稳定，目前已实现产业化。

第九章 半仿生提取法

半仿生提取法（semi-bionic extraction method，SBE）是以生物药剂学为基础提出的一种新的提取方法。该方法模拟口服给药及药物经胃肠道转运的基本过程，采用选定 pH 的酸性水和碱性水依次分别进行提取，其目的是提取含指标成分高的"活性混合物"，为经消化道给药的中药活性成分的提取提供了一种新的工艺。因该提取方法的工艺条件要适合工业化生产的实际，不可能与人体条件完全相同，故取其半仿生之意。

目前已对数十种中药和十余个中药复方进行了半仿生提取研究，结果皆提示：半仿生提取法能够极大地提高中药化学成分的收率与含量，操作简便，节约大量的时间和能源。有可能替代中药提取常用的水提法（WE 法）、水提醇沉法（WAE 法）。

半仿生提取法将整体药物研究法与分子药物研究法相结合，既符合中医药理论又能够体现现代科学技术水平。随着中医药现代化研究的深入，进一步完善半仿生提取法的基础理论和生产应用的研究，加强拓展该技术在中药提取领域中的应用，必将使该技术在中药产业得到越来越多的应用。

第一节 半仿生提取法的原理

半仿生提取法是基于中药复方成分提取中存在的两个主要问题提出来的。一是对中药复方的提取往往是根据单体成分的理化性质，选择适宜的溶剂和方法进行提取。这种以单体成分为依据的提取方法对认识复方中某种药物的化学成分及药理作用十分有利，也可以从微观上说明复方制剂的某些药理作用机制。但是，它忽略了药物间各成分的层次性、联系性，不能体现复方的整体作用，更不符合中医临床用药的综合作用的特点。二是中药及其复方的化学成分十分复杂，其药效成分大多并不清楚，而中药制剂的提取工艺从 20 世纪 50 年代后期一直沿用水提醇沉法，即以水为溶剂，再用一定浓度的乙醇沉淀，去除杂质。这种方法是根据多数药物成分在水和醇中溶解度较大、水和醇廉价易得、使用安全而提出的，提取物仍为混合物。这种提取物在药理和临床上能够代表原方剂的疗效，发挥中药多成分的综合效能，符合中医用药的特点，但这种工艺对某些成分的提取不一定适用。如多数游离生物碱一般不溶于水，再如醇沉法除去的不一定都是无效杂质，特别是一些对免疫功能有重要调节作用的多糖类可被除去；一些在水提液中含量本来就不高的成分经醇沉几次后，有一部分可被滤除。如有报道，用 70% 乙醇沉淀法处理丹参时，在沉去大量杂质的同时，水溶性酚酸损失一半多，丹参酮ⅡA 则损失2/3 以上，原儿茶醛亦有损失。另外，有些中药的疗效不仅取决于投入的原形化学成分，而且也包括化学成分的代谢物。有些化合物本身没有生理活性或活性不强，但经代谢后变得有活性或活性增强。这些都增加了中药中有效成分的复杂性。因此，在中药及其复方的化学成分大多未知的情况下，能选择性提取出有效成分成为中药现代化急需解决的难题之一，也是中药制剂提取工艺亟待克服的瓶颈之一。

由于传统中药都是口服给药，给药过程要经历胃（酸性环境）、小肠（碱性环境），只有经历这些环境后仍能有效溶出的才可能是起药效的有效成分。而在这些环境中不能有效溶出的化学成分可能为无效成分。半仿生提取法便模拟口服给药及药物经胃肠道转运的基本过程，采用选定的 pH 酸性水和碱性水依次分别进行提取，这样提取出的化学成分一定包含了有效成分，而未提取出的化学成分一定是无效成分。既保证了有效成分的提出，又除去了大量杂质；既体现了中医临床用药综合作用的特点，又符合口服药物经胃肠道转运吸收的原理。同时，不经乙醇处理，可以提取和保留更多的有效成分，缩短生产周期，降低生产成本。因此，特别适合中药尤其是复方的提取。

在酸性水中模拟药物在胃中转运的过程，在碱性水中模拟药物在肠道中转运的过程，其目的是提取含指标成分高的活性混合物，并可利用一种或几种指标成分的含量控制制剂的质量。这是中药复方化学成分提取工艺的一项重大革新，对中药学科的发展将会起到巨大的推动作用。

第二节 半仿生提取法的操作

一、半仿生提取法的操作过程

（一）酸水提取

常用盐酸、硫酸、磷酸、酒石酸、枸橼酸等调节提取液的 pH。

（二）碱水提取

常用氢氧化钠溶液、氢氧化钾溶液、氢氧化钙溶液、氨水、碳酸盐、磷酸盐等缓冲溶液调节提取液的 pH。

上述酸水和碱水具体 pH 可通过均匀设计或正交试验设计、比例分割等方法进行优选。

二、半仿生提取法的影响因素

影响半仿生提取法的提取效果的因素较多，如药材粒度、煎煮次数、煎煮加水量、煎煮温度等。为保证各试验组测得数据的可比性，确定实验设计，考查的因素为：各次煎煮用水 pH 与各次煎煮时间。通常可选用均匀设计 U $(9^1 \times 3^3)$ 表，安排各因素与水平进行实验。以有效成分（或指标成分）和活性混合物为考查指标。根据各指标在提取工艺选择中的主次，给予不同的加权系数，以标准化指标加权求和后，作为综合评判指标值，优选出半仿生提取法的工艺条件。

三、半仿生提取法提取条件的优化

若采用半仿生提取法提取中药复方，针对不同的中药复方需要对提取条件进行优化。一般可按下列步骤进行：①半仿生提取法提取条件的优选。②半仿生提取法提取中药组合方式的优选。③指纹图谱—模式识别研究。④半仿生提取液醇沉浓度的优选。⑤4 种方法（SBE 法、SBAE 法、WE 法、WAE 法）提取液的成分，药效，毒性的比较。⑥根据上述①～⑤项研究资料，综合分析，做出科学评价。

（一）半仿生提取法提取条件的优选

以单体有效成分或指标成分、总浸出物及不同极性部分等和（或）主要药效、毒理作指标，在药材粒度、煎提温度、煎提加水量、滤过、浓缩等条件相同的前提下，用均匀设计或正交试验设计、比例分割等方法，主要优选半仿生提取法提取各煎用水的 pH 和煎提时间。将各项指标所得数据，进行标准化处理，以消除各指标的单位和量纲不同，以及各指标变量范围相差悬殊所造成的影响。同时，考虑各指标在工艺选择中的主次，给予不同的加权系数，以标准化处理并加权后求和的数值为特征值，输入计算机，求得回归方程，优选出半仿生提取法工艺参数。

（二）半仿生提取法提取中药组合方式的优选

为选择方剂药效物质提取时药材较佳组合方式，将方药排列组合成若干组（如黄连解毒汤由黄连、黄芩、黄柏、栀子组成，可排列成 15 组），用优选出的半仿生提取法工艺条件提取。同时将各组合提取液分别制成不同极性部位的提取液，采用 TLC 及反相 HPLC 分离分析。在获得 TLC 及 HPLC 全部分析数据后，比较不同组合提取液的成分的异同。对 TLC 中新增减的主要峰，进行该成分的大孔树脂分离或色谱分离制备，鉴定其结构，进一步探讨该成分，对各极性部分提取液的色谱峰总面积进行标准化处理，以标准化后的数据为特征值，对不同组合提取液中化学成分的变化及其相关性进行研究。同时按上述提取优选中的方法，给予不同的加权系数，综合评价确定该方剂提取时药材较佳组合方式。

（三）指纹图谱—模式识别研究

中药及复方制剂成分复杂，其作用是多种成分协同作用的结果，而不是其中某一两个有效成分的作用。目前对中药质量的控制，多采用对中药中个别有效成分的含量进行测定的方法，所以不能全面反映其多种成分的变化和其整体协同作用，因此利用指纹图谱评价和控制中药质量已越来越受到重视。

指纹图谱技术已广泛被应用于中药质量控制，但由于指纹图谱峰多而复杂，且给出的信息量大，所以难以进行直观鉴别。现采用的化学计量学中研究发展的模式识别方法，在优化设计中用于要因分析和优化决策，尤其擅长处理互相关联的多因素问题。采用主成分分析、聚类分析和逐步判断分析对指纹图谱信息进行化学模式识别，模式识别可对大量数据进行归纳、提取，考察特征数据的相关性，建立特征模式，具有全面、客观的优势，因而指纹图谱与模式识别技术相结合，可提高中药质量控制与评价的客观性与准确性，同时又符合中医药理论的整体观和系统观的特色。

（四）半仿生提取液醇沉浓度的优选

水提醇沉法为中药制剂的常用提取方法，经过乙醇处理可减少制剂体积，并可进一步制备其他剂型。半仿生提取法提取液醇沉的浓度是在优选出的半仿生提取法最佳的提取条件及药材组合方式的基础上，运用比例分割法进行醇沉浓度的优选。

（五）半仿生提取方法的评价

按上述方法优选的组合方式、半仿生提取法工艺条件和醇沉浓度，依法制备半仿生提取液、半仿生提取醇沉液、水提液、水提醇沉液，对这4种提取液进行比较。

1.指标成分的比较

分别测定方剂中药材指标成分的含量，进行各种实验数据作标准化、加权处理，计算出4种提取液的综合评价参数，并进行比较研究。

2.主要药效和毒性比较

根据"化学等值不等于生物等效"的生物药剂学观点，对方剂4种方法提取液做主要药效学比较，并做量效关系分析，做小白鼠 LD_{50} 或 MTD 试验，比较4种方法提取液的毒性大小，并与药效学剂量比较，做出合理评价。

（六）综合评价并确定药材组合与提取工艺

根据药效成分和（或）指标成分、主要药效学和毒性试验结果，综合分析，做出科学评价，指出半仿生提取法是否可取。

第三节 半仿生提取法的应用及特点

中药及其复方的作用的特点是多成分、多途径、多环节、多靶点。中药及其复方中大部分成分未知。而半仿生提取法利用"灰思维方式"，从生物药剂学的角度模拟口服给药及药物经胃肠道转运的过程，坚持了近代科学分析的原则，又包含整体与发展的思想，适用于中药及其复方制剂的研究和生产领域。

一、半仿生提取法的优点

（1）半仿生提取法技术条件的优选，既考虑到单体成分，又考虑到活性混合成分。中药复方是一个多元、复杂的体系，内在化学成分复杂，很难用其中某一成分的药效或药代参数来代表整个中药或复方的参数。以单体成分、总浸出物及不同极性部分和主要药理作用作指标，同时考虑指标在工艺选择中的主次，给予不同的加权系数，以标准化处理并加权求和后的数值为特征，求得回归方程，优选出半仿生提取法工艺参数。按所选的工艺参数进行半仿生提取法提取得到的是"活性混合物（包括配位络合物和分子络合物单体）"，这样既能充分发挥混合物成分的综合作用特点，又有利于用单体成分控制制剂质量。

（2）提取过程符合中医配伍、临床用药的特点及口服药物在胃肠道转运吸收的特点。

（3）在具体的工艺选择上，半仿生提取法以单体成分作指标，同时考虑活性混合成分，这样不仅能利用单体成分控制中药制剂的质量，又能充分发挥混合物的综合作用。

（4）半仿生提取法提取率高，不改变中药、方剂原有的功能和主治，减少有效成分的损失，缩短生产周期，降低生产成本。

二、半仿生提取法的缺点

半仿生提取技术的提取溶剂以水为基础，然而随着现代提取技术的发展和对中药药用物质基础的进一步明确，研究人员发现很多低极性药用成分需要乙醇等极性低的溶剂来提取更为有效。在工业化大生产中，采用低沸点、低黏度的溶剂来提取，在过滤、浓缩等工艺环节更便利、能耗更低。非水提取工艺的采用越来越普遍，而半仿生提取技术却适用于水提工艺，这使半仿生提取技术在工业生产中的应用受到一定的局限。能否扩大应用范围，需要结合药品的安全、有效、稳定、可控等因素进行深入的对比研究。半仿生提取法沿用传统的高温煎煮法，在酸、碱环境下进行，这很可能会影响到许多成分的变化，使物质化学成分变得更为复杂，安全性、药效的变化方向需要结合安全评价与药效学研究来进行验证。

第四节 半仿生提取法应用实例

实例1　黄芩中黄芩苷的提取

中药黄芩为唇形科植物黄芩的根，为常用的清热解毒中药。具有清热燥湿、凉血安胎、解毒的功效，主治温热病、上呼吸道感染、肺热咳嗽、湿热黄疸、肺炎、痢疾、咯血、目赤、胎动不安、高血压、痈肿疔疮等症。黄芩中主要化学成分为黄芩苷、黄芩素、汉黄芩苷、汉黄芩素、木蝴蝶素 A 及二氢木蝴蝶素 A 等 20 余种黄酮类化合物。其中黄芩苷为主要有效成分，具有抗菌、消炎及降转氨酶的作用。

提取黄芩苷比较普遍使用的方法是水提酸沉法，但存在后续处理困难、能耗大的缺点。采用半仿生提取法，以温度、pH、提取时间、用水量为考察因子，优化黄芩苷提取工艺；采用分光光度法在 278 nm 处分析提取物中黄芩苷的含量。结果显示，黄芩苷提取优化工艺为：温度 100 ℃时，pH2 提取 1 h，pH8 提取 1 h，2 次提取用水量均为每 3g 黄芩 100 mL 水，仿生提取法提取率为62.08%，水提法提取率为 57.51%。相比传统水提法，半仿生法有较高提取率。

实例 2　黄柏有效成分的提取

黄柏为常用中药，其性寒、味苦，具清热燥湿、泻火解毒等功效，常用于湿热泻痢、黄疸、白带以及热痹、热淋等症。现代研究表明，黄柏含小檗碱等生物碱类化学成分，是黄柏抗菌、收敛、消炎的有效成分。采用半仿生提取法提取黄柏的有效成分，以小檗碱、总生物碱、干浸膏量为指标，以比例分割法优选半仿生提取法的最佳提取条件。

5 种提取液的制备方法如下。

（1）WE 液：精密称取黄柏 10 ～ 20 目的粗粉 25 g，加水煎煮 3 次（加水量分别为药材量的 10、10、8 倍；浸泡 15 min），煎煮时间分别为 2、1、1 h，分别抽滤，合并滤液，浓缩至 200 mL。

（2）SBE-1 液：按上述方法，只将第一煎用水以 1 mol/L 盐酸调至pH1.0，第二煎和第三煎用水以饱和氢氧化钙溶液分别调至 pH7.0、10.0。

（3）SBE-2 液：按同样方法，只将 1 mol/L 盐酸改用 0.5 mol/L 硫酸。

（4）SBE-3 液：按同样方法，只改用 0.1 mol/L 氢氧化钠溶液调至 pH7.0和 10.0 分别作第二、第三煎。

（5）SBE-4 液：按同样方法，只改用 0.1 mol/L 氢氧化钠溶液调至 pH7.0和 10.0 分别作第二、第三煎。

然后依法测定小檗碱、总生物碱的含量和干浸膏得率。

实例 3　莲子心生物碱的提取

莲子心为睡莲科植物莲的成熟种子的绿色胚芽，其性味苦、寒。具有清心醒脾、补脾止泻、养心安神、明目、止泻固精、益肾涩精止带等功效。临床主要用于热病，心烦神昏，暑热烦渴，高血压，烦热失眠等。药理研究表明其具有强心、扩张外周血管、降低血压、松弛平滑肌等作用。莲子心含莲心碱、异莲心碱、甲基莲心碱、荷叶碱等生物碱，此外尚含木樨草苷、金丝桃苷及芸香苷、谷甾醇及叶绿素等化学成分。莲子心总生物碱是莲子心的主要成分，为白色无定形粉末，不溶于水，易溶于有机溶剂。

采用半仿生提取法提取生物碱，在药材粒度、煎煮温度、过滤、浓缩等条件一致的前提下，根据预试验结果，发现提取溶剂的 pH、溶剂用量、提取时间等因素对提取的结果影响较大，故采用均匀试验考察上述几种因素的影响。以干浸膏得率、莲子心总生物碱的含量为指标，评价最佳提取条件。结果表明在提取 3 次，3 次煎煮液的 pH 为 5、6、8，煎煮溶剂量为 4 倍，提取总时间为 10 h 的情况下，干浸膏得率为 38.22%、莲子心总生物碱的含量为 15.746 mg/mL，为莲子心生物总碱提取的最佳条件。

实例 4　葛根芩连汤有效成分的提取

葛根芩连汤是经典古方之一，来源于张仲景所著《伤寒论》，基本组方为葛根、黄连、黄芩、炙甘草。主治表证未解、邪热入里证，身热，下利臭秽，胸脘烦热，口干作渴，喘而汗出，舌红苔黄，脉数或促。临床主要应用于急性肠炎、溃疡性结肠炎、幽门螺杆菌性胃炎、慢性结肠炎、轮状病毒性肠炎、放射性肠炎、糖尿病、糖尿病并发症、过敏性紫癜、急性脑梗死、痤疮、黄带等。葛根、黄芩、黄连、甘草主要有效成分依次分别为葛根素、黄芩苷、小檗碱、甘草酸。

根据原处方（葛根 24 g、黄芩 9 g、黄连 9 g、甘草 6 g）采用半仿生提取法进行提取，用均匀设计法设计试验。分别以葛根素、黄芩苷、盐酸小檗碱、甘草酸作为含量测定指标。结果表明最佳提取条件是：提取 3 次；第一、二次提取均用 pH 10 的水溶液，第三次提取 pH 1 的水溶液，每次提取 30 min，12 倍量的水。结果葛根素、黄芩苷、小檗碱、甘草酸的质量分数分别为 0.220%、5.26%、4.97%、8.95%，提取效果良好。

实例 5　麻杏石甘汤有效成分的提取

麻杏石甘汤是由麻黄、杏仁、炙甘草、生石膏煎煮制成的汤剂。主治外感风邪，身热不解，咳嗽喘逆，气急鼻扇，口渴，有汗或无汗，舌苔薄白或黄，脉浮而数者。临床常用于治疗感冒、上呼吸道感染、急性支气管炎、支气管肺炎、大叶性肺炎、支气管哮喘、麻疹合并肺炎等。方中麻黄、杏仁、炙甘草、生石膏主要有效成分分别为麻黄碱、氢氰酸、甘草次酸、钙离子等。

采用半仿生提取法提取时，在药材粒度、煎煮温度、煎煮用水量、滤过、浓缩等条件相同的前提下，以麻黄碱、甘草次酸、氢氰酸、钙离子、干浸膏得率为指标，采用均匀设计法对麻杏石甘汤对工艺条件进行优选。确定半仿生提取法工艺条件为：用水煎 3 次，pH 依次为 2.0、6.5、9.0；煎煮时间依次为 2.0、1.0、0.5 h。试验结果麻黄碱、甘草次酸、氢氰酸、钙离子、干浸膏得率分别为 0.6306、0.4208、0.7639、3.3031、0.1986 mg/g，综合评价高于其他提取方法，表明此工艺条件较佳。

第十章 萃取法

萃取法是利用化合物在两种互不相溶（或微溶）的溶剂中溶解度或分配系数的不同来进行分离的方法，其利用了相似相溶原理。萃取法既可以从液体混合物中提取出所需要的物质，进行分离或富集，也可用来除去混合物中少量杂质，是分离和纯化化合物的重要手段之一。常用的液—液萃取，其操作过程并不造成被萃取物质化学性质的改变，所以萃取操作是一个物理过程。

萃取法是一种经典的分离方法，使用分液漏斗就可完成，操作简单方便，在化学实验室使用广泛。随着萃取法技术的发展和工业化应用的需求，萃取法衍生了连续逆流萃取法、逆流分配法、胶体（胶团）萃取、溶剂微胶囊萃取等新技术和新方法，成为化合物分离的重要手段。

第一节 萃取法的原理

萃取法是利用提取物中各成分在两种互不相溶的溶剂中分配系数的不同而实现分离的方法。萃取时如果各组分在两相溶剂中的分配系数相差越大，则分离效率越高，分离的效果就越好。萃取法由有机相和水相相互混合，水相中要分离出的物质进入有机相后，再靠两相质量密度不同将两相分开。

一、分配系数 K

分配定律是萃取方法理论的主要依据，即物质对不同的溶剂有着不同的溶解度。在两种互不相溶的溶剂中，当加入某种可溶性的物质时，它能分别溶解于两种溶剂中。在恒温恒压情况下，如果一个溶质溶解在两种同时存在的互不相溶的液体里，达到平衡后，该溶质在两相溶液中浓度的比为一常数，这一常数称为分配系数，用符号 K 来表示，反映了该成分在两种溶剂中溶解度的差异。可用下式表示：

$$K = C_1/C_2 = (W_1 \times V_2)/(W_2 \times V_1)$$

式中，K 表示分配系数，C_1 代表溶质在 1 相溶剂中的浓度，C_2 代表溶质在 2

相溶剂中的浓度，W 表示重量，V 表示体积。现假定有 A、B 两种溶质用氯仿及水进行分配，如 A、B 均为 1g，$K_A = 10(C_{H_2O}/C_{CHCl_3})$，$K_B=0.1$，两相溶剂体积比 $V_{CHCl_3}/V_{H_2O}=1$，则在用分液漏斗做一次振摇分配平衡后，溶质 A 的 90% 以上将分配在 1 相溶液剂（水）中，不到 10% 则分配到 2 相溶剂氯仿中。同理，$K_B =0.1=10\%$，则振摇平衡，溶质 B 的分配将与 A 相反，即不到 10% 在水中，90% 以上分配在氯仿中。以上说明，在上述条件下，A、B 两种成分在氯仿及水中仅做一次分配就可实现 90% 以上程度的分离。

二、萃取效率

实际分离工作中，要把所需要的化合物从溶液中完全分离开，通常萃取一次是不够的，必须重复萃取数次。在多次萃取时就涉及萃取效率问题。假如在萃取操作中，都是将一定量的萃取溶剂分为等量多次萃取，而不是用一次全量萃取。设 V（mL）溶剂中含 W（g）溶质，现用 V_2（mL）的另一种溶剂萃取后还剩下 W_1（g）溶质，萃取过程符合分配定律。使用相同溶剂总量进行萃取时，分批萃取效率要比一次萃取高，因此萃取时，通常都是以少量多次为原则。

第二节 萃取法的主要操作方法

一、简单萃取法

这是实验室常用的一种分离技术操作，只需普通分液漏斗或其他简单仪器即可完成。操作时将水提取浓缩液或提取物浸膏加少量水稀释后，在分液漏斗中用与水不相混溶的有机溶剂进行萃取。若有效成分是亲脂性的，一般多用石油醚、苯、氯仿或乙醚等亲脂性有机溶剂进行萃取；若有效成分是偏于亲水性物质，则需用乙酸乙酯、正丁醇或戊醇等弱亲脂性的有机溶剂进行萃取。也可根据预实验结果选择合适的溶剂，若有生物碱成分应选用氯仿萃取；若有黄酮类成分，多选用乙酸乙酯萃取；若有皂苷类成分一般用正丁醇或异戊醇进行萃取。用简单萃取法进行分离时，也可利用有效成分或共存杂质的性质差异，用某种方法使某一类成分的分配系数发生改变，然后用萃取法分离。若 pH 梯度萃取法就是利用不同成分的酸碱性的差异，在某一定 pH 条件下，某成分可成盐或可游离，改变了该成分在溶剂系统中的分配系数而与其他成分分离。依次改变 pH 条件，则不同酸碱性的化学成分依次被萃取出来而达到分离的目的。

（一）萃取溶剂的选择

萃取溶剂的物理性质：为使原料液与萃取溶剂充分混合接触后所形成的萃取相与萃取剂能较快地分层，要求萃取溶剂与稀释剂有较大的密度差；同时，当界面张力较大时，细小的液滴比较容易聚结，有利于两液相分层，但液滴分散程度较差，混合时界面小，接触不良，不利于质量传递；界面张力过小，液滴分散程度较好，且易产生乳化现象，有利于传质，但两液相较难分层。因此，物系的界面张力要适中，在实际萃取操作中，易于分层更为重要，故一般多选界面张力较大的萃取溶剂。实验室萃取常用的有机溶剂有石油醚、氯仿、乙醚、乙酸乙酯、正丁醇等。萃取溶剂的选择主要考虑以下因素。

（1）在适宜的有机溶剂中要有足够的溶解度。

（2）在适宜条件下的各种水相介质中极少溶解，以减少萃取溶剂的损失并保证萃取分离效果。

（3）沸点高，挥发性低，无毒，便于安全操作。

（4）在萃取过程中，两相分离和流动性能良好。

（5）传质速度快。

（6）有较高的萃取能力和萃取选择性。

（二）操作过程

两相溶剂萃取一般是在分液漏斗、下口瓶或萃取罐中进行。少量萃取时，在分液漏斗中加入待分离的物质和萃取溶剂，用力振摇后，静置，待分层。分层后，开启活塞放出下层液，上层液从分液漏斗上口倒出，完成一次萃取。萃取时要避免猛烈振摇，以免产生乳化，影响分层。如果各成分在两相溶剂中分配系数相差越大，则分离效率越高。如果水提液中欲分离的成分是亲脂性物质，一般多用亲脂性有机溶剂，如石油醚、苯、氯仿或乙醚与水相之间进行两相萃取；如果有效成分是偏于亲水性的物质，在亲脂性溶剂中难溶解，就需要改用亲脂性弱的有机溶剂，例如乙酸乙酯、正丁醇等进行萃取。还可以根据需要在氯仿、乙醚中加入适量乙醇或甲醇以增大有机溶剂的亲水性，利于有效成分的溶出。不过，一般有机溶剂亲水性越大，与水作两相进行萃取的效果就越不好，因为较多的亲水性杂质也会被萃取出来，影响到有效成分的进一步精制。例如，提取黄酮类成分时，多用乙酸乙酯和水进行两相萃取；提取亲水性强的皂苷类成分则多选用正丁醇和水进行两相萃取；用溶剂萃取法萃取精油，多以非极性溶剂石油醚、甲苯和水进行两相萃取。实验室少量萃取一般在分液漏斗中进行，中量萃取可选择适当的下口瓶，工业大量生产可用密闭的萃取罐。

（三）注意事项

1. 萃取时如果各成分在两相溶剂中分配系数相差越大，则分离效率越高。如果水提液中欲分离的成分是亲脂性物质，一般多用亲脂性有机溶剂；如果有效成分是偏于亲水性的物质，就需要改用亲脂性弱的有机溶剂。

2. 控制水提取液的浓度，使其相对密度在 1.1 ～ 1.2 之间；过浓容易萃取不完全，过稀则溶剂用量太大，影响操作。一般萃取 3 ～ 4 次即可完成，每次所用溶剂与水溶液应保持一定的比例；第一次萃取时，溶剂要多一些，一般为水提取液的 1/3 ～ 1/2 为宜；以后的用量可以少一些，一般为 1/6 ～ 1/4 即可。

3. 中药中含有的一些成分如蛋白质、草苷、树脂等都有一定的表面活性，是天然的乳化剂，因此乳化是萃取中常遇到的比较突出的问题。萃取时要尽量防止乳化。乳化属于胶体化学范畴，是指一种液体以细小液滴（分散相）的形式分散在另一不相溶的液体（连续相）中，这种现象称为乳化现象，生成的这种液体称为乳状液或乳浊液。

发生乳化的主要原因为：

（1）中药的水提液和生物发酵液中通常含有大量蛋白质，它们分散成微粒，呈胶体状态。蛋白质一般由疏水性肽链和亲水性极性基团构成。由于疏水基和亲水基的平衡，蛋白质显示表面活性而起乳化剂作用，构成乳状液，因此在萃取过程中会产生上述界面现象。

（2）萃取体系中含有呈胶粒状态和极细微的颗粒或杂质。

（3）有机相的理化性质，如有机相黏度过大，化学性质不稳定发生分解产生易乳化的物质等。

（4）为了两相的充分混合，人们往往进行过度的搅拌（输入能量过大）而造成分散相液滴的过细分散而导致乳化。

破乳方法有：

（1）加入表面活性剂：表面活性剂可改变界面的表面张力，促使乳浊液转型。

（2）电解质中和法：加入电解质，中和乳浊液分散相所带的电荷，而促使其凝聚沉淀，也就起到盐析蛋白质的作用。常用的电解质如氯化钠、硫酸铵等。这种方法适用于少量乳浊液的处理或乳化不严重的乳浊液的处理。

（3）吸附法破乳：当乳化液经过一个多孔性介质时，由于该介质对油和水的吸附能力的差异，也可以引起破乳。例如，碳酸钙或无水碳酸钠易为水所润湿，但不能为有机溶剂所润湿，故将乳状液通过碳酸钙或无水碳酸钠层时，其中水分被吸附。

（4）加热：温度升高，使乳状液液珠的布朗运动增加，絮凝速度加快，同时还能降低黏度，使聚结速度加快，有利于膜的破裂。

（5）稀释法：在乳状液中，加入连续相可使乳化剂浓度降低而减轻乳化。在实验室的化学分析中有时用此法比较方便。

（6）机械方法：产生乳化后，如果乳化现象不严重，可采取过滤或离心沉降的方法。分散相液滴在重力场或离心力的作用下会加速碰撞而聚合，适度搅拌也可以起同样的促聚作用。

（7）调节水相酸度：加酸往往可以达到破乳的目的，但这时需要考虑其他工艺条件的限制。

（8）静止法：长时间放置也可以减少乳化现象。

二、连续逆流萃取法

连续逆流萃取也称为连续动态逆流提取，是通过多个提取单元之间物料和溶剂合理的浓度梯度排列和相应的流程配置，结合物料的粒度、提取单元组数、提取温度和提取溶媒用量，循环组合对物料进行提取的一种新的中药提取分离技术。在提取过程中，物料和溶剂同时作连续相向的逆流运动，物料在运动过程中不断改变与溶剂的接触情况，有效改善了提取状态，可以显著提高提取效率。该提取工艺设计原理是利用固液两相的浓度梯度差，逐级将药料中有效成分扩散至起始浓度相对较低的溶液中，达到最大限度转移物料中溶解成分的目的。适用于极性相差较大的成分的分离。

连续逆流萃取法装置通常有一根、数根或更多的萃取管，管内用小瓷圈等填充物填充，以增加两相溶剂萃取时的接触面。将两相溶剂中比重较大的一相放于萃取管中，比重较小的另一相贮于高位容器中，操作时将高位容器中的溶剂在高位压力下由萃取管下部缓缓流入，穿过管中溶剂层进行萃取，然后由管的上部流出。通常药材的提取浓缩液是水相，若使用比水轻的溶剂如苯、乙酸乙酯等萃取溶剂贮于高位容器内；若使用比水重的溶剂如氯仿进行萃取时，则应将氯仿放在萃取管中，将药液贮于高位容器内。

该法克服了使用分液漏斗多次萃取的操作麻烦，萃取效率较高，通过循环，大大降低了溶剂的使用量，不会产生乳化现象。萃取是否完全，可取样品用薄层色谱、纸色谱和呈色反应或沉淀反应进行检查。

三、逆流分配法

逆流分配法（counter current distribution，CCD）是将混合物在一定量的两相溶剂中，经多次移位萃取分配而达到分离的方法。本法所采用的逆流分配仪是由若干支乃至数百支的管子组成，操作时，自盛有混合物溶液的管内加入另一种不相混溶的溶剂，振摇放置即分成上、下两层，再将上层转移到盛有下层新溶剂的下一管中，同时加入新的上层溶剂到原管内振摇放置分层。如此反复操作数次或数十次甚至数百次，混合物几乎完全被分离开。若无此仪器，少量萃取时可用若干个分液漏斗代替。

逆流分配法具有很强的分离混合物各组成的能力，适用于分离性质非常近似的同系物或同分异构体以及一般方法难于分离的多肽、蛋白质等高分子化合物。由于无须加热，所以对一些受热易破坏的化合物的分离尤为适宜。但其操作时间长，消耗溶剂较多，应用上会受到一定限制。

第三节 萃取法的应用及特点

一、萃取法的应用领域

萃取技术已广泛应用于化学、生物学、医药、环保和食品化工等领域，主要应用于各种化合物的分离或纯化。

二、萃取法的应用特点

简单萃取法是分离物质最简单、最基础的手段，选择性高，操作简便，但适用于分离分配系数差异较大的成分，且分离时易乳化。在中药化学成分分离过程中，常用于初步分离。而逆流分配法及以逆流分配法为基础的液滴逆流色谱法（DCCC）和高速逆流色谱法（HSCCC）可以用于单体化合物的分离，但需要较大的仪器设备投入。

三、以萃取法为基础发展的一些新技术

萃取法是以不同化合物分配系数的不同来达到分离目的。这种分离机制十分有效，发展基于溶剂萃取的新型分离技术成为研究的热点。在此基础上，发展了一系列新的方法，如以逆流分配法为基础的色谱方法，如液滴逆流色谱法和高速逆流色谱法，可以用于精细的单体化合物分离，且这些方法使用全液态的液—液分离溶剂系统，不用固态的固定相，故不存在样品的不可逆吸附，样品可定量回收；还极大地抑制了样品的变性，样品不会遭到破坏；另外液体体系更换及平衡方便、快捷。因此这些技术得到了较快的发展，我们将在其他章节中专门介绍，以下介绍几种萃取新技术。

（一）胶体（胶团）萃取

胶团萃取是被萃取物以胶团或者胶体形式从水相被萃取到有机相的溶剂萃取方法。它既可以用于无机物的萃取，也可用于有机物的萃取。胶团可以分为正相微胶团和反相微胶团。其中反相微胶团萃取法较常见。反胶团是两性表面活性剂在非极性有机溶剂中亲水基团自发地向内聚集而成的，内含微小水滴的，空间尺度仅为纳米级的几何型胶体；是一种自我组织和排列而成的，并具有热力学稳定的有序构造。反胶团在微小界面和微小水相具有两个特异性功能：一是具有分子识别并允许选择透过的半透膜的功能；二是在疏水性环境中具有使亲水性大分子如蛋白质等保持活性的功能。

1. 反胶团萃取的优点

（1）有很高的萃取率和反萃取率并具有选择性。

（2）分离、浓缩可同时进行，过程简便。

（3）能解决蛋白质如（胞内酶）在非细胞环境中迅速失活的问题。

（4）由于构造反胶团的表面活性剂往往具有细胞壁功效，因而可直接从完整细胞中提取具有活性的蛋白质和酶。

（5）反胶团萃取技术的成本低，溶剂可反复使用等。

2. 影响反胶团萃取的因素

（1）表面活性剂和溶剂的种类。现在多数采用 AOL 为表面活性剂。AOL是琥珀酸二（2-乙基己基）酯磺酸钠或丁二酸二异辛酯磺酸钠（Aerosol）。溶剂则常用异辛烷（2,2,4-三甲基戊烷）。AOT 能迅速溶于有机物中，也能溶于水中，并形成微胶团，但不是球状而是液晶态。AOT 作为反相微胶团的表面活性剂是由于它具有两个优点：一个是所形成的反相微胶团的含水量较大；另一个是形成反相微胶团时，不需要加表面活性剂。

（2）水相的 pH。蛋白质是一种两性物质，各种蛋白质具有确定的等电点（PI）。当溶液的 pH 小于等电点时，蛋白质的表面带正电，反之则带负电。如果溶液中存在有几种蛋白质，只要它们的 PI 不同，就可以利用控制 pH 而达到分离它们的目的。

（3）离子的强度和种类。离子强度是反相微胶团萃取中的另一重要参数。

（4）其他影响因素。除上述影响因素之外，还有温度、含水量、阳离子类型、溶剂结构、表面活性剂含量等。例如含水量太小，微胶团过小，则蛋白质无法进入，溶解率也就下降。表面活性剂太少，则微胶团难以形成，溶解度也必然下降。

（二）溶剂微胶囊萃取

萃取分离技术中两相溶剂界面张力大小对混合和分相影响很大，两相的夹带导致分离不够干净，因而对两相溶剂的选择要求相对较高，且存在设备设计和放大困难等问题。为了解决这些问题，溶剂固定化技术就是发展方向之一。这些技术通过将萃取剂有效地固定在其他支撑载体上，可以解决液液萃取过程中的溶剂损失和相分离难等问题。但由于固定化溶剂的稳定性问题没有得到很好的解决，且支撑材料的耐溶剂能力不够，因此，这些技术的工业化进程受到很大的影响。近年来，微胶囊技术得到迅速发展，将微胶囊技术与萃取技术相结合的溶剂微胶囊技术引起了国内外众多研究者的关注，并得到了迅速发展。

萃取溶剂微胶囊的制备是利用微囊化方法将萃取溶剂包覆起来，解决传统液液萃取中的两相分散、混合、分离以及溶剂的损失和设备结构复杂等问题。避免乳化和分相问题，在萃取溶剂包覆量和防止萃取溶剂流失方面具有明显的优势。用简单易控制的溶剂挥发法就可成功制备聚砜及聚苯乙烯材料包覆的多种萃取溶剂（如磷酸三丁酯、2-乙基己基磷酸脂、三辛胺等）微胶囊。壁材和分散剂的选择对不同萃取溶剂进行包覆有影响，同时搅拌速度和膜溶液组成对微胶囊的形态、萃取溶剂包覆量也有重要的影响。实验表明有以下一些规律。

（1）用聚砜作壁材可以包覆磷酸三丁酯、2-乙基己基磷酸，而用聚苯乙烯可以包覆三辛胺、Aliquat 336。

（2）对于不同的 OW 乳液体系，只有选择合适的分散剂，才能得到理想球形状、分散性好的微胶囊。

（3）增大搅拌速度可以降低液滴尺度，从而减小微胶囊粒径。

（4）膜溶液组成的影响因素，一是膜溶液的黏度和两相界面张力，这是除搅拌速度外微胶囊粒径的决定因素；二是膜溶液中壁材与萃取剂的比例，其优化时才能得到萃取溶剂包覆量高的微胶囊。

溶剂微胶囊是在传统液—液萃取的基础上，为适应现代科学技术的要求而发展起来的新型萃取技术。

虽然还很不成熟，但已显示一些特点：

（1）溶剂微胶囊中萃取溶剂含量较高，作为分离介质，具有选择性好、容量高、相分离容易以及对于萃取剂无特殊物性要求等。

（2）将液—液传质过程转化成为固—液传质过程，因此，设备的结构简单，操作过程简单易控，没有液—液萃取设备的复杂和放大问题。

（3）溶剂在微胶囊中的稳定性比较好，可有效地减少分离过程中的溶剂损失以及夹带问题。

（4）包覆的壁材选择性也比较宽，固定化效果好。

因此，溶剂微胶囊萃取在生物、材料、制药以及环境等方面得到推广应用。

第四节 萃取法应用实例

实例 中药大黄中羟基蒽醌类化合物的分离

中药大黄为蓼科植物掌叶大黄、唐古特大黄或药用大黄的干燥根及根连，为常用中药之一。大黄具有泻热通肠、凉血解毒、逐瘀通经的功效。现代药理研究证明，大黄中羟基蒽醌类具有抗菌作用，其中以芦荟大黄素、大黄素及大黄酸作用较强，它们对多数革兰阳性细菌均有抑制作用。此外，还具有抗肿瘤、利胆保肝、利尿、止血作用等。大黄的化学成分从 19 世纪初开始研究，已被阐明结构的化学成分有 136 种以上，但其主要成分为蒽醌类化合物，总含量 2% ～ 5%，其中游离的羟基蒽醌类化合物仅占 1/10 ～ 1/5，主要为大黄酚、大黄素、芦荟大黄素、大黄素甲醚和大黄酸等。

从大黄中提取分离游离的羟基蒽醌时，根据它们的酸性强弱的差异，可采用 pH 梯度萃取法进行分离。分离时先用 10% 硫酸和三氯甲烷的混合液，在水浴上回流水解并使游离蒽醌转入有机溶剂中，然后用不同 pH 的碱液进行分离。

在用硅胶柱色谱分离大黄酚与大黄素甲醚时，也可用石油醚—乙酸乙酯作洗脱剂进行分离，或将大黄酚和大黄素甲醚的混合物上纤维素柱，用水饱和的石油醚作洗脱剂，亦可得到较好的分离效果。

上述 pH 梯度萃取法虽然简便，但常会因萃取次数过多而彼此混杂。例如用 5% 碳酸钠水溶液萃取大黄素时，若萃取次数多，则芦荟大黄素亦会混入 5% 碳酸钠水溶液中。但若萃取次数过少，则可能提取不完全。

第十一章　沉淀法

沉淀法（precipitation）是利用某种沉淀剂或改变条件，使需提取的药物或杂质在溶液中的溶解度降低而形成无定形固体沉淀，从而达到分离目的的方法。由于沉淀法的操作简单，不需要特殊的或专用的设备，所以无论是在实验室的研究工作还是在工业生产中，其运用均很普遍。

早期沉淀法在物理方面的运用可能比化学方面频繁。随着科技的发展，沉淀法的运用范围越来越宽广，技术也在不断更新进步。如今使用沉淀法分离提纯物质，一般会和其他的方法结合使用。

虽然沉淀法具有浓缩和分离的双重作用，但对被沉淀的对象及其浓度有一定的要求，即浓度越高越好。此法不仅适用于抗生素、有机酸等小分子物质，在蛋白质、酶、多肽、核酸和其他细胞组分的回收或分离中运用更广泛。

第一节　沉淀法的原理

一、基本原理

沉淀法又称沉淀分离法，是在样品中加入某些试剂或溶剂，使被分离化学成分或杂质溶解度降低而以固体形式沉淀析出的一种分离方法。通过沉淀法，可使有效成分析出而分离或使杂质成为沉淀而除去。在应用沉淀分离技术时，需要考虑 3 个因素：一是沉淀的方法和技术应具有一定的选择性，以使目标成分得到较好的分离；二是对于一些活性物质（如酶、蛋白质等）的沉淀分离，必须考虑沉淀方法对目标成分的活性和化学结构是否破坏；三是食品和医药中目标成分的沉淀分离，必须充分估量试剂残留对人体的影响。

在应用沉淀法时，尤其是得到的沉淀是需要的被分离组分时，总是希望得到较纯净的沉淀，而影响沉淀纯度的原因有共沉淀和后沉淀两方面。

（一）共沉淀

在进行沉淀反应时，某些可溶性杂质也同时被沉淀下来的现象，称为共沉淀。产生共沉淀的原因有表面吸附、形成混晶、包埋或吸留，其中表面吸附是主要的原因。

1. 表面吸附

分布在沉淀表面的离子与沉淀内部的离子处在不同情况下，表面的离子的静电引力未被平衡，这样在沉淀表面上产生了一种静电力场，溶液中带相反电荷的分子被吸引到沉淀表面上，这就产生表面吸附现象。沉淀吸附杂质的量与沉淀的总表面积、温度及杂质的浓度有关。

2. 形成混晶

如果杂质离子与构晶离子具有相同的晶格或相同的电荷和离子半径比，杂质离子可进入晶格排列中，形成混晶。

3. 包埋和吸留

在沉淀的过程中，当沉淀剂的浓度较大，而加入的速度又较快时，沉淀迅速长大，表面吸附的杂质来不及离开沉淀表面就被再沉积上来的沉淀所覆盖，陷入沉淀晶体内部，这种现象叫作包埋或吸留。应该指出，由包埋或吸留现象给沉淀带来的杂质是无法洗去的。但是，可以通过沉淀的陈化或重结晶的方法予以减少。

（二）后沉淀

当沉淀析出后，在放置的过程中，溶液中原来不能析出沉淀的组分，也在沉淀表面逐渐沉淀出来，这种现象称为后沉淀。

二、沉淀法分类

沉淀法根据其加入的沉淀试剂可分为水醇沉淀法、酸碱沉淀法、铅盐沉淀法、专属试剂沉淀法、盐析法等方法。

（一）水醇沉淀法

水醇沉淀法就是在沉淀过程中涉及水和乙醇两种溶剂，一般有两种沉淀方式。

1. 水提醇沉法

于水提取的浓缩液中加入乙醇使含醇量达 60% 以上，则难溶于乙醇的成分如淀粉、树胶、黏液质、蛋白质等杂质从溶液中沉淀出来，经过滤除去沉淀，即可达到有效成分与这些杂质相分离的目的。这种方法在中药药剂中常用于除去杂质。

2. 醇提水沉法

于醇提取的浓缩液中加入 10 倍量以上水，可沉淀亲脂性杂质。主要用于除去醇提液中的脂溶性杂质（如油脂、叶绿素等）。

水醇沉淀法的特点：（1）操作简单易行。（2）乙醇沸点适中，可回收后反复使用。（3）其本身具有杀菌作用，乙醇处理的物料不易霉变。

（二）酸碱沉淀法

酸碱沉淀法是利用酸性成分在碱中成盐而溶解、在酸中游离而沉淀，而碱性成分在酸中成盐而溶解、在碱中游离而沉淀的性质，来进行分离的一种分离方法。一般有 3 种沉淀方式。

1. 酸提取碱沉淀用于生物碱的提取分离。

2. 碱提取酸沉淀用于酚、酸类成分和内酯类成分的提取分离。

3. 调 pH 等电点：调节 pH 至等电点，使蛋白质、多肽等酸碱两性的化学成分沉淀析出而分离。

酸碱沉淀法具有沉淀反应可逆、样品收率较高的特点。

（三）铅盐沉淀法

利用中性醋酸铅和碱式醋酸铅为试剂的沉淀法，是分离中药化学成分的经典方法之一。在水或醇溶液中，中性醋酸铅和碱式醋酸铅能与多种化学成分生成难溶性铅盐或络合物沉淀，借此将有效成分与杂质分离。

铅盐沉淀法的特点：中性醋酸铅能与含有羧基及邻二酚羟基的酚酸类成分产生沉淀；而碱式醋酸铅的沉淀范围比中性醋酸铅更广，不仅能与羧基及邻二酚羟基的酚酸类成分产生沉淀，还能沉淀某些大分子中性成分。

（四）专属试剂沉淀法

利用某些试剂能选择性与某类化学成分反应生成可逆的沉淀，借以与其他化合物分离的方法。如水溶性生物碱可加入雷氏铵盐沉淀而分离；甾体皂苷可被胆甾醇沉淀；鞣质可用明胶沉淀等。但在使用试剂沉淀法时要注意：若用试剂来沉淀分离有效成分，则生成的沉淀应是可逆的。若被沉淀的化合物是杂质则生成的沉淀可以是不可逆的。

（五）盐析法

盐析法是在中药的水提液中加入无机盐使之达到一定的浓度或半饱和或饱和状态后，可使提取液中的某些成分在水中的溶解度降低而沉淀析出，或用有机溶剂萃取出来，从而达到与水溶性大的杂质分开的一种分离方法。

盐析法的特点：一般的生物碱、皂苷、挥发油等都可用盐析从水溶液中分离出来。常用作盐析的无机盐有氯化钠、氯化钾、氯化钙、硫酸钠、硫酸镁、硫酸铵、硫酸钾等。

三、沉淀法分离的影响因素

（一）pH

沉淀法溶液的 pH 必须要保持被分离物质的稳定，不能过低。

（二）温度

有机溶剂沉淀时，温度是最重要的因素。在有机溶剂存在下，大多数蛋白质的溶解度随温度降低而显著减小，因此，低温下沉淀更完全。

（三）沉淀的溶解度

为保证沉淀的纯度和分离效果，沉淀的溶解度必须很小。

第二节 沉淀法的操作及设备

一、沉淀法的操作

（一）水醇沉淀法

常用水提醇沉法，操作时将中药水提液浓缩至 $1:1 \sim 1:2$ （mL/g），药液放冷后，边搅拌边缓慢加入乙醇使达规定含醇量，密闭冷藏 $24 \sim 48$ h，滤过，滤液回收乙醇，得到精制液。

操作时应注意以下方面。

（1）药液应适当浓缩，以减少乙醇用量。但应控制浓缩程度，若过浓，有效成分易包裹于沉淀中而造成损失。

（2）浓缩的药液冷却后方可加入乙醇，以免乙醇受热挥发损失。

（3）选择适宜的醇沉浓度。一般药液中含醇量达 50% ～ 60% 可除去淀粉等杂质，含醇量达 75% 以上大部分杂质均可沉淀除去。

（4）慢加快搅。应快速搅动药液，缓缓加入乙醇，以避免局部醇浓度过高造成有效成分被包裹损失。

（5）密闭冷藏。可防止乙醇挥发，促进析出沉淀的沉降，便于滤过操作。

（6）洗涤沉淀。沉淀采用乙醇（浓度与药液中的乙醇浓度相同）洗涤可减少有效成分在沉淀中的包裹损失。如采用乙醇沉淀法从白及水提液中获得白及胶；自新鲜栝楼根中提取天花粉蛋白，可分次加入乙醇使蛋白质沉淀析出。

（二）酸碱沉淀法

往提取液中加入适量酸水（或碱水），让欲分离成分生成盐溶解于酸水（或碱水）中，然后再加适量碱水（或酸水），形成沉淀而析出使其恢复为原来结构，最后经离心或利用与水不相混溶的有机溶剂将其萃取分出。适于分离酸性、碱性或酸碱两性化合物。如提取黄酮、蒽醌、酚酸性成分，可采用碱提取酸沉淀法。如一些生物碱的提取可以采用酸提取碱沉淀法，如蝙蝠葛碱的分离。

（三）铅盐沉淀法

操作时先将药材的水或醇提取液中加入过量的饱和醋酸铅溶液至沉淀完全，静置后滤除沉淀，沉淀用水洗，洗液与滤液合并再加入碱式醋酸铅溶液至沉淀完全，滤出沉淀并用水洗，这样就分成了中性醋酸铅沉淀物、碱式醋酸铅和母液3个部分。将它们分别进行脱铅处理，即可分离到化学成分不同的3个部分。通常脱铅方法是将铅盐沉淀悬浮于水或烯醇中，通入硫化氢气体，使铅盐分解并转为不溶性硫化铅沉淀，有效成分游离在溶液中，过滤，沉淀用水洗，洗滤液合并，再浓缩即可。铅盐沉淀法可以沉淀含有羧基及邻二酚羟基的酚酸类成分，如有机酸、氨基酸、蛋白质、黏液质、树胶、酸性树脂、酸性皂苷、鞣质、部分黄酮苷、蒽醌苷、香豆素苷等，还可以沉淀某些大分子中性成分，如中性皂苷、糖类、某些异黄酮及碱性较弱的生物碱等。

（四）专属试剂沉淀法

在提取液中加入某些特定试剂，使欲分离成分与加入的试剂生成沉淀而析出，待沉淀完全后，滤过得到沉淀，将沉淀再用一定溶剂或试剂将其复原为原化合物如水溶性生物碱可加入雷氏铵盐沉淀而分离，甾体皂苷可被甾醇沉淀，鞣质可用明胶沉淀等。

（五）盐析法

在中药的提取液中加入无机盐，通常为氯化钠，要在搅拌下缓慢均匀、少量多次地加入；尤其到接近饱和度时，加盐的速度要慢；使之达到饱和状态后，可使提取液中的某些成分沉淀析出，有时需要在冰浴中放置一段时间，待沉淀完全后再离心或过滤。有些成分水溶性较大，在分离时，亦常先在水提液中加一定量的食盐，再用有机溶剂提取。例如：三七的水提取液中加硫酸镁至饱和状态，三七皂苷亦可沉淀析出；自黄藤中提取掌叶防己碱、自三颗针中提取小檗碱在生产上都是用氯化钠或硫酸铵盐析制备。有些成分如原白头翁素、麻黄碱、苦参碱等水溶性较大，分离时往往先在水提液中加入一定量的氧化钠，再用有机溶剂萃取以提高萃取得率。用水蒸气蒸馏提取挥发油时，当挥发油不易与水分层时也可在馏出液中先加入氯化钠盐析，然后用乙醚萃取。

二、沉淀法的设备

水醇沉淀法的设备：醇沉罐多设计成细长、锥角为 60°～90°、锥底不锈钢罐。醇沉后杂质沉淀于锥底，清液从上部吸出。一些中药生产中，仍用人工搅拌醇沉罐，工具简陋，效果差，容易造成浓缩液结块沉淀现象。现在一般使用的醇沉罐有两类。

（一）机械搅拌醇沉罐

机械搅拌醇沉罐设备由上椭圆形封头，锥底带夹带的圆桶体，内装折叶桨叶搅器、电机、减速器以及特殊的微调旋转液管、气动出渣口（A 型）或罐底直接装置阀（B 型）等组成。醇沉罐筒体夹套内可通入冷盐水或低温水，使浓缩液间接冷却，控制其所需温度。

（二）空气搅拌醇沉罐

在空气搅拌醇沉罐中，以压缩空气为动力进行搅拌沉淀，罐底一般为锥形。由于空气中的压力、成分等因素复杂且不好控制，所以一般不常用此种方法。

在工业生产上，水醇沉淀法作为一个单元操作，其上游有提取操作，下游有分离、浓缩等操作，因此，现在中药生产上多采用动态提取浓缩流水线，使提取、浓缩、沉淀、酒精回收、分离等连续进行。

第三节 沉淀法的应用及特点

沉淀法广泛应用在医药、化工、环保、食品等各个领域，且运用也比较普遍。如在环保领域，沉淀法在污水处理中运用非常普遍，常用沉淀法去除一些重金属污染物等。处理方法操作简便，节约成本，比较适合工业生产方面的运用；但是沉淀剂的用量不容易控制，结果不是很精确。在中药领域中，沉淀法是中药有效成分的提取和分离的常用方法。

一、沉淀法的应用

（一）水醇沉淀法

可将水提取液中的淀粉、树胶、黏液质、蛋白质等杂质从溶液中沉淀出来，经过滤除去沉淀，即可达到有效成分与这些杂质相分离的目的。

（二）酸碱沉淀法

当提取黄酮、蒽醌、酚酸性成分，可采用碱提取酸沉淀法；若提取一些生物碱类物质，可以采用酸提取碱沉淀法。沉淀反应必须是可逆的。

（三）铅盐沉淀法

中性醋酸铅和碱式醋酸铅可以沉淀含有羧基及邻二酚羟基的酚酸类成分，如有机酸、氨基酸、蛋白质、黏液质、树胶、酸性树脂、酸性皂苷、鞣质、部分黄酮苷、蒽醌苷、香豆素苷等。碱式醋酸铅还可以沉淀某些大分子中性成分，如中性皂苷、糖类、某些异黄酮及碱性较弱的生物碱等。反应后需要进行脱铅处理，将铅盐沉淀悬浮于水或烯醇中，通入硫化氢气体，使铅盐分解并转为不溶性硫化铅沉淀，有效成分游离在溶液中而达到分离。

（四）专属试剂沉淀法

在生物碱盐的溶液中，加入某些生物碱沉淀试剂，则生物碱生成不溶性复盐而析出。水溶性生物碱难以用萃取法提取分出，常加入雷氏铵盐使生成生物碱雷氏盐沉淀析出。甾体皂苷可被胆甾醇沉淀，可使其与三萜皂苷分离；明胶能沉淀鞣质，可用于分离或除去鞣质；重金属盐与有机酸生成沉淀等。

（五）盐析法

一般的生物碱、皂苷、挥发油等都可用盐析法从水溶液中分离出来。

二、沉淀法的特点

（一）优点

选择性好，分辨率高；工艺设备简单，操作方便，成本低，便于批量生产。在产物浓度越高的溶液中，沉淀越有利，收率越高。

（二）缺点

沉淀效果受时间、温度、溶解度、pH 等多方面因素干扰，需要很好地把握这些条件因素，这就要求操作人员要非常熟练。比如样品浓度过高，容易出现共沉淀现象，使一部分杂质析出；样品浓度过低，沉淀剂用量过大且沉淀析出不彻底。过滤困难、产品纯度较低需继续精制。

三、沉淀法的发展趋势

中药的有效成分十分复杂，在提取分离时，仅依靠沉淀法往往达不到分离的要求。如今，在使用沉淀法分离有效成分的同时，为了使提取的药物成分纯度更高，会选用几种沉淀方法联合使用或在使用沉淀法的同时结合其他的分离方法。例如醇沉法和萃取法、结晶法、色谱法、膜分离法等综合使用，这样提取分离的化学成分纯度更高，才能满足中药有效成分的研究和运用。

第四节　沉淀法应用实例

实例 1　中药茯苓中茯苓多糖的提取分离

中药茯苓为寄生在松树根上的多孔菌科真菌茯苓的干燥菌核，味甘、淡、性平，入药具有利水渗湿、益脾和胃、宁心安神之功效。现代医学研究表明茯苓能增强机体免疫功能，其中含有的茯苓多糖具有抑制肿瘤生长、抗病毒、抗氧化、增强机体免疫力、保肝、催眠、抗炎等作用，是茯苓的主要活性成分，可广泛应用于医疗保健食品等领域。

茯苓多糖是一种真菌多糖，来源于茯苓的菌核，占整个茯苓菌核干重的 70% ~ 90%，其化学组成为（1 → 3）–β–D– 葡聚糖。茯苓多糖主要存在于茯苓细胞壁中，按照溶解度的不同又分为水溶性茯苓多糖和碱溶性茯苓多糖。通常采用水提醇沉淀法或碱提醇沉淀法提出分离。

水提醇沉淀法：称取一定量茯苓粉末→热水浸提→抽滤→滤液减压浓缩（浸提液：浓缩液为 10∶1）→ 95% 乙醇溶液沉淀（含醇量 80%）→于冰箱中静置过夜→离心→沉淀物用无水乙醇、丙酮、乙醚洗涤—真空干燥得茯苓多糖粗品。该法采用水作为溶剂，具有价廉、无毒、操作安全等优点，其缺点是浸提时间长且提取收率较低。

也可采用稀碱提取茯苓多糖，然后用二甲基亚砜（DMSO）进行精制。茯苓的稀碱提取液 4 ℃静置过夜，抽滤后滤液用 10% 醋酸溶液中和，加入等量的 95% 乙醇溶液沉淀，于 4 ℃过夜，抽滤取沉淀。用流水透析 2 日后，依次用蒸馏水、无水乙醇、丙酮、乙醚洗涤。之后置 58 ℃干燥箱中减压干燥，即得茯苓多糖粗品。取茯苓多糖粗品溶于二甲基亚砜（DMSO）中，在室温下搅拌 1.5 h 后，加蒸馏水继续搅拌 20 min，放置 2 h 抽滤。沉淀用无水乙醇、丙酮、乙醚洗涤，置干燥箱中 60 ℃以下干燥 30 min，即可得茯苓多糖的精制品。

实例 2　蝙蝠葛中蝙蝠葛碱的提取分离

蝙蝠葛为防己科植物的根及根茎，具有清热解毒、利咽喉、消肿止痛的功效。蝙蝠葛中含有蝙蝠葛碱、山豆根碱、去甲山豆根碱等多种生物碱。这些生物碱是蝙蝠葛的主要活性成分。

蝙蝠葛碱的提取分离：取蝙蝠葛粗粉，以 0.5% 的硫酸水溶液温热浸提 2 次，合并提取液，用浓氨水碱化至 pH9.0～9.5，然后用苯萃取，合并苯液，再以 2% 的盐酸萃取苯溶液，合并酸水萃取液，用氨水调 pH 至 9.0，产生沉淀，过滤，水洗至中性，60 ℃下烘干，即得到蝙蝠葛碱成品。

实例 3　槲树皮中槲皮苷的提取分离

槲树皮为壳斗科植物槲栎的干燥根皮和树皮，有消乳肿、涩肠固脱的功效，用于乳腺炎、哮喘、脱肛、痔血等症。槲树皮含槲皮苷，是活性成分之一。

槲皮苷的提取分离：槲树皮的乙醇提取液，先加入少量中性醋酸铅溶液，搅拌均匀，析出暗棕色沉淀，滤除沉淀，于滤液中继续加入中性醋酸铅溶液至不再产生橙黄色沉淀。过滤收集沉淀，洗净后，悬浮于乙醇中，通入硫化氢至铅盐全部分解，过滤，蒸干滤液，得黄色残渣，溶于热水中，滤除不溶物，放冷，槲皮苷即结晶析出。

实例 4　中药知母中知母皂苷的提取分离

中药知母为百合科植物知母的干燥根莲。具有清热泻火、生津润燥的功效，用于外感热病之高热烦渴、肺热燥咳、骨蒸潮热、内热消渴、肠燥便秘。根茎中含总皂苷约 6%，是知母的主要活性组分。

知母皂苷的提取分离：将知母中获得的粗皂苷溶于少量乙醇中，加入胆甾醇饱和乙醇溶液，利用甾体皂苷可与胆甾醇生成难溶性的分子复合物而得到沉淀。经过干燥后用乙醚提取出胆甾醇，而皂苷不溶，得到的残留物为含知母皂苷的粗品。

实例 5　中药黄连中小檗碱的提取

中药黄连为毛贯科植物黄连、三角叶黄连和云连的干燥根茎，分别习称"味连""雅连""云连"。具有清热燥湿、泻火解毒的功效，在中医临床有广泛的应用。黄连含多种生物碱，主要是小檗碱（Berberine），又称黄连素，含量为 5%～8%，是中药黄连的主要有效成分。

小檗碱的提取分离：取黄连粉末用稀硫酸浸泡一段时间，过滤后滤液用石灰乳调节 pH，静置沉降一段时间，脱脂棉过滤后滤液用浓盐酸调节 pH，加入适当量的氯化钠静置一段时间，抽滤得到的固体干燥至恒重，即可得到小檗碱的粗品。

第十二章　大孔吸附树脂分离方法

大孔吸附树脂（macroporous adsorption resin）是 20 世纪 60 年代发展起来的一种新型非离子型高分子聚合物吸附剂，具有大孔网状结构，其物理化学性质稳定，不溶于酸、碱及各种有机溶剂。由于其具有吸附性能好、对有机成分选择性较高、机械强度高、价格低廉、再生处理方便等特性，特别适合于制药工业领域中药物的分离纯化。目前大孔吸附树脂色谱被广泛应用于天然药物有效部位及有效成分的分离和纯化，有些已经用于工业化生产中，并取得了较好的效果。近年来又合成出了一些新型大孔吸附树脂，使得交换容量和选择性有所提高。

第一节　大孔吸附树脂分类与分离原理

一、大孔吸附树脂分离原理

（一）吸附概念

吸附是指固体或液体表面对气体或溶液中溶质的吸着现象。它可分为物理吸附和化学吸附两类。物理吸附是靠分子间作用力相互吸引的，一般情况下吸附热较小，如活性炭吸附气体，被吸附的气体可以很容易地从固体表面放出，并不改变气体和吸附剂的性状，因此物理吸附是一种可逆过程。化学吸附是以类似于化学键的力相互吸引，一般情况下吸附热较大，由于其活化能高，所以有时称为活化吸附；被吸附的物质往往需要在很高的温度下才能放出，且放出的物质往往已经发生了化学变化，不再具有原来的性状，所以化学吸附大都是不可逆的过程。化学吸附和物理吸附有很大区别，但有时很难严格区分，二者可以同时在固体表面上进行。同一物质，可能在较低的温度下进行物理吸附，在较高的温度下进行化学吸附。

（二）吸附作用

吸附作用是一种表面现象，是吸附表面界面张力缩小的结果。吸附剂与液体接触吸附其中溶质的机制在于：固体或液体中的分子或原子都是处在其他分子或原子的包围之中，分子或原子之间的相互作用是均等的。但在表面上却不同，分子或原子向外的一面没有受到包围，存在着吸引其他分子的剩余力，这种剩余作用力在表面产生吸附力场，产生吸附作用，吸附力可以是范德瓦尔斯力、氢键、静电引力等。该力场可以从溶液中吸附其他物质的分子，被吸附在吸附剂表面上的分子受到来自于吸附剂表面的吸附力和溶剂的脱吸附力的共同影响，因此每一分子既可能吸附在吸附剂表面，又有可能重新回到溶剂中去。在宏观上，当吸附达到一定时间后，如果从溶液中吸附到吸附剂表面的分子数与从吸附剂表面脱吸附到溶液中去的分子数相同，那么此时就建立起吸附平衡。此时，吸附剂对吸附质的吸附量称为平衡吸附量。平衡吸附量的大小与吸附剂的物化性能——比表面积、孔结构、粒度、化学结构等有关，也与吸附质的物化性能、压力（或浓度）、吸附温度等因素有关。在吸附剂和吸附质一定时，平衡吸附量 Q_0 就是分压力 P（或浓度 C）和温度 t 的函数，即

$$Q_0 = f(P, \ t)$$

大孔吸附树脂是一种高分子聚合物，由聚合单体和交联剂、致孔剂、分散剂等添加剂经聚合反应制备而成，具有一般吸附剂的共性。聚合物形成后，致孔剂被除去，在树脂中留下了大大小小、形状各异、互相贯通的孔穴。因此大孔吸附树脂在干燥状态下其内部具有较高的孔隙率，孔径较大，故称为大孔吸附树脂。从显微结构上观察，大孔吸附树脂是由许多彼此间存在网状孔穴结构的微观小球组成。由于孔形状的不规则性，当把树脂内的孔穴近似看作圆球形时的直径称为孔径，由于树脂内的孔穴大小不一，故呈一定的孔径分布。为了能相对地表征孔的大小，一般先将孔简化为某种规则的模型，如圆筒型孔、平板型孔、楔型孔等。在吸附树脂的孔参数的测定与计算中，一般采用圆筒型孔模型。由于孔的大小很不均匀，故表征孔径时常用平均孔径和孔径分布。通常所说的吸附树脂的孔径实际上是指平均孔径。

$$r = 2V / S$$

式中，r 为圆筒型孔半径，V 为其孔体积，S 为比表面积。

所有微观小球的面积之和就是宏观小球的表面积，亦即树脂的表面积。如果以单位质量计算，将此表面积除以宏观小球的质量，即得比表面积（m^2/g）。虽然吸附树脂颗粒的外表面积很小，一般在 $0.1 \ m^2/g$ 左右，但其内部孔的表面

积却很大，多为 $500 \sim 1\,000\ \text{m}^2/\text{g}$，这是树脂具有良好吸附能力的基础。

大孔吸附树脂是通过物理吸附从溶液中有选择地吸附有机物质，从而达到分离提纯的目的。大孔吸附树脂是吸附性和分子筛性原理相结合的分离吸附材料，它的吸附性是由于范德瓦尔斯引力或产生氢键的结果，而范德瓦尔斯力是指分子间作用力，包括定向力、色散力、诱导力等；筛选性是由于树脂本身多孔性结构的性质所决定。由于孔隙度比较大而具有很大的比表面积，使得树脂具有良好的筛选吸附性能，比表面积越大，吸附能力越强。吸附性和筛选作用以及本身的极性使得大孔吸附树脂具有吸附、富集、分离不同母核结构化合物的功能。

（三）大孔吸附树脂的吸附等温线

当大孔吸附树脂在一定条件下从溶液中吸附某种物质时，存在着大孔吸附树脂对溶液中该物质的吸附和溶剂对该物质的脱吸附之间的竞争。在开始时，吸附速度大于脱吸附速度，吸附量增加很快，但随着时间的延长，脱吸附速度逐渐增大，吸附量增加越来越慢，经过足够长的时间后，吸附速度和脱吸附速度相等，吸附量不再增加，这时大孔吸附树脂达到了动态平衡，即吸附平衡。

大孔吸附树脂品种不同或溶剂不同，对同一物质的吸附平衡点也不同，即大孔吸附树脂对该物质的吸附能力（吸附量）不同。吸附量还与温度等有关，物理吸附在低温区发生，随着温度的升高而下降；化学吸附的吸附量先随温度的升高而增加，温度继续升高时，则发生脱吸附而下降。当温度不变时，将大孔吸附树脂吸附量与溶液中被吸附物质浓度的关系画成曲线，叫吸附等温线。

二、大孔吸附树脂的分类

（一）大孔吸附树脂按极性大小可分为四种类型

1. 非极性大孔吸附树脂

一般是指电荷分布均匀，在分子水平上不存在正负电荷相对集中的极性基团的树脂。苯乙烯、二乙烯苯聚合物，也称芳香族吸附剂。

2. 中等极性大孔吸附树脂

在此类树脂中存在酯基一类的极性基团，整个分子具有一定的极性。

3. 极性大孔吸附树脂

此类树脂中含有一些极性较大的基团，如酰胺基、亚砜、腈基等基团，极性大于酯基。

4. 强极性大孔吸附树脂

含有极性最强的极性基团，如吡啶基、氨基、氮氧基团。

（二）大孔吸附树脂按其骨架类型可分为三类

1. 聚苯乙烯型大孔吸附树脂

目前 80% 大孔吸附树脂品种的骨架为聚苯乙烯型；聚苯乙烯骨架中的苯环化学性质比较活泼，可以通过化学反应引入极性不同的基团，如羟基、酮基、腈基、氨基、甲氧基、苯氧基、羟基苯氧基等，甚至离子型基团，从而改变大孔吸附树脂的极性特征和离子状态，制成用途不同的吸附树脂，以适应不同的应用要求。该类树脂的主要缺点是机械强度不高，质硬而脆、抗冲击性和耐热性能较差。

2. 聚丙烯酸型大孔吸附树脂

该类吸附树脂品种数量仅次于聚苯乙烯型，可分为聚甲基丙烯酸甲酯型树脂、聚丙烯酸甲酯型交联树脂和聚丙烯酸丁酯交联树脂等。该类大孔吸附树脂含有酯键，属于中等极性吸附剂，经过结构改造的该类树脂也可作为强极性吸附树脂。

3. 其他类型

聚乙烯醇、聚丙烯腈、聚酰胺、聚丙烯酰胺、聚乙烯亚胺、纤维素衍生物等也可作为大孔吸附树脂的骨架。

三、国内外代表性树脂的型号和特性

目前国内外使用的大孔吸附树脂种类很多，型号各异，且树脂的合成材料及结构不同，使得其性能各有不同，差别较大。国外有美国 Rohm-Hass 公司生产的 AmberfiteXAD 系列及日本三菱公司生产的 DiaionHP 系列；国内有 D-2 型、D-101 型、SAP 系列、AB-8 型等。另外，近几年又研制了一系列新型吸附树脂，如 ADS-17 型、ADS-21 型、ADS-F8 型等

在中草药活性成分的分离纯化研究中取得了比较满意的效果。但由于同一型号树脂生产厂家众多，造成树脂性能参差不齐，质量难以得到保证，因此需要规范大孔吸附树脂的生产供应，以统一其质量。

四、大孔吸附树脂的应用特点

大孔吸附树脂与以往的吸附剂（如活性炭、分子筛、氧化铝等）相比，其性能非常突出，主要是吸附量大，容易洗脱，有一定的选择性，强度好，

可以重复使用等。特别是可以针对不同的用途，设计树脂的结构，因而使吸附树脂成为一个多品种的系列，在中药、化学药物及生物药物分离等多方面显示出优良的吸附分离性能。其应用特点主要包括以下方面。

1. 应用范围广

大孔吸附树脂在中药、海洋药物、化学药物及生物药物分离等多方面均有应用。与离子交换树脂相比较，它不仅适用于离子型化合物如生物碱、有机酸类、氨基酸类等的分离和纯化，而且适用于非离子型化合物的分离和富集，如黄酮类、皂苷类、萜类等。对于存在有大量无机盐的发酵液，离子交换树脂受严重阻碍无法使用，而大孔树脂能从中分离提取抗生素物质。很多生物活性物质对溶液 pH 敏感，易受酸碱作用而失活，限制了离子交换树脂的应用，而采用大孔吸附树脂，吸附和洗脱过程中溶液 pH 可维持不变。

2. 理化性质稳定

大孔吸附树脂所采用的材料，化学性质稳定性高，机械强度好，经久耐用，且又避免了溶剂法对环境的污染和离子交换树脂法对设备的腐蚀等不良反应。

3. 分离性能优良

大孔吸附树脂对有机物的选择性良好，尤其在中药有效部位的提取分离方面，更具有优势。

4. 使用周期短

大孔吸附树脂一般系小球状，直径在 0.2 ～ 0.8 mm 之间，因此对流体的阻力远小于如活性炭等粉状物质，洗脱剂洗脱速度快，缩短洗脱周期，更加方便。

5. 溶剂用量少

仅用少量溶剂洗脱即达到富集、分离目的，而且又避免了常规分离所应用的液—液萃取方法产生的严重乳化现象，提高了效率。

6. 可重复使用，降低成本

大孔树脂可再生，一般在水、稀酸、稀碱、有机溶剂如乙醇、丙酮等对树脂进行反复的清洗，即可再生，恢复吸附功能，重复使用，降低成本。

7. 不足之处

大孔吸附树脂价格相对较贵，吸附效果易受流速和溶质浓度的影响；品种有限，不能满足中药多成分、多结构的需求；操作较为复杂，对树脂的技术要求较高。

第二节　大孔吸附树脂柱的吸附分类技术要求

一、大孔吸附树脂柱色谱的操作步骤

在运用大孔吸附树脂柱色谱进行分离精制时，其操作步骤为树脂的预处理→树脂装柱→药液上柱吸附→树脂的解吸→树脂的清洗、再生。

（一）树脂的预处理

由于商品吸附树脂在出厂前没有经过彻底清洗，常会残留一些致孔剂、小分子聚合物、原料单体、分散剂及防腐剂等有机残留物。因此树脂使用之前，必须进行预处理，以除去树脂中混有的这些杂质，以保证生产过程中使用了大孔吸附树脂的药品的安全性。此外，商品吸附树脂都是含水的，在储存过程中可能因失水而缩孔，使吸附树脂的性能下降，通过合理的预处理方法还可以使树脂的孔得到最大程度的恢复。

可将新购的大孔吸附树脂用乙醇浸泡 24 h，充分溶胀，然后取一定量树脂湿法装柱。加入乙醇在柱上以适当的流速清洗，洗至流出液与等量水混合不呈白色浑浊为止，然后改用大量水洗至无醇味且水液澄清后即可使用（必须洗净乙醇，否则将影响吸附效果）。通过乙醇与水交替反复洗脱，可除去树脂中的残留物，一般洗脱溶剂用量为树脂体积的 2～3 倍，交替洗脱 2～3 次，最终以水洗脱。必要时用酸、碱，最后用蒸馏水洗至中性，备用。

（二）树脂装柱

通常以水为溶剂湿法装柱，先在树脂柱的底部放一些玻璃丝或脱脂棉，厚度 1～2 cm 即可，用玻璃棒压平。在树脂中加少量水，搅拌后倒入保持垂直的色谱柱中，使树脂自然沉降，让水流出。如果把粒径大小分布较大的树脂和少量水搅拌后分几次倒入，则树脂柱上下部的树脂粒度经常会不一致，影响分离效果，故最好一次性将树脂倒入。此外，在装柱过程中不要干柱，以免气泡进入色谱柱，同样影响分离效果。最后在树脂柱的顶部加一层干净的玻璃丝或脱脂棉，避免加液时将树脂冲散。实际中树脂经过预处理或再生处理后，色谱柱已经装好，无须再装。

（三）药液的上柱吸附

药液上柱前应为澄清溶液，如有较多悬浮颗粒杂质，一般需经过滤，避免大孔吸附树脂被污染堵塞。这样既能提高纯化率，也能保护树脂的使用寿命。然后将树脂柱中的水放至与树脂柱柱床平面相同时，在色谱柱上部加入药液（多数为水溶液），一边从柱中放出色谱柱中的原有溶剂，一边以适当流速从色谱柱上部加入药液。流速太慢，浪费时间；流速太快，不利于树脂对样品的吸附，易造成谱带扩散，影响分离效果和上样量。

（四）树脂的解吸

待样品液慢慢滴加完毕后，即可开始洗脱。通常先用水洗，继而以醇—水洗脱，逐步加大醇的浓度，回收溶剂，同时配合适当理化反应和薄层色谱（如硅胶薄层色谱、纸色谱、聚酰胺薄层色谱及 HPLC 等）进行检测，相同者合并。一般是当洗脱液蒸干后只留有很少残渣时，可以更换成下一种洗脱剂。但应注意选择适当的洗脱流速，洗脱流速越快，载样量就越小，分离效果越差；洗脱流速越慢，载样量就越大，分离效果越好，但流速太慢会使试验周期延长，提高成本，故一般选用每小时一个半床体积的流速为佳。

（五）树脂的再生

树脂经过多次使用后，其吸附能力有所减弱，会在表面和内部残留一些杂质，颜色加深，需经再生处理后继续使用。再生时先用 95% 乙醇溶液将其洗至无色，再用大量水洗去乙醇，即可再次使用。如果树脂吸附的杂质较多，颜色较深，吸附能力下降，应进行强化再生处理，其方法是在柱内加入高于树脂层 10 cm 的 2%～3% 盐酸溶液浸泡 2～4 h，然后用同样浓度的盐酸溶液通柱淋洗，所需用量约为 5 倍树脂体积，然后用大量水淋洗，直至洗液接近中性。继续用 5% 氢氧化钠溶液同法浸泡 2～4 h，同法通柱淋洗，所需用量为 6～7 倍树脂体积，最后用净水充分淋洗，直至洗液 pH 为中性，即可再次使用。树脂经反复多次使用后，致使色谱柱床挤压过紧或树脂破碎过多，影响流速和分离效果，可将树脂从柱中倒出，用水漂洗除去小的颗粒和悬浮的杂质，然后用乙醇等溶剂按上述方法浸泡除去杂质，再重新装柱使用。一般纯化同一品种的树脂，当其吸附量下降 30% 不宜再使用。

二、大孔吸附树脂分离效果的影响因素及工艺条件考察

大孔吸附树脂柱色谱对被分离物质的吸附与解吸附受诸多因素影响，除树脂和化合物性质外，树脂和样品预处理方法，解吸剂的种类、浓度、pH、

解吸时的温度和流速等相关应用的工艺条件等都能影响分离纯化的效果。上柱分离前应充分考虑到影响分离纯化的诸多因素，运用合适的统计学方法设计考察不同因素的作用，上柱分离时测定上柱量、吸附量、洗脱量等参数，绘制洗脱曲线，并进行条件优化和重复验证，以获得最佳的分离效果。

（一）大孔吸附树脂吸附与解吸附的影响因素

1. 大孔吸附树脂性质的影响

（1）大孔吸附树脂极性的影响：遵从类似物吸附类似物的原则，根据被分离物质的极性大小选择不同类型的树脂。极性较大的化合物，适用于在中极性的树脂上分离；极性小的化合物，适用于在非极性的树脂上分离。对于中极性的大孔树脂，待分离化合物分子中能形成氢键的基团越多，吸附越强。例如，用非极性的 X-5 树脂，中极性的 AB-8 树脂和极性的 NKA-9 树脂吸附分离黄芩总黄酮时，AB-8 树脂的吸附量最大，达到 59 mg/mL，这是由于黄芩黄酮具有多酚羟基结构和糖苷链，具有一定的极性和亲水性，有利于中极性树脂的吸附。

由于树脂选择的得当与否将直接影响分离效果，通常树脂的极性和被分离物的极性既不能相似，也不能相差过大。极性相似会造成吸附力过强致使被分离物不能被洗脱下来；极性相差过大，会造成树脂对被分离物吸附力太小，无法达到分离的目的。

（2）大孔吸附树脂孔径的影响：吸附树脂是多孔性物质，其孔径特性可用比表面积（S）、孔体积（V）和计算所得的平均孔半径（r）来表征。被分离物质通过大孔吸附树脂的孔道而扩散到树脂的内表面被吸附，其吸附能力大小除取决于比表面积外，还与被分离物质的分子质量有关。树脂孔径的大小，能够影响不同大小的分子自由出入，因此使树脂具有选择性。只有当树脂孔径对于被分离物质足够大时，比表面积才能充分发挥作用。

（3）大孔吸附树脂比表面积的影响：在树脂具有适当的孔径确保被分离物质良好扩散的条件下，比表面积愈大，吸附量就愈大。相同条件下，应选择比表面积较高的同类树脂。

通常孔径与吸附质的分子直径之比以（2～6）:1 为宜。孔径太大浪费空间，比表面积必然较小，不利于吸附；孔径太小，尽管比表面积较大，但溶质扩散受阻，也不利于吸附。

（4）大孔吸附树脂强度的影响：树脂强度与孔隙率有关，也和制备工艺有关。一般树脂孔隙率越高，孔体积越大，则强度越差。

2. 被分离物质性质的影响

（1）被分离物质极性大小的影响：被分离物质分子极性的大小直接影响分离效果，根据相似吸附原理，极性较大的分子一般适于在中极性的树脂上分离，极性较小的分子适于在非极性树脂上分离。但对于中极性树脂，待分离化合物分子上能形成氢键的基团越多，吸附越强。在实际分离工作中，既不能让大孔吸附树脂对被分离物质吸附过强，又不能让大孔吸附树脂对被分离物质吸附过弱，致使被分离物质无法得到分离。由于极性大小是一个相对概念，应根据分子中极性基团（如羧基、羟基、羰基等）与非极性基团（如烷基等）的数目和大小来综合判断。对于未知化合物，可通过一定的预试验和薄层色谱或纸色谱的色谱行为来判断。在树脂的选用上也要根据被分离化合物分子的整体情况综合分析。例如，考察八种大孔吸附树脂对淫羊藿苷的吸附分离性能，吸附淫羊藿苷量较大的树脂多为中极性或极性树脂，如AB-8、NKA-9、XAD-7，这是由于淫羊藿苷分子由非极性的黄酮母核、异戊烯基和极性的葡萄糖、鼠李糖基组成，这样的结构使其总体具有一定的极性和亲水性，有利于中极性和极性树脂的吸附。

（2）被分离物质分子大小的影响：被分离物质通过树脂的网孔扩散到树脂网孔内表面而被吸附，因此树脂吸附能力大小与分子体积密切相关。化合物的分子体积越大，疏水性增加，对非极性吸附树脂的吸附力越强。另外，化合物分子体积是大孔吸附树脂筛分作用的决定因素，分子体积较大的化合物应选择大孔径的树脂。

3. 上样溶剂性质的影响

（1）溶剂对被分离物质溶解性的影响：通常一种成分在某种溶剂中溶解度大，则在该溶剂中，树脂对该物质的吸附力就小、反之亦然。如果上样溶液中加入适量无机盐（如氯化钠、硫酸钠等）可使树脂的吸附量加大。

例如，用 D-101 型树脂分离人参皂苷时，若在提取液中加入 3%～5% 的无机盐溶液，不仅能加快树脂对人参皂苷的吸附速度，而且吸附容量明显增大。这是由于加入无机盐降低了人参皂苷在水中的溶解度，使人参皂苷更易被树脂吸附。

（2）溶剂 pH 的影响：天然药物中的有效成分及化学药物、生物药物中许多是酸性、碱性或两性物质。对于这些化合物，改变溶液的酸碱性，就会改变它们的解离度。解离度不同，化合物的极性就不同，树脂对它们的吸附力也就不同，所以溶液的酸碱性对于分离效果具有很大的影响。一般而言，酸性化合物在酸性溶液中进行吸附，碱性化合物在碱性溶液中进行吸附较为合适，中性化合物可在近中性的情况下被吸附。中性化合物虽然在酸性、碱性溶液中均不解离，酸碱性对分子的极性没有大的影响，但最好还是在中性溶液中进行，以免酸碱性对化合物的结构造成破坏。例如，应用 XDA-1 大孔树脂分离甘草酸和甘草总黄酮时，药液的 pH 对 XDA-1 树脂的吸附能力有一定的影响。当药液的 pH=5 时，树脂对甘草酸和甘草总黄酮有最大吸附量和吸附率，随着 pH 的升高吸附量降低。这是由于甘草酸和黄酮上的酚羟基与树脂以氢键的形式结合，碱性增大，酚羟基上的氢解离而形成酸根离子，与树脂的结合力减弱；若 pH 低于 5，甘草酸和黄酮沉淀析出较多，故确定药液的 pH=5 为最佳条件。

（3）上样溶液浓度的影响：吸附量与上样溶液浓度的关系符合 Freundlich 和 Langmuir 经典吸附公式，即被吸附物浓度增加，吸附量也随之增加，上样溶液浓度增加有一定限度，不能超过树脂的吸附容量。如果上样溶液浓度偏高，则吸附量会显著减少。另外，上样溶液处理是否得当也会影响树脂对被分离物质的吸附，若上样溶液浑浊不清，其中存在的混悬颗粒极易吸附于树脂的表面，而影响吸附。因此，在进行上柱吸附前，必须对上样溶液采取滤过等预处理，以除去杂质。例如，用 AB-8 树脂对玉米须总黄酮进行吸附和解吸效果的研究，上样液浓度较低时，随浓度的增大，吸附量增大。上样液浓度超过 0.52 mg/mL 时，吸附量增加不明显，当浓度为 0.85 mg/mL 时，吸附量略有下降，所以，上样液浓度确定在 0.5 ～ 0.8 mg/mL 范围内。

（4）上样溶液温度的影响：由于吸附过程为一放热反应，温度太高会影响吸附效果。经实践证明，室温对实验几乎无影响，超过 50 ℃时，吸附量明显下降，故应注意上柱液温度。例如，利用大孔吸附树脂对银杏叶黄酮类化合物吸附及解吸过程进行了研究，实验选取 35、45、55 ℃对吸附性能进行考察，结果表明 45 ℃为较适宜的吸附温度。

（5）吸附流速的影响：用大孔吸附树脂吸附被分离物质，可采用静态法和动态法（柱法）两种操作方式。对于动态吸附法，药液通过树脂床的流速也会影响其吸附。同一浓度的上样溶液，吸附流速过大，被吸附物质来不及被树脂吸附就提早发生泄漏，使树脂的吸附量下降。但吸附流速过小，吸附时间就会相应增加。在实际应用中，应通过试验综合考虑确定最佳吸附流速，既要使树脂的吸附效果好，又要保证较高的工作效率。

（6）解吸剂性质的影响

①解吸剂种类：所选的洗脱剂应能使大孔吸附树脂溶胀，这样可减弱被吸附物质和吸附树脂之间的吸附力，并且所选的洗脱剂易溶解被吸附物质。因为解吸时不仅要克服吸附力，而且当洗脱剂分子扩散到树脂吸附中心后，应能使被吸附物质很快溶解。对非极性树脂而言，洗脱剂极性越小，其解吸

能力越强；而中极性和极性树脂，则用极性较大的解吸剂为宜。常见的解吸剂有甲醇、乙醇、丙酮等，其解吸能力顺序为丙酮 > 甲醇 > 乙醇 > 水。可根据吸附力选择不同的解吸剂及浓度。在实际工作中，乙醇应用较多。

②解吸剂的 pH：对弱酸性物质，可用碱来解吸；对弱碱性物质，宜在酸性溶剂中解吸。

③解吸速度：洗脱速度也是影响树脂吸附分离特性的一个重要因素。在解吸过程中，洗脱速度一般都比较慢，因为流速过快，洗脱性能差，洗脱带宽，且拖尾严重，洗脱不完全；而流速过慢，又会延长生产周期，导致生产成本提高。一般控制在 0.5 ~ 5 mL/min 为宜。例如，用 D-101 树脂分离纯化葛根与山楂叶中的总黄酮时，选取 2、3、4 mL/min 三个不同的洗脱速度对洗脱率进行考察，结果表明，葛根黄酮洗脱率在洗脱速度为 2 mL/min 时最高，但与 3 mL/min 时的情况相差不大，由于考虑到山楂叶黄酮洗脱率在洗脱速度为 3 mL/min 时最高，最终确定 3 mL/min 为最佳洗脱速度。

（二）大孔吸附树脂分离工艺条件考察

由于影响树脂吸附性能的因素有许多方面，其中最基本的是树脂自身因素，包括树脂的骨架结构、功能基性质及其极性等。此外，样品浓度、pH、吸附柱径高比及上样流速等条件，均不同程度地影响树脂的吸附性能。因此，大孔吸附树脂分离工艺条件考察应主要从以下几个方面进行条件优化和重复验证，以确定最佳树脂分离工艺条件。

1. 大孔树脂的泄漏（穿透）曲线与吸附容量的考察

大孔吸附树脂的用量和上样量，应根据所选用的大孔吸附树脂在选定的条件下对欲吸附成分的吸附能力而定，即大孔树脂的吸附有一定吸附容量。当吸附量达到饱和时，对化学物质吸附减弱甚至消失，此时化学成分即泄漏（穿透）流出，故需要考察树脂的泄漏（穿透）曲线与吸附量，为预算树脂用量与上柱药液量提供依据。可用比上柱量作为估算树脂用量的参数，即通过评价该树脂吸附承载能力来计算树脂用量。由于影响大孔吸附树脂对化合物吸附能力的因素较多，如药液的浓度、pH、吸附温度、吸附药液的流速等。因此还应结合能评价树脂真实吸附能力的比吸附量来确定。并在确定大孔树脂的用量时，充分考虑在生产过程中由于一些不可控因素造成药液在树脂床中的不均匀吸附，而引起药液的泄漏（穿透）和药物成分的损失等具体情况，适当增加树脂的用量。

吸附量的测定分静态法和动态法两种。相对而言，静态法较动态法简单，可控性强，但动态法更能真实反映实际操作的情况。

（1）静态吸附法：准确称取经预处理的树脂各适量，置适合的具塞玻璃器皿中，精密加入预分离纯化的中药提取物或某一种指标成分的水溶液（浓度一定）适量，置恒温振荡器上振荡，振动速度一定，定时测定药液中药物成分的浓度，直至吸附达到平衡。

（2）动态吸附法：将等量预处理的树脂各适量，装入吸附树脂柱中，药液以一定的流速通过树脂床，测定流出液药物浓度，直至达到吸附平衡，计算各树脂的比上柱量，然后用蒸馏水清洗树脂中未被吸附的非吸附性杂质，计算树脂的比吸附量。

2. 大孔树脂的解吸曲线与解吸率

吸附树脂分离化学成分是利用其吸附的可逆性（解吸），由于树脂极性不同，吸附作用力强弱不同，解吸难易程度也不同。若吸附过强，难于解吸，解吸率过低，产品回收率低，损失太大，即使吸附量再大，也无实际意义。因此，解吸剂（洗脱剂）的确定及解吸率的测定是树脂筛选试验的重要环节。解吸率测定的方法可采用静态法和动态法两种。解吸时，通常先用水，继而以醇—水洗脱，逐步加大醇的浓度，同时配合适当理化反应和薄层色谱（如硅胶薄层色谱、纸色谱、聚酰胺薄层色谱及 HPLC 等）作指导，解吸剂的选择及其浓度、用量对解吸效果有着显著影响。

（1）静态解吸法：取充分吸附预分离成分的各种树脂，分别精密加入解吸剂，解吸平衡后，滤过，测定滤液中吸附成分的浓度，根据吸附量计算解吸率。

（2）动态解吸法：将解吸剂以一定的速度通过树脂床，同时配合适当的检测方法以确定解吸终点，然后测定解吸液中药物的浓度，根据吸附量计算解吸率。

静态法较动态法简单，可控性强，但动态法更能真实反映实际操作情况。采用动态法时，若所采用的解吸剂的浓度较大，应采用梯度洗脱法，否则易在树脂床中产生大量气泡而影响解吸效果。但解吸效果不能只以解吸率的大小来评价，应结合产品的纯度和比洗脱量对所选用的树脂和解吸剂做比较全面的评价。

比洗脱量（eluationratio）：树脂吸附饱和后，用一定溶剂洗脱至终点，单位质量干树脂洗脱成分的质量。

解吸工艺条件的选择因所分离、纯化药物成分的理化性质而异，对于弱酸、弱碱性化合物，还应考虑 pH 对解吸的影响。

（3）解吸剂种类的确定：根据药物成分的理化性质，以及在生产条件允许的范围内选用不同的洗脱溶剂，以一定的流速通过树脂床进行解吸，分段收集解吸液，测定其浓度，绘制解吸曲线。

（4）解吸剂 pH 的确定：根据实际情况，用稀酸或稀碱溶液调节解吸液的 pH，以一定的流速进行解吸，比较不同 pH 的解吸效果，确定解吸剂的最佳 pH。

（5）解吸速度的确定：将选择好的解吸剂在室温下，以不同的流速通过树脂床进行解吸附，绘制解吸附曲线图，比较解吸附效果。一般流速越慢，解吸率越高，解吸附效果好。但解吸附流速的选择，还应结合生产周期，综合考虑生产效率和产品的纯度。

（6）解吸曲线的绘制：按所确定的解吸剂种类及解吸条件，取样品水溶液进行上柱、吸附，先用水洗脱除去水溶性的杂质，再用不同解吸剂或同一解吸剂梯度洗脱，分段收集解吸液，测定其浓度，绘制解吸曲线，比较解吸效果，同时配合适当理化反应和薄层色谱做指导。一般解吸曲线越尖锐，不拖尾，解吸率越高，解吸效果越好。

3. 大孔树脂的再生

由于树脂再生后的性能影响到下一轮的纯化分离，故需建立评价树脂再生是否合格的指标与方法，证明树脂经多次反复再生后其纯化效果保持一致。

4. 树脂分离工艺验证试验

按照单项实验或正交实验结果所确定的吸附树脂最佳工艺条件进行吸附、解吸附等试验，以验证筛选出的最佳工艺条件，获得最佳的分离效果。

第三节 大孔吸附树脂应用中存在的技术问题及解决办法

尽管大孔吸附树脂柱色谱技术在药物分离方面已日益显示出其独特的效果，有着广阔的应用前景，但由于目前对它的研究还不够深入，其应用尚存在一些问题：树脂生产和规格的规范、树脂质量评价指标与方法的规范、树脂预处理与再生合格的规范及纯化效果的规范等。因此应进一步加强相关基础性工作的研究，进一步完善有关标准及法规。

一、规范大孔吸附树脂分离纯化条件

在药物分离纯化制备工艺中，树脂多为苯乙烯骨架型树脂，致孔剂为烷烃类，其残留物对人体都有不同程度的伤害，存在安全问题。因此，树脂自身的规格标准与质量优劣对药物的纯化效果和安全性起着关键作用。根据国家药品评审中心在 2000 年 11 月主持召开的"大孔吸附树脂专题讨论会"会议纪要中有关技术要求，在投入使用前应对其残留物和裂解产物进行限量检查，以保证用药的安全，残留有机物指标符合国家标准或国际通用标准要求后方可使用。

（一）大孔吸附树脂规格标准

标准内容应包括名称、型号、结构（包括交联剂）、外观、极性，以及粒径范围，含水量，湿密度（真密度、视密度），干密度（表观密度、骨架密度），比表面积，平均孔径，空隙率，孔容等物理参数，还应包括未聚合单体、交联剂、致孔剂等添加剂残留量限度等参数，写明主要用途，并说明该规格标准的级别与标准文号等。

（二）残留物总量检查

为保证药用树脂的安全可靠，应对树脂的交联剂、致孔剂、分散剂及添加剂等残留物总量进行检查。在药物研究时，一般应在成品中建立树脂残留物及裂解产物的检测方法，制定合理的限量，并将其列入质量标准正文，控制树脂质量。

（三）安全性检查

苯乙烯型大孔吸附树脂经过一段的使用，其稳定性较高，不进行动物安全性考察。非苯乙烯型大孔吸附树脂使用时间较短，稳定性低于苯乙烯型大孔树脂，一般情况下应进行动物安全性实验，并根据树脂残留物可能产生的毒理反应，在做药物成品的毒理学实验时，应增加观察项目与指标，如神经系统、肝脏功能等生化指标，同时对定型产品进行安全性动物实验，以保证产品的安全性符合药用要求。

（四）大孔吸附树脂预处理与再生合格的规范

1. 树脂的预处理及检查方法
（1）有机物限量的检查。
（2）残留物限量的检查。
2. 树脂再生合格的检测指标
检测指标主要包括吸附残存量、吸附性能和吸附容量的稳定性、分离性能、解吸性能等。

二、建立树脂与纯化工艺的评价指标与方法

（一）大孔吸附树脂纯化效果的评价指标

1. 比上柱量（saturationratio）

评价树脂吸附、承载能力的重要指标，也是确定树脂用量的参数。

2. 比吸附量（absorptionratio）

评价树脂的真实吸附能力的指标，同时也是选择树脂种类、评价树脂再生效果的参数。

3. 比洗脱量（eluationratio）

评价树脂的解吸能力与洗脱溶剂的洗脱能力，是选择树脂种类及洗脱剂的参数。

4. 纯度（purity）

是评价树脂效果、范围、质量及效益的重要参数。

（二）大孔吸附树脂纯化效果的质量评价

评价包括：①上柱前后药液的药效比较（等效性）；②上柱后药液的安全性、可靠性比较；③上柱前后药液的成分比较。

用树脂分离纯化中药及中药复方已成为一种发展趋势，但应明确纯化的目的，充分考虑采用树脂纯化的必要性和方法的合理性，尤其是复方混合提取的上柱纯化。

（三）影响树脂纯化效果的相关工艺的评价

树脂纯化工艺的主要工序为：上柱→吸附→洗脱。每一步工序的条件均能影响树脂分离纯化的效果，应建立规范工艺技术的合理评价指标。

（1）上柱终点的判断：泄漏（穿透）曲线的考察。

（2）水洗终点的判断：TLC 检识、理化检识及水洗成分的测定。

（3）解吸终点的判断：洗脱曲线的考察。

（4）中药复方的比上柱量的确定：当大孔树脂用于中药复方的分离纯化时，由于复方中多成分的共存，会引起相互竞争吸附位点。因此若以单方中某一有效成分（部位）的比吸附量或比上柱量来预算复方的有效成分（部位）的树脂用量，常会造成复方成分的泄漏等问题。

（5）不同解吸部位的考察：为保证解吸过程中，没有成分残留及漏洗，同时保证树脂的再生符合要求，需要对树脂的不同洗脱解吸进行考察。

第四节 大孔吸附树脂技术在中药生产中的应用

大孔吸附树脂分离技术的发展极大地促进了药物分离纯化领域的发展，提高了中药化学成分、微生物药物分离领域的技术水平。发展至今，大孔吸附树脂的品种增多、质量提高、应用规模和范围大为扩展，其在制药工业生产技术中的重要性也日益增大。特别是在中药有效成分的提取、纯化方面已经成为不可缺少的关键技术，对中药的振兴、实现中药现代化正在发挥重要的作用。

一、在中药化学成分分离纯化中的应用

20世纪80年代，靠大孔吸附树脂的研究提高了我国甜菊苷的生产技术和产品质量，在与日本的竞争中，使我国逐步成为世界上最大的甜菊苷生产国和出口国。近年来，大孔吸附树脂法已广泛用于中药化学成分的分离与富集工作，如皂苷、黄酮、生物碱类成分，尤其对于水溶性有效成分的分离纯化更具有明显的效果。采用大孔吸附树脂分离纯化中药中有效成分时，应根据欲分离纯化成分的理化性质进行必要的实验研究。

（一）皂苷类化合物的分离

皂苷是一类结构比较复杂的苷类化合物，广泛存在于自然界，在单子叶植物和双子叶植物中均有分布。一些海洋生物如海参、海星等体内也发现并分离出一些高活性的皂苷。是许多中药发挥疗效的主要活性成分，已有一些中药的总皂苷作为新药应用于临床，如人参皂苷、绞股蓝皂苷等。由于皂苷类化合物由亲脂性皂苷元和亲水性糖基构成。一般可溶于水，易溶于含水烯醇，特别适合于大孔吸附树脂富集和分离。常规法用正丁醇从水溶液中分离皂苷，获得粗总皂苷，但存在有机溶剂消耗多、正丁醇沸点较高、溶剂回收困难、萃取易乳化、糖和色素去除不完全等缺点。而大孔吸附树脂对皂苷有很好的吸附作用，吸附容量大，容易被解吸附，洗脱下来的成分易结晶，纯度好，所以在应用大孔吸附树脂分离的天然产物中，皂苷是使用大孔吸附树脂最广泛也是最成功的一类成分，目前已有人参总皂苷、绞股蓝总皂苷、三七总皂苷、黄芪总皂苷、甘草总皂苷、桔梗总皂苷、酸枣仁皂苷等采用大孔吸附树脂技术分离纯化。大孔吸附树脂法已成为替代溶剂法用于皂苷工业

化生产的一种有效方法。

1. 大孔树脂富集纯化人参总皂苷工艺条件优选

人参为五加科植物人参的干燥根。人参总皂苷是人参的主要有效成分之一。采用均匀设计考察药液浓度、药液 pH、洗脱流速、吸附流速等参数对人参总皂苷得率、人参总皂苷纯度效果的影响，用紫外分光光度法测定人参总皂苷含量、用重量法计算人参总皂苷得率，优选 D-101 大孔吸附树脂富集纯化人参总皂苷的最佳工艺条件。

通过采用均匀设计法优选大孔吸附树脂富集纯化人参总皂苷的工艺条件，发现所涉及的工艺参数彼此间有交互作用。且通过验证实验，发现优化出来的人参总皂苷得率 65% 以上，洗脱液总固物中人参总皂苷纯度 85% 以上，较均匀设计表中的其他数据更合理、优越。说明借助于均匀设计，可以大大减少实验次数，因此确定的工艺参数，可为大生产应用提供依据。

同时，为了论证生产中应用 D-101 型大孔吸附树脂富集纯化人参总皂苷的可行性，本实验通过比较人参样品液上柱前后薄层色谱图，发现人参样品液经大孔树脂富集纯化后，不改变人参总皂苷成分及比例，而且可以去除大量的杂质，人参总皂苷纯度大幅提高。

2. 吸附树脂 S-038 对绞股蓝皂苷的吸附性

为了提高大孔吸附树脂吸附的选择性，从皂苷的分子特点难以达到目的。于是从杂质（色素）的特点考虑，研制出一类强极性吸附树脂，ADS-7、S-038。此类树脂对皂苷类有较好的吸附性，但对色素的吸附性更强，可在洗脱时将皂苷和色素分离，得到质量很高的皂苷提取物。

如用 S-038 极性吸附树脂从绞股蓝茎叶提取水溶液中吸附绞股蓝皂苷，吸附量可达 65.5 mg/mL，用 70% 乙醇溶液可将绞股蓝皂苷洗脱下来，被吸附的色素再用更强的溶剂洗脱。

（二）黄酮类化合物的分离

黄酮类化合物是广泛存在于自然界的一类重要的天然有机化合物，具有多样的生物活性。黄酮类化合物常用的分离方法包括 pH 梯度萃取法、色谱法等。但 pH 梯度萃取法要求黄酮类化合物兼具酸性差异外，还存在操作步骤烦琐、有乳化等现象产生、有机溶剂消耗多等不足之处。而大孔吸附树脂已应用于银杏黄酮、黄芩总黄酮、大豆异黄酮、山楂叶总黄酮、葛根黄酮、荠菜总黄酮、地锦草总黄酮、金莲花总黄酮等的分离纯化。由于黄酮类化合物结构中带有酚羟基，易溶于碱溶液中，因酚羟基数目与位置的不同，其酸性强度不同，所以在应用大孔吸附树脂时应考察 pH 对吸附和解吸附的影响。

1. 大孔吸附树脂分离银杏叶中黄酮苷和萜内酯

银杏叶为银杏属植物银杏的叶子，其主要有效成分为黄酮苷和萜内酯，在标准提取物中它们的含量应分别≥24%和≥6%，此标准是来源于溶剂萃取法，而树脂吸附法提取所得的产物纯度高，收率远高于此标准，也使树脂吸附法在中药现代化中的广泛应用受到特别重视。

此提取工艺简单，工艺的关键是所选择的吸附树脂 Ambeilite XAD-7、Dudite S-761 和国产的 ADS-17 均有很好的吸附性能，都能通过吸附—洗脱一步使黄酮苷和萜内酯达到规定的指标，但这3种树脂在性能上有很大差别，所得到提取物的质量也差别很大。

黄酮苷的结构特点是含有多个羟基，能与羰基形成氢键，增加树脂的吸附选择性。而萜内酯只能与含有羟基的基团形成氢键。Ambeilite XAD-7 含有酯基，对黄酮苷的吸附好，可得到含量较高的提取物（≥30%），但对萜内酯的吸附不好，提取物中萜内酯的含量难以达到标准要求。Dudite S-761 对黄酮苷和萜内酯的吸附比较均衡，可以得到符合标准的提取物，但两类成分的含量都不太高。ADS-17 在性能上远超过前两种树脂，不仅能够制备符合标准的提取物，还能制备达到二类新药要求的高含量银杏叶提取物。

利用黄酮苷和萜内酯在分子结构上的差异，通过酰胺型吸附树脂 ADS-F8 可将黄酮苷和萜内酯分离。此树脂对黄酮苷有较强的吸附选择性，对萜内酯的吸附较弱，因此在一定条件下可只吸附黄酮苷而不吸附萜内酯，能分别得到含量为 30% 萜内酯和 60%～80% 黄酮苷的产品 I、产品 II。ADS-17 的优点是不需要分步洗脱即可得到高含量的提取物，并且黄酮苷和萜内酯的含量可在 24%～45% 和 6%～10% 之间任意调节。

2. 大孔吸附树脂提取沙棘黄酮的实验研究

沙棘黄酮的提取长期以来都是采用溶剂萃取法，通过研究不同表面化学和物理结构的吸附树脂对沙棘黄酮的吸附作用，选择具有较高效能的吸附树脂。

（1）吸附树脂表面化学结构对产品质量的影响

沙棘黄酮类化合物多为黄酮醇类结构，有一定酸性，能够和具有氢键受体的物质形成氢键。如果吸附树脂有一定的化学基团，则该化学结构将对沙棘黄酮产品的质量产生影响。对沙棘黄酮的吸附起主要作用的是树脂表面的极性，极性越大，产品纯度越高。

（2）树脂比表面积对沙棘黄酮纯度的影响

比表面积的大小直接影响到树脂的吸附能力，尤其对于利用吸附质的疏水性部分与树脂骨架之间的物理吸附作用，即范德瓦尔斯力进行吸附时，吸附剂的比表面积是决定吸附效果好坏的决定因素。

考察了相同的比表面积下，不同极性树脂对吸附的影响，以及相同极性树脂在比表面积不同时对沙棘黄酮产物纯度的影响。当树脂比表面积相近时（ADS-5 和 ADS-8），树脂的极性对吸附起决定作用，极性越大，吸附效果越好。

但当树脂的极性相同时，起决定作用的是树脂的比表面积。这说明同时具有高比表面积和强极性的吸附树脂将对沙棘黄酮具有较高的选择性吸附能力。

3. 大孔吸附树脂对鬼针草总黄酮的吸附分离特性研究

鬼针草中所含化学成分较多，活性成分以黄酮类为主。分别比较 7 种不同物理性质的大孔吸附树脂对鬼针草总黄酮的吸附与解吸特性，借以选择合适的工业化生产用树脂。

（1）静态吸附筛选实验。

①吸附量的测定：准确称取处理好的 7 种大孔吸附树脂各 2 g，分别置于 50 mL 带磨口塞的三角瓶中，精密加入鬼针草样品液 20 mL（总黄酮浓度为 1.99 mg/mL），置震荡仪上振荡，每 5 min 振荡 10 s，持续 10 h 充分吸附后抽滤，测定滤液中剩余黄酮浓度，计算各树脂室温下的吸附量。

②解吸率的测定：按上述吸附量的测定方法取吸附饱和后的树脂，分别精密加入 90% 乙醇 30 mL 解吸，浸泡振摇 10 h，滤过，测定解吸液中总黄酮浓度。并根据树脂的吸附量计算解吸率（%）。

③静态吸附动力学过程研究：通过此试验比较了各树脂的吸附动力学过程，并测定各树脂的吸附速率。

（2）动态吸附筛选实验。分别取已处理好的 7 种大孔吸附树脂各 5 g 湿法装柱，加等量鬼针草样品液于柱顶，以相同流速进行动态吸附，收集流出液测定流出液的浓度，计算各树脂的比上柱量。然后用 100 mL 去离子水清洗树脂床中未被吸附的成分，收集水洗液，计算树脂的比吸附量。将上述充分吸附后的树脂分别用 90% 乙醇溶液以相同的流速进行洗脱，收集洗脱液，测定洗脱液中总黄酮浓度，根据吸附量计算比洗脱量及解吸率。由于大孔吸附树脂在静态与动态吸附时具有一定差异，考虑到实际生产的需要，采用动态吸附法对树脂型号做进一步的筛选与确定。

动态吸附时 7 种树脂对鬼针草总黄酮的吸附能力均较好，且解吸率均较高。其中比吸附量大于 20 mg/g，解吸率大于 70% 的树脂是 HPD-100 和 NKA 树脂。而在静态筛选中较好的 NKA-9 树脂动态解吸率最低，仅为 54.33%。

综合静态吸附筛选实验、动态吸附筛选实验及吸附动力学研究结果，7 种大孔吸附树脂中 HPD-100 树脂具有较大的吸附量，易吸附、易解吸，是分离纯化鬼针草总黄酮效果较好的树脂。

（三）生物碱类化合物的分离

生物碱是一类含氮的有机化合物，多数具有碱性且能和酸结合生成盐，多数有较强的生理活性。对于中药中的生物碱，通常提取方法为碱水浸润后用有机溶剂萃取，或用酸水提取结合离子交换树脂纯化。但前者常因生物碱含量较低，界面时有乳化等现象导致萃取效率较低，而离子交换树脂与某些生物碱键合力强，用大量的强碱性（pH12）乙醇 – 水（7∶3）长时间洗脱，生物碱也不能完全洗出，树脂的再生利用也烦琐，而用大孔吸附树脂提取分离中药中的生物碱优势显著。

1. 大孔吸附树脂提取喜树碱的研究

从分子结构上看，喜树碱属于弱碱，在中性和碱性条件下疏水性较强。用非极性吸附树脂进行吸附是可行的，其提取方法为，将喜树果粉碎，用乙醇浸取，过滤，回收乙醇，将水溶液的 pH 调至 8，以降低其水溶性，然后用 AB-8 树脂吸附。

川乌为毛茛科植物乌头的干燥母根，为常用中药，有毒，临床上主要用于治疗风湿、类风湿、关节炎等症。川乌发挥药效的主要成分为其所含的生物碱类物质。以川乌总碱和新乌头碱含量为指标，考察川乌提取液在 AB-8 型大孔树脂中的吸附曲线及最佳洗脱条件，以优选出大孔树脂分离川乌提取液中乌头总生物碱和新乌头碱的工艺条件。

2. 吸附因素的考察

（1）吸附等温曲线：将上柱样品液分别稀释成不同浓度的溶液，分别取 10 mL 稀释液，加入到 2 g AB-8 型大孔树脂柱上，以 2～4 倍体积 /h 的流速重吸附 2 次，吸附 10h，收集吸附残液，测定吸附残液中的指标成分含量，计算两种指标成分的泄漏率。

随着药液浓度的增加，两指标成分的泄漏率逐渐增加。试验中发现药液浓度越大，溶液颜色越深，药液上柱时越易阻塞树脂柱。当药液的浓度为 1 g 生药 /mL（0.2 mg 新乌头碱 /mL，5 mg 总碱 /mL）时，药液澄清、透明且吸附残液中的新乌头碱和乌头总碱泄漏最少。因此，本实验选择 1 g 生药 /mL 的药液浓度为最佳浓度。

（2）吸附动力学曲线：取 1g 生药 /mL（0.2 mg 新乌头碱 /mL，5 mg 总械 /mL）药液 10 mL，加入到 2 g AB-8 型大孔树脂柱上，以 2～4 倍体积 /h 的流速重吸附 2 次，分别计算吸附 0.5、1、2、3、4、6、8、10 h 不同时间乌头总碱和新乌头碱的吸附率，绘制吸附动力学曲线。

药液的 pH 对 AB-8 树脂的吸附能力有一定的影响，当药液的 pH＜10 时，树脂对新乌头碱的吸附率随着 pH 的升高而增大；pH>10 后，吸附率有所下降。这说明强酸性和强碱性条件下都不利于新乌头碱的吸附。通过分布检验，当pH6、8、10时乌头总碱的吸附率呈显著性差异（P＜0.01），确定药液的pH为10。

综上所述，2 g AB-8 树脂吸附两指标成分的最佳条件为样品液浓度为1 g生药/mL，pH 10，吸附时间为6 h。在洗脱条件筛选中，为了减少乌头总碱的浪费，选择上样量为8 mL，即树脂重量与样品液的体积比为1:4。

3. 洗脱条件的考察

（1）洗脱液浓度的考察：将吸附好的树脂先用10倍树脂体积量（10 BV）的蒸馏水以2～4 BV/h的流速洗脱，再用8 BV的15%、25%、35%、45%、55%、65%、75%、85%、95%乙醇溶液洗脱，收集洗脱液，测定洗脱液中的指标成分含量，计算洗脱率。随着乙醇浓度的增加，乌头总碱和新乌头碱的洗脱率逐渐增大，故确定洗脱液的浓度为95%乙醇。

（2）洗脱液pH的考察：将已吸附好的树脂先用10 BV的蒸馏水以2～4 BV/h的流速洗脱，再用8 BV的1 mol/L的HCl或1 mol/L的NaOH调pH分别为2、4、6、8、10、12的95%乙醇溶液洗脱，收集洗脱液，测定洗脱液中的指标成分含量，计算洗脱率。

当pH为6时，95%乙醇溶液洗脱新乌头碱的洗脱率最高，而洗脱液pH为2～8时对乌头总碱的解吸率没有显著差异（P>0.05），故确定洗脱液pH为6。

（3）洗脱液体积的考察：将已吸附好的树脂先用10BV的蒸馏水以2～4 BV/h的流速洗脱，再分别用4～9 BV 95%乙醇溶液洗脱，收集洗脱液，测定洗脱液中的指标成分含量。以洗脱液体积对洗脱液中指标成分含量做洗脱曲线。7 BV的洗脱液可以把AB-8树脂柱上93%以上的新乌头碱和72%以上的乌头总碱洗脱下来。故确定洗脱液用量为7 BV。

4.AB-8树脂的再生周期考察

将装有AB-8树脂的色谱柱反复进行吸附—洗脱，测定树脂对新乌头碱和乌头总碱的重复吸附能力。随树脂使用次数增多，其对两指标成分的吸附能力逐渐减弱，当树脂重复使用5次后，吸附能力骤然降低，因此确定AB-8树脂的再生周期为5次。

5. 验证实验

将300 mL pH为10的1 g生药/mL的药液通过75 g已经装好的树脂柱中（3 cm×55 cm），以2～4 BV/h的流速重吸附2次，吸附6 h后，先10 BV的蒸馏水以2～4 BV/h的流速洗脱，再用7 BV的95%乙醇溶液洗脱，收集洗脱液，在水浴锅上浓缩至恒重，测定两指标成分含量及总碱占干膏的比例。

川乌有效成分为生物碱，具有一定碱性，在大孔树脂的吸附及洗脱过程中药液的 pH 影响也尤为重要。根据化合物结构的特点调整原液的 pH，可以达到较好的吸附效果。

（四）萜及其苷类

萜类化合物是由甲戊二羟酸衍生、且分子式符合（C_5H_8）$_n$ 通式的衍生物。在自然界分布广泛，种类繁多，按异戊二烯单位的数目进行分类，如单萜、倍半萜、二萜、二萜半萜、三萜、四萜、多聚萜等。目前许多萜及其苷类，如甜菊苷、穿心莲内酯、白芍苷、赤芍总苷等应用大孔吸附树脂分离纯化，已经具有相当成熟的工艺路线，纯化效果较好，有的已实现产业化。

甜菊苷存在于菊科植物甜叶菊中，为二萜类，如人参皂苷存在脱色较难的问题，采用极性吸附树脂 ADB-7 可使此问题大大简化。用粗品人参皂苷配成 4% 的溶液（呈棕色），用 ADB-7 吸附，然后用 70% 乙醇溶液解吸，人参皂苷被解吸下来，色素则被留在树脂上。ADB-7 可起到吸附和脱色双重作用，使工艺变得比较简单。把洗脱液蒸干，得纯度很高的白色或微黄色人参皂苷。

由于合成食用色素多为焦油类物质，含有苯环或萘环，对人体都有不同程度的伤害，有的甚至有致癌或诱发染色体变异的作用，而天然色素具有安全可靠，色泽自然，不少品种兼有营养和药理作用的特点，因此有着广阔的发展和应用前景。而大孔吸附树脂对多种天然色素具有良好的吸附和纯化效果，在天然色素的提取方面，有了越来越多的应用。目前已有用大孔吸附树脂提取茄子皮红色素、爬山虎红色素、玫瑰茄红色素、紫甘蓝色素、桑葚红色素的报道。

二、在中药复方制剂中的应用

中成药多是中药复方制剂，传统的中药复方制剂提取纯化工艺相对都较粗糙，一般而言，中药复方经水煮后收膏率为 30%，水提醇沉后约为 15%。此类方法，出膏率高，服用量大，所含成分不明确。因此，实现中药现代化的关键就是中药复方制剂的有效部位（群）及有效成分的提取、分离及纯化。通过现代分离技术对中药复方进行纯化后，可除去大量无效杂质，可使中药复方有效部位（群）或有效成分（群）的含量（纯度）提高 10～14 倍，临床用药剂量下降 1/7～1/6 倍，有非常显著的"去粗取精"效果。通过大孔吸附树脂技术得到的中药复方中间体不仅体积小，不易吸潮，而且更易制成剂量小、服用方便、便于携带、外观较好，而且制剂质量易于控制。有利于粗、大、黑的中药复方制剂制成现代中药制剂。目前，虽然该项技术的应用主要集中在单一中药的有效部位或有效成分的分离方面，在中药复方制剂方面应用较少，但该项技术正在逐渐被应用于中药复方制剂中，已成为我国中药制药工业推广的高新技术之一，其推广应用将有利于解决中药复方制剂中长期以来存在的诸多问题，显著加快中药现代化进程。

树脂分离技术用于中药复方分离纯化时，具有以下应用特点。

（一）树脂型号不同对中药复方有效部位（群）或有效成分（群）的吸附选择性不同

不同大孔吸附树脂对复方脑脉康提取物吸附容量比较。复方脑脉康由黄芪等中药组成，以黄芪甲苷为指标，不同类型吸附树脂对复方脑脉康提取物的吸附量有差别。非极性大孔树脂吸附总苷时好于极性大孔树脂，同一类型树脂中改进型 HPD-100 好于原型 D-101。

（二）同型号树脂对中药复方有效部位或有效成分的吸附选择性不同

大孔树脂吸附纯化中药复方特性研究。研究表明，复方中各味药材分煎液分别上同一大孔吸附树脂柱纯化，其不同有效部位均可不同程度地被同一树脂吸附纯化。但能否用同一种树脂吸附纯化中药复方的混煎液为人们所关注。为此选用了一个含有生物碱、蒽醌、皂苷等由黄连、大黄、知母等药材组成的中药复方为样品，进行吸附纯化工艺和特性研究，以探索树脂纯化中药复方的可行性与规律。

以黄连小檗碱为代表进行生物碱吸附纯化特性研究，以知母中菝葜皂苷元为指标成分，研究皂苷的吸附纯化特性，二者含量测定均参照《中国药典》采用薄层色谱扫描法进行测定。以大黄总蒽醌为代表进行蒽醌吸附纯化特性研究，含量测定参照《中国药典》采用高效液相色谱法进行。

在同一型号大孔吸附树脂上，不同中药有效部位的吸附能力不同，主要体现在以下两个方面：

（1）不同成分吸附能力的高低，可以在同一型号树脂的比上柱量和比吸附量的大小上体现出来；

（2）在固定的纯化条件下，上柱洗脱成分保留率高，说明在过柱后流出液和水洗液中，成分损失率较小，因而成分吸附更牢固。对实验中涉及的中药有效部位在同一型号树脂上吸附能力的大小进行排序，生物碱、蒽醌和皂苷的吸附能力大小依次为：皂苷＞蒽醌＞生物碱。

（三）树脂对中药复方有效部位（群）或有效成分（群）的吸附性能受到多种因素影响

右归煎液用大孔树脂 D-1300 精制的工艺研究。右归煎液是由地黄、肉桂等 10 味中药组成。用大孔树脂 D-1300 进行分离纯化时，树脂对其有效部位的吸附性能受到药液上样流速、药液浓度、径高比等因素影响。根据预试结果，选择有代表性的单一成分进行测定。5-HMF 主要存在于熟地黄中，水溶性较好，同时在乙醚、氯仿等溶剂中溶解度也较好。

（四）需要采用化学和药效学对比研究评价中药复方采用树脂纯化分离的必要性和方法的合理性

应用大孔吸附树脂分离技术分离纯化中药复方时，应明确纯化目的，充分说明采用树脂纯化分离的必要性和方法的合理性。除了尽可能用每味药中有效成分（或指标成分）的含量为指标，评价其合理性外，还应进行药效学对比试验，以确保纯化前后药物的"等效性"。四逆汤用 D-101 树脂纯化后，TLC 检查结果表明树脂纯化前后组成复方的 3 味药的主要有效成分没有发生大的变化，四逆汤精制物的 HPLC 图谱与四逆汤 HPLC 图谱相比较，峰数峰位及峰形均基本一致。

药理实验结果表明，四逆汤与四逆汤精制物均能显著提高间羟胺处理小鼠血清 NO 水平，二者无显著性差异。据此说明用吸附树脂分离技术分离四逆汤的方法是合理和可行的。

三、在海洋天然产物分离纯化中的应用

海洋天然产物是指海洋生物中的代谢产物，它们大多数具有生物活性。海洋天然产物的化学结构类型主要分为聚醚类、大环内酯、萜类、生物碱、多肽、甾醇、苷类、多糖类和不饱和脂肪酸等。海洋天然产物的提取可分为水提取法、水蒸气蒸馏法、有机溶剂提取法、离心法和超临界流体提取法等。提取所得到的粗提物是一种胶状的混合物，需要进一步除去杂质，经过多次的分离纯化才能获得纯有机化合物。

早期的经典常规分离纯化方法有溶剂法、水蒸气蒸馏法、沉淀法、盐析法、透析法、重结晶法等。但这些方法得到的往往是低分子质量和容易获得的简单成分或者含量较高的成分，存在微量成分、性质相似的成分不容易获得和得率不高等问题。随着科学技术的发展，针对经典常规的柱色谱法在分离纯化的不足之处，广泛使用了高性能的正相、反相硅胶以及各种类型的大孔吸附树脂、凝胶、离子交换树脂等高分离效果的填料。

利用大孔吸附树脂从植物中提取皂苷的报道较多，但随着近年来海洋药物的研究和开发，大孔吸附树脂已开始应用于海洋生物中水溶性成分的提取和分离，并取得了良好的分离效果。

仿刺参水溶性海参皂苷的提取：海参皂苷是棘皮动物海参的主要次生代谢产物，具有溶血、抗肿瘤、抗真菌、细胞毒、免疫调节等广泛的生理、药理学活性。应用 AB-8 型大孔吸附树脂柱可从冻干仿刺参的加工废液中分离制备水溶性海参皂苷。

由于 AB-8 型大孔树脂在酸性条件下可增加对色素等组分的非特异性吸附，故在上柱前将冻干海参废液的酸碱度调节 pH 为 10，这样既减少了 AB-8 型大孔树脂对色素等非特异性组分的吸附又不影响树脂对海参皂苷的吸附作用；由于 AB-8 型大孔树脂柱在吸附皂苷类组分的同时，也可非特异性吸附一些糖类、蛋白、脂类及少量的色素成分，因此在洗脱水溶性海参皂苷之前分别用去离子水和 20% 乙醇溶液进行了洗脱，以丢除这些非特异性吸附组分；其中抗真菌活性最强的为 70% 乙醇溶液洗脱组分，对所得 70% 乙醇溶液洗脱组分进行减压浓缩、石油醚脱脂及水饱和正丁醇层萃取等处理。实验结果表明，AB-8 型大孔树脂柱 50%，80% 和 95% 乙醇溶液洗脱组分的抗真菌活性较低，80% 和 95% 乙醇溶液洗脱组分的水溶性较差，只有 70% 乙醇溶液洗脱组分既具有极高的抗真菌活性又具有极强的水溶性。

对海参皂苷提取的传统方法主要是利用乙醇或甲醇等有机溶剂萃取法。但这类方法不仅有机溶剂的使用量大、成本高、易污染环境，不适于工业化生产，而且所得海参皂苷产品的水溶性差，在进行生物学效应测定时通常要使用二甲亚砜（DMSO）或其他有机溶剂进行溶解，既影响了实验结果的精确性，又在一定程度上限制了海参皂苷在生理、药理和医学临床上的应用范围和应用途径。而采用大孔吸附树脂分离得到的水溶性海参皂苷，不仅可以直接溶解于水溶液或细胞培养液、保证了实验结果的精确性，也有效地避免了有机溶剂萃取法制备海参皂苷的诸多弊端和不足。

四、在蛋白质、多肽和氨基酸分离纯化中的应用

大孔吸附树脂具有吸附和筛选性能，容易再生。所以在分离纯化蛋白质、多肽和氨基酸等生物活性物质时具有条件温和、设备简单和操作方便的特性。在多肽和氨基酸的制备过程中，往往样品在第一步处理中存在着缓冲液或其他小分子物质（如无机盐类），限制了它的进一步处理，如离子交换、薄层色谱或高效液相色谱。多肽和氨基酸的分子质量较小，不能用

常规的分离手段如透析、超滤来进行脱盐，所以去除多肽和氨基酸中的这些盐类是很有必要的。不同极性的大孔吸附树脂对氨基酸的吸附选择性是不同的。

第十三章 结晶法

结晶法是分离和精制固体化学成分最常用的方法之一，是利用混合物中各成分在某种溶剂或某种混合溶剂中的溶解度不同来达到分离的方法。固体化学成分溶于一种热的溶剂或混合溶剂中，然后慢慢冷却此溶液，溶解的化学成分在较低温度时溶解度下降而形成过饱和溶液，然后该化学成分从溶液中结晶析出，而其他杂质仍留在母液中，这种现象称为结晶。一般情况下，结晶状化合物都有较高纯度，这样就可通过过滤使结晶和母液分开，从而达到分离纯化的目的。中药化学成分在常温下多数是固体物质，具有结晶化的通性，可用结晶法来达到分离，一旦获得结晶，就能有效地精制成单体。纯化合物的结晶有一定的熔点和结晶学特征，有利于化合物的鉴定。因此，获得结晶并纯化至单体是鉴定中药化学成分、研究其分子结构的重要途径，结晶法也就成为中药化学成分分离的重要手段。

结晶是一种历史悠久的分离技术。500年前人们已开始利用结晶原理制造食盐。目前结晶技术广泛用于化学工业，在氨基酸、有机酸、抗生素生产过程中成为重要的分离纯化手段。大多数固体产品都是以结晶的形式出售的，因此，在产品的制造过程中一般都要利用结晶技术。

第一节 结晶法的原理

一、基本原理

晶体是内部结构的质点元素（原子、离子或分子）作三维有序规则排列的固态物质，具有规则的几何外形。晶体中每一宏观质点的物理性质和化学组成都相同，这种特性称为晶体的均匀性。这是因为每一宏观质点的内部晶格均相同。晶体的这种特性保证了晶体产品具有高的纯度。

固体物质在溶剂中的溶解度与温度有密切关系，一般是随着温度的升高溶解度增大。如果把固体物质溶解在热的溶剂中达到饱和，那么当冷却时，由于溶解度降低固体物质就会变成过饱和状态，并从溶剂中以晶体形式析出。利用两种或多种可溶性固体化学成分在同一种溶剂里溶解度的不同，就可使其中某一化学成分通过从溶液中结晶的方式析出，析出的晶体便可进一步用沉降、过滤、离心分离等方法使其与溶液分离，从而达到了使该化合物分离和纯化的目的。一般地说，从不是结晶状物质处理得到结晶状物质，这一步称为结晶；而从不纯的结晶处理得到较纯的结晶称为重结晶。结晶和重结晶没有本质上的区别，他们除了处理的原料有所区别外，操作原理和方法基本相同。结晶后的母液经处理可分别得到第二批、第三批结晶，这种方法则称为分步结晶。结晶状化合物在反复重结晶过程中，结晶的析出总是越来越快，纯度越来越高。分步结晶各部分所得结晶，其纯度往往有较大差异，获得的结晶常含一种以上的化学成分，在未检查前不要贸然混在一起。大多数中药的化学成分在常温下是固体物质，常具有结晶的通性，因此，可以用结晶法来进行分离、纯化、精制。

二、结晶过程

结晶过程包括晶核的形成和晶体的成长两个阶段。在溶液中，许多晶核形成进入成长阶段后，还有新的晶核继续形成，所以，在结晶操作过程中这两个阶段通常是同时进行的。

（一）晶核的形成

在过饱和溶液中产生晶核的过程称为晶核的形成。晶核形成的方式有两种：初级成核和二次成核。在没有晶体存在的过饱和溶液中产生晶核的过程称为初级成核。初级成核又可分为均相初级成核和非均相初级成核。在亚稳区内洁净的过饱和溶液还不能自发地产生晶核，只有进入不稳区后才能自发地产生晶核。这种在均相过饱和溶液中自发产生晶核的过程称为均相初级成核。如果溶液中混入外来固体杂质，如空气中的灰尘或其他人为引入的固体粒子，它们对初级成核有诱导作用，这种在非均相过饱和溶液中产生晶核的过程称为非均相初级成核。二次成核是指在含有晶体的过饱和溶液中进行成核的过程。一般工业上的成核过程主要采用二次成核，即在处于亚稳区的澄清过饱和溶液中，加入一定数量的晶种来诱发晶核的形成，制止自发成核。

（二）晶体的成长

过饱和溶液中已经形成的晶核逐渐长大的过程称为晶体的成长。晶体成长的过程，实质上是过饱和溶液中的过剩溶质向晶核表面进行有序排列，从而使晶体长大的过程。一般认为，晶体的成长过程包括两个步骤：一是溶液中的过剩溶质从溶液向晶体表面扩散，属扩散过程；二是到达晶体表面的溶质分子按一定排列方式嵌入晶体格子中，组成有规则的晶体结构，使晶体增大，同时放出结晶热，这个过程称为表面反应过程。由此可知，晶体成长过程是溶质的扩散过程和表面反应过程的串联过程。因此，晶体的成长速率与溶质的扩散速率和表面反应速率有关。

三、结晶的影响因素

结晶过程同时进行着晶核的形成和晶体的成长，因此，晶核形成和晶体成长的速率的大小对结晶形成有很大的影响。如果晶核形成速率远远大于晶体成长速率，溶液中含有大量晶核，它们还来不及成长，过程就结束了，所得到产品的颗粒便小而多；如果晶核形成速率远远小于晶体成长速率，溶液中晶核数量较少，随后析出的溶质都供其长大，所得到产品的颗粒便大而均匀；如果两者速率相近，最初形成的晶核成长时间长，后来形成的晶核成长时间短，结果是产品的颗粒大小参差不齐。

这两种速率的大小不仅影响到产品的外观质量，还可能影响到产品本身的内部质量。例如：晶体成长速率过快时，就有可能导致两个以上的晶体彼此相连形成晶簇，从表面上看晶体颗粒较大，而实际上在晶体与晶体之间往往夹有气态、液态或固态杂质，严重影响了产品的纯度。在实际生产中，往往要求结晶产品既要有颗粒大而均匀的外观质量，又要有较高的纯度，这就必须从控制晶核形成速率与晶体成长速率入手。影响这两个速率的因素也就是影响结晶的因素，其主要有以下几点。

（一）结晶溶剂

合适的结晶溶剂是结晶的关键。所谓适宜的结晶溶剂，最好是在冷时对要结晶的成分溶解度较小，而热时溶解度又较大的溶剂。这样才能较容易制备过饱和溶液而结晶，适宜的结晶溶剂一般通过实验方法进行优选。

（二）溶液的浓度

结晶必须在超过饱和浓度时才能实现，所以溶液的浓度是结晶的首要条件，一定要予以保证。浓度高，晶核形成速率和晶体成长速率均随过饱和度增加而增大，结晶效率也高。但过饱和度过大，溶液会产生大量的晶核，不利于晶体的成长。所以，过饱和度不能过大，既保持有足够的晶核，又保持有较高的晶体成长速率，使结晶高产而优质。过饱和溶液浓度的选择存在一个最优化问题，一般由实验确定。

（三）冷却或蒸发的速度

溶液的过饱和通常是靠冷却和蒸发造成的。冷却或蒸发速度的快慢，直接影响到操作时过饱和度的大小。如果快速冷却或蒸发将使溶液很快达到饱和状态，自发地产生大量晶核，而得到大量的细小晶体；反之，如果缓慢冷却或蒸发，常得到颗粒较大的晶体。

（四）杂质

杂质的存在会干扰结晶的形成，有时少量的杂质也会阻碍晶体的析出。因此，结晶前应该先尽可能地除去干扰结晶的杂质。

中药经过溶剂提取和初步分离后所得到的成分，大多仍是混合的组分。混合物中的杂质，有时即使是少量甚至微量杂质的存在，也能阻碍或延缓结晶的形成。所以在制备结晶时，必须尽可能除去杂质，避免对结晶的干扰。除去杂质的方法很多，可采用溶剂法，可选用溶剂溶出杂质，或者只溶出所需要的成分；有时可用少量活性炭等进行脱色处理，除去有色杂质；沉淀法、透析法、超滤法等也是常用的去除杂质的方法。还可采用色谱法分离精制，可将粗提物通过装有氧化铝、硅胶、大孔吸附树脂等色谱柱子后，再进行结晶；应根据要分离成分的性质，选择合适的柱色谱填料，使其不被吸附而损失。如果经反复处理仍不能使近于纯品的成分结晶化，则可先将其制备成衍生物，在纯化还原后，可望得到结晶。例如游离生物碱常可先制备成生物碱盐类，羟基化合物可先转变成乙酰化物，羰基化合物可先制备成苯基衍生物结晶。美登碱就是反复分离精制仍难以得到结晶，但如果先制备成 3- 溴丙基美登碱结晶后，再经水解除去溴丙基，美登碱就能制备成为结晶。因此，结晶法常在中药成分分离的后期应用。

（五）晶种

工业生产中的结晶操作一般都是在人为加入晶种的情况下进行的。晶种的作用主要是用于加快结晶。

第二节 结晶法的操作及设备

结晶是把含有固体溶质的饱和溶液加热蒸发溶剂或降低温度后，使原来溶解的溶质成为有一定几何形状的固体析出的过程。析出晶体后的溶液仍是饱和溶液，又称母液。因此，结晶的方法通常有两种：一种是蒸发溶剂法，也叫浓缩结晶法，对于溶解度受温度变化影响不大的固体溶质适用；将溶液加热蒸发（或慢慢挥发），过饱和的溶质就能成固体析出。另一种是冷却热饱和溶液法，也叫降温结晶法，适用于溶解度受温度变化影响较大的固体溶质的结晶；先用适量的溶剂在加温的情况下，将化合物溶解制成过饱和的溶液，然后再放置冷却，通常放于冰箱中让其溶质从溶液中析出。

一、结晶法的操作过程

结晶法的操作过程包括：选择合适的结晶溶剂—加热溶解—趁热过滤—结晶—抽滤—干燥。主要的操作通常包括以下 4 个步骤。

（一）溶解

将需要结晶处理的固体物质或粗晶溶解于沸腾或近于沸腾的适宜溶剂中。操作时可在三角瓶中进行，若为挥发性较大或沸点较低的有机溶剂，则可在装有回流冷凝器的圆底烧瓶或三角瓶中进行。将样品置于瓶内，加入部分溶剂和小沸石，在水浴上加热至沸，分次加入溶剂使样品溶解。为了减少样品留在母液中而造成损失，加入溶剂的量应尽可能少，并且应将溶剂加热沸腾或近于沸腾，以使溶剂产生最大的溶解度，以利于冷却后过饱和溶液的形成和结晶的析出。

某些样品由于含少量有色杂质可使结晶溶液呈色，这时可加入适量活性炭脱色。活性炭的用量视活性炭的活性、所用溶剂极性和所含杂质的量而定，常用量为固体样品量的 1% ～ 2%。若活性炭用得过多，欲结晶的成分可因被吸附而损失。活性炭在水溶液中脱色效率最高，低分子醇类次之，非极性溶剂中效果不显著。加活性炭时，应待样品全部加热溶解，稍冷后再加入，否则易发生暴沸，加入活性炭后，回流 5 ～ 10 min 即可。

（二）热滤

将溶解了样品的热溶液趁热过滤，以除去不溶性杂质，当用了活性炭脱色时也将活性炭一并滤除。通过溶解而制得的结晶溶液是一个热的饱和溶液，遇冷往往易析出结晶，必须趁热过滤。过滤有常压过滤和减压抽滤两种方法。过滤前可先用溶剂润湿和温热过滤漏斗和滤纸，必要时需要保温过滤。过滤时应将热溶液分次倾入，从漏斗上滤过，以防在漏斗上冷却而析出结晶。结晶溶液如含胶状物质，常常会堵塞滤纸不易过滤，可在滤纸上加一层硅藻土和石棉等助滤剂。减压抽滤时，用有机溶剂过滤时，滤纸和漏斗不易贴紧，可先用少量水润湿滤纸，然后减压抽紧滤纸，再用有机溶剂洗去水分，最后才过滤溶液。过滤时压力不宜抽得太低，否则滤液急剧蒸发，有沸腾溢出的危险，而且溶剂迅速挥发，残渣易将滤孔堵塞而影响过滤。

（三）析晶

将滤液慢慢冷却放置，结晶析出。在这一过程中，一般是溶液浓度高，降温快，析出结晶的速度也快，但此时结晶的颗粒较小，杂质也可能较多；有时自滤液中析出的速度太快，超过了化合物晶核的形成和分子定向排列速度，往往只能得到无定型粉末。有时溶液浓度过高，相应杂质的浓度或溶液的黏度也较大，反而阻碍结晶的析出。因此，在操作中往往使溶液浓度适当，慢慢降低温度，常常能析出结晶较大而纯度较高的结晶。有的结晶的形成需要较长的时间，往往需要放置数天或更长的时间。

在放置过程中，一般将瓶塞塞住，以防溶剂蒸发，避免液面先出现结晶而使结晶纯度较低。若溶剂全部蒸发，开始形成的结晶被母液中干的内容物包住，也达不到纯化的目的。如果放置一段时间后没有结晶析出，可采用以下几种方法诱发结晶。

1. 可用玻璃棒或金属刮勺摩擦瓶内壁溶液边缘处，摩擦动作应是垂直方向，而且要足以听得见摩擦声。

2. 加入种晶是诱导结晶的常用而有效的手段，种晶即同种化合物结晶的微小颗粒，往往将种晶加入到冷却的溶液中，即可引发结晶过程的开始，结晶会立即长大。而且溶液中如果是光学异构体的混合物，还可优先析出与种晶相同的光学异构体。若没有种晶时，可用玻璃棒蘸取饱和溶液一滴，任溶剂挥发掉，然后移入溶液中，也有助于溶液的结晶。

3. 放入较低温度环境中如冰水浴中冷却，使溶质溶解度再降低，也有助于结晶的产生，一般放入冰箱中即可。

如使用以上方法仍无结晶析出，可打开瓶塞任溶液逐步挥散，慢慢析晶。或另选合适的溶剂处理，或除掉一些杂质后再进行结晶操作。

（四）滤过

滤出结晶。滤出的结晶要用少量冷的溶剂洗涤晶体，以便除去粘附在晶体表面的母液。操作时先把母液抽干，将晶体压紧，尽量抽除母液，然后停止抽气，加入少量冷溶剂浸泡片刻，再抽滤，反复多次。每次溶剂用量不宜过多。最后一次洗涤后尽量抽干溶剂，取出结晶干燥即得。

二、结晶溶剂的选择

选择合适的结晶溶剂是结晶法操作的关键。因此,结晶溶剂的选择是最重要的实验操作条件,理想结晶溶剂都是通过实验进行选择。

（一）理想结晶溶剂的条件

（1）该溶剂对欲纯化的化学成分热时溶解度大,冷时溶解度小,而对杂质则冷热都不溶或冷热都易溶。这样欲结晶的化学成分在热时和冷时溶解度相差较大,热时溶解的化学成分溶液冷时易析出结晶,而杂质冷热都不溶时可在热滤过程中除去;杂质冷热都易溶时,冷却后不随欲结晶成分一同析出而留在母液中,也能经滤过除去。结晶溶剂对欲纯化化学成分的溶解度在1/10 到 1/1 000 之间,一般在 1/100 左右为宜。

（2）溶剂的沸点不宜太高或太低,宜在 30 ～ 150 ℃之间,溶剂沸点过低易挥发逸失,过高则不易将结晶表面附着的溶剂除去。

（3）该溶剂与欲结晶的成分不发生化学反应。

（4）尽可能安全、低廉、易得。

（二）常用溶剂

常用的单一溶剂:水、甲醇、乙醇、丙酮、乙酸乙酯、氯仿、苯、石油醚等。常用的溶剂不能结晶时,有时可考虑一些不常用溶剂,如二氧六环、二甲亚砜、二甲基甲酰胺、吡啶等。

常用的混合溶剂:乙醇－水、丙酮－水、乙醚－甲醇、苯－石油醚、乙醚－石油醚、氯仿－醚或醇等。

（三）选择溶剂的小量试验方法

1. 单一溶剂的选择

取少量样品用不同的溶剂试验其溶解度,包括冷时和热时的溶解度。常选用加热时能全溶,放冷时能析出的溶剂,冷热时都易溶或冷热时都难溶的溶剂不宜选用。一般首选使用乙醇,因为它是一个具有脂溶性和水溶性基团的溶剂,比较经济安全。

2. 混合溶剂的选择

若选择不到合适的单一的结晶溶剂,可考虑选择混合溶剂。混合溶剂一般由两种互溶的溶剂组成,其中一种是对样品溶解度大的溶剂,而另一种是样品相对不溶的溶剂。先将样品溶于最少量的溶解度大的沸溶剂中,然后向沸溶液中滴加溶解度小的第二种溶剂直至浑浊,这时再滴加第一种易溶的溶剂使浑浊全部变清为止,溶液在该点达到饱和状态,当冷却时,必然易析出结晶。在选择混合溶剂时,最好选择样品在低沸点溶剂中较易溶解,而在高沸点溶剂中较难溶解的两者混合使用;这样在放置析晶过程中,先塞进瓶塞看是否能结晶,如不结晶,可打开瓶塞任溶剂逐步在室温下自然挥发,低沸点的溶剂易挥发而比例逐渐减少,样品的溶解度又降低,促进结晶的析出。

三、结晶法的设备

结晶法在实验室的操作用常规玻璃器皿即可完成,而工业结晶设备主要分冷却式和蒸发式两种,后者又根据蒸发操作压力分常压蒸发式和真空蒸发式。因真空蒸发效率较高,所以蒸发式结晶器以真空蒸发为主。特定目标产物的结晶具体选用何种类型的结晶器主要根据目标产物的溶解度曲线而定。如果目标产物的溶解度随温度升高而显著增大,则可采用冷却结晶器或蒸发结晶器,否则只能选用蒸发结晶器。冷却和蒸发结晶根据设备的结构形式又分许多种,这里仅介绍常用的主要结晶器及其特点。

(一)冷却结晶器

1. 槽式结晶器

通常用不锈钢板制作,外部有夹套通冷却水以对溶液进行冷却降温。连续操作的槽式结晶器,往往采用长槽并设置有长螺距的螺旋搅拌器,以保持物料在结晶槽的停留时间。槽的上部要有活动的顶盖,以保持槽内物料的洁净。这种结晶器的传热面积有限,为间歇结晶槽,其劳动强度大,对溶液的过饱和度难以控制;但在小批量、间歇结晶操作时槽式结晶器还是比较合适的。搅拌槽结晶器结构简单,设备造价低。夹套冷却式结晶器的冷却比表面积较小,结晶速度较低,不适于大规模结晶操作。另外,因为结晶器壁的温度最低,溶液过饱和度最大,所以器壁上容易形成晶垢,影响传热效率。为降低晶垢的影响,槽内常设有除晶垢装置。外部循环冷却式结晶器通过外部热交换器冷却,由于强制循环,溶液高速流过热交换表面,通过热交换器的溶液温差较小,热交换器表面不易形成晶垢,交换效率较高,可较长时间连续运转。

2. Howard 结晶器

Howard 结晶器也是夹套冷却式结晶器,但结晶器主体呈锥形结构。饱和溶液从结晶器下部通入,在向上流动的过程中析出结晶,析出的结晶向下沉降。由于下部流速较高,只有大颗粒晶体能够沉降到底部排除。因此,Howard 结晶器是一种结晶分级型连续结晶器。由于采用夹套冷却,结晶器的容积较小，适用于小规模连续生产。

（二）蒸发结晶器

1.Krystal-Oslo 结晶器

蒸发结晶器有结晶器主体、蒸发室和外部加热器构成。溶液经外部循环加热器后送入蒸发室蒸发浓缩，达到过饱和状态，通过中心导管下降到结晶生长槽中。在结晶生长槽中，流体向上流动的同时结晶不断生长，大颗粒结晶发生沉降，从底部排出产品晶浓。因此 Krystal-Oslo 结晶器也具备结晶分级能力。

2.DTB 结晶器

另一种常用的蒸发结晶器称为 DTB 结晶器，内设导流管和钟罩型挡板，导流管内又设有螺旋桨，驱动流体向上流动进入蒸发室。在蒸发室内达到过饱和的溶液沿导流管与钟罩形挡板间的环形面积缓慢向下流动。在挡板与器壁之间流体向上流动，其间细小结晶沉积，澄清母液循环加热后从底部返回结晶器。另外，结晶器底部设有淘洗腿，细小结晶在淘洗腿内溶解，而大颗粒结晶作为产品排出回收。若对结晶产品的粒度要求不高，可不设淘洗腿。

DTB 结晶器的特点是，由于结晶器内设置了导流筒和高效搅拌螺旋桨，形成内循环通道，内循环效率高，过饱和度均匀，并且温度较低。因此，DTB 结晶器的晶浆密度可达到 30% ～ 40% 的水平，生产强度高，可生产粒度达 600 ～ 1200 μm 大颗粒结晶产品。

四、结晶纯度的判断

在中药化学成分的研究中，提取分离工作的最终目的是分离有效成分，而有效成分必须是单一的纯化合物，即所谓单体，这样才能有效地进行一些物理常数的测定、元素分析和光谱分析，测定的数据才可靠，才能正确鉴定和推测出化合物的结构。若结晶纯度不够，就需要进一步重结晶。因此，对分离出来的结晶进行纯度判断和检查是研究工作的重要一环，通常从如下几方面进行判断和检查。

（一）结晶形态和色泽

结晶化合物都有一定的晶形和均匀的色泽。结晶的形态很多，在天然化合物中最为多见是针状结晶，其他还有片状结晶、粒状结晶、柱状结晶、棱柱状结晶和方形结晶等。结晶的形状往往随结晶的条件不同而不同，但一个纯化合物的结晶形态总是一致的。如果样品的结晶形状不一致，就可能不是一个单体化合物。结晶的色泽如果不均匀，并随着结晶次数增多，结晶色泽变浅，那么这种色泽往往反映了杂质的存在，应继续重结晶除去，必要时要加活性炭脱色除去。

（二）熔点和熔距

一个纯化合物一般都有一定的熔点和较小的熔距。如重结晶前后熔点一致，熔距很窄，则一般说明该化合物纯度很高了。一般单体化合物的结晶熔距较窄，有时要求在 0.5 ℃左右。但一般自植物中提取出来的中药化学成分结晶，由于本身结构的原因，有时熔距会在 1 ～ 2 ℃以内。如果熔距长则表示化合物不纯，但有些例外情况，特别是只有分解点的化合物，有些化合物分解点距离较长或分解点不易看清楚。如有些结晶化合物在加热测熔点过程中色泽逐渐变深，最后分解，看不到明显的收缩点。也有一些化合物熔点一致，熔距较窄，但不是单体化合物，这种现象常见于一些立体异构体或结构非常类似的混合物，因此，通常还要配合色谱方法进行检查。

（三）色谱法

色谱法是鉴定样品纯度的一种常用方法，各种色谱方法如薄层色谱、纸色谱、气相色谱和高效液相色谱等方法均可用于对化合物纯度的检查。它们不仅适用于结晶样品的检查，也可用于无定形粉末、液体等各种样品的检查。一般常用的有薄层色谱和纸色谱。在薄层色谱和纸色谱中如果操作条件适当，一个单体化合物经过展开剂展开，显色或在紫外灯下观察，可以看到一个不拖尾的近于圆形的斑点。但一个样品的检查往往需要用几种不同的展开剂展开，然后显色或在紫外灯下观察，如果不止一个斑点或斑点有拖尾则说明样品不纯。如都只看到一个斑点，方可证明样品是一个单体。个别情况下甚至须采用正相、反相两种色谱方式加以确认。但有时也有例外，因此，常配合熔点、熔距等指标进行综合判断。另外，气相色谱和高效液相色谱也是判断纯度的重要方法，具有用量少、时间快、灵敏度高及准确的特点，但两者均需配置价格昂贵的仪器设备。

总之，判断一个结晶成分的纯度的方法很多，检查时应多采用几个指标综合起来考虑。通常情况下，一个中药化学成分经过同一溶剂 3 次重结晶，其熔点一致，同时在薄层色谱或纸色谱中经数种不同的展开剂系统检查都为一个斑点者，一般可以认为是一个单体。

第三节 结晶法的应用及特点

一、结晶法的应用

结晶法是一种高效的分离提纯手段，在分离制备领域具有独特的优势，广泛应用于金属晶体材料的制备和从海水中提取食盐、废水处理等，在化工、材料、医药、食品等行业有大量的应用，在有机化合物的分离和纯化方面也应用广泛。药物结晶是药物生产中的主要技术过程。经常用于药物活性组分及其中间体、赋形剂的生产中。结晶过程决定了晶体的纯度和性质，而药物晶体的性质与药物的生物利用度、稳定性、释放性能、压缩性能等都密切相关。因此，药物的纯度和晶体性质、晶型直接与药物的疗效相关，结晶和结晶方法是药物研究的重要考虑因素，结晶法操作是目前医药及精细化工产品从溶液中分离和提纯的一种重要的操作。另外，结晶法还可用于手性药物的拆分等。

二、结晶法的特点

结晶法作为一种简便易行、高选择性的纯化手段，在医药领域中广泛应用。但对于中药化学成分的分离制备来说，由于其组成复杂，必须要纯化到一定的程度才能够用结晶的方法来进行分离和纯化。

与其他纯化方法相比，结晶法具有以下特点：

（1）结晶法是物理方法，没有副反应，产物纯度高，对环境无污染；

（2）操作过程简单，实验条件易控制；

（3）成本低，产量高，适用于工业化生产。

三、结晶法的一些新进展

一种活性成分可能存在多种固体形式，结晶过程中形成的多晶型结构是常见的现象，化合物的结晶过程影响晶体纯度、大小、晶型等，进而改变药物安全性、疗效和生物利用度。因此，人们研究和开发一些新的结晶方法，以发现安全性、疗效和生物利用度较理想的晶体，提高晶型的纯度和收率。

（一）超临界流体结晶法

超临界流体结晶法将化学成分溶解在超临界流体中，然后根据化学成分溶解度随压力而改变的结晶技术，通过超临界溶液的快速膨胀法（RESS）或超临界流体抗溶剂法（SAS）加以实现。与RESS相比，SAS过程操作压力较低，易于选择溶剂。采用超临界流体使化学成分在溶液中结晶而析出晶体。该方法得到的晶体较好地保持了原有的生物活性。超临界流体作为结晶溶剂，其操作条件调节范围较大，适用于选择性结晶、杂质分离和晶型控制。超临界流体与有机混合溶剂和产品易于分离，并且 CO_2 作为最重要的超临界流体，毒性小、成本低，是一种环境友好型技术。但目前能够实现工业化生产的还只是少数。主要原因在于理论发展有限，所要求的设备压力高、投资大。

（二）高通量结晶法

由于结晶过程很容易形成多晶型，并且在存放的过程中也会受温度、粉碎程度等影响，导致晶型转变，进而影响药效，因此，尽早发现并筛选出可能存在的晶型，根据不同的需求进行开发，具有重要的研究意义。国外开发了高通量结晶系统，系统包括实验设计、实验方案进行和数据分析，是一种自动化结晶技术平台。将化合物在结晶系统按照设计的程序，在自动化设备的不同条件下，产生尽可能多的固体，再进行晶体的收集、分析和数据处理，精确其固体形态和性质，指导和优化结晶过程。该技术大大减少了优化结晶条件的时间，加快了晶体结构研究的速度。

（三）纳米结晶法

采用纳米技术，将药物颗粒转变成直径小于 1 000nm 的微粒，使其理化性质发生特殊改变，提高水溶性和生物利用度。目前可通过自组装技术和破碎技术两种工艺进行纳米结晶。目前大多采用湿磨的方式，与高压均质技术相结合，将药物颗粒分散在表面活性剂中，形成混悬液后再碾磨，通过压力的急剧变化和粒子之间的相互碰撞，使药物微粒破碎至纳米尺寸，形成纳米结晶。由于纳米结晶使药物的生物利用度提高、载药率高、顺应度好，纳米技术将成为人类预防、治疗各种疾病的有力工具。但仍存在设备能耗高、易磨损等问题，以及药物本身存在的一些性质也制约着纳米结晶的应用。

（四）微重力结晶法

结晶的生长过程中，重力是一个重要的影响因素，它在晶体的形成过程中会影响流体的浮力对流程度和界面区域的输运性质。在微重力作用下，可以改善晶体的完整性以及杂质的均匀性，使晶体得到很好的生长。目前在太空实验室已实现了晶体的稳定生长，晶体纯度高，晶型稳定。由于条件难以到达，尚不能实现工业生产，但是为药物结晶充实了理论基础。

第四节　结晶法应用实例

一、实例1 中药甘草中甘草酸的制备

中药甘草为豆科植物甘草的干燥根及根茎。具有补脾益气、清热解毒、祛痰止咳、缓急止痛、调和诸药的功效，用于脾胃虚弱，倦怠乏力，心悸气短，咳嗽痰多，脘腹、四肢挛急疼痛，痈肿疮毒，缓解药物毒性、烈性。甘草甜酸亦称甘草皂苷、甘草素，是从中药甘草中分离的一种皂苷成分，为甘草中的主要成分，也是甘草甜味的有效成分，是一种非常有前景的纯天然甜味剂。它具有甜度高（甜度为蔗糖80～300倍）、低热能、安全无毒和较强的医疗保健功效，是高血压、肥胖症、糖尿病、心脏病患者使用的最理想甜味剂。

应用结晶法制备甘草酸时，首先将甘草切细加5倍量的冷水浸泡2日，浸提液过滤分别得到滤液和滤渣，往滤渣中再加入3倍量的冷水浸泡12 h，再次过滤得到滤液。合并两次滤液蒸发浓缩，冷却后加入乙醇并在低温下放置2日，将混合液过滤，滤液再次蒸发浓缩得到黑褐色黏稠状提取液，此时提取液中的甘草酸含量约为15%，干燥失重在35%以下。甘草提取液再次浓缩后生成甘草酸粗结晶，最后将此粗结晶在稀乙醇溶液中进行重结晶即可得到较纯的甘草酸产品。

二、实例2 中药白芷中香豆素的制备

中药白芷为伞形科植物白芷的干燥根。具有祛风湿、活血排脓、生肌止痛的功效。用于头痛、牙痛、鼻渊、肠风痔漏、赤白带下、痈疽疮疡、皮肤瘙痒等症。白芷的主要有效成分为香豆素类。通过对白芷超临界流体萃取物进行溶剂萃取分离，得到纯度较高的香豆素浸膏，再经过结晶方法纯化香豆素浸膏，通过选定合适的结晶溶剂和结晶条件，得到高纯的香豆素结晶。最终的结晶工艺条件为：以石油醚为结晶溶剂，结晶温度4 ℃，结晶时间48 h。结晶过程中香豆素回收率可达70%，最终所得香豆素晶体，香豆素含量＞98%。

第十四章 膜分离法

膜分离技术（membrane separation technique）是以选择性透过膜为分离介质，在膜两侧一定推动力的作用下，使原料混合物中的某组分选择性地透过膜，从而使混合物得以分离，达到提纯、浓缩等目的的分离技术。膜分离现象广泛地存在于自然界中，特别是生物体内。人类对膜现象的研究始于1748年，而膜分离在工业上的应用则始于1925年。此后差不多每10年就有一项新的膜分离得到研究和应用开发，如20世纪30年代的微滤，40年代的渗析，50年代的电渗析，60年代的反渗透，70年代的超滤，80年代的气体分离，90年代的渗透气化。尤其1960年第一张可工业化应用的反渗透膜研制成功，成为膜分离技术研究的一个重要里程碑，膜分离技术自此进入了大规模工业化应用的时代。膜分离作为一种新型的分离技术已广泛应用于生物产品、医药、食品、生物化工等领域，是药物生产过程中制水、澄清、除菌、精制纯化以及浓缩等加工过程的重要手段。目前该技术在中药化学成分提取分离中主要用于提取液的过滤除杂，尤其适用于中药制剂提取过程的除杂，以达到提高纯度、减小服用剂量的目的。该技术是一种操作较为简便的提取分离方法，对设备的要求不太高，易于推广，应用前景广阔。

第一节 膜分离法的原理及种类

一、膜分离的机制

膜分离技术是用筛分原理或溶解扩散对匀相或非匀相体系进行选择性分离的一种分离技术。任何化学成分对膜的通过和传递都受到膜两侧的自由能差或者化学位差所推动。化学成分选择透过膜的能力可分为两类：借助外界能量，发生由低位到高位的移动；借助本身的化学位差，发生由高位到低位的移动。移动和传递的驱动力可以是膜两侧的压力差、浓度差、电位差、温度差等。化学成分通过膜移动和传递时，根据膜的结构和性质等的不同，通常有以下几种不同分离机制。

（一）筛分机制

膜的表面可看成是无数微孔，这些孔眼像筛子一样截留住那些直径相对大于它们的溶质颗粒。依据孔眼大小不同的膜可将分子大小不同的化学成分达到分离目的。

溶质和溶剂在膜的料液侧表面外吸附和溶解，并各自在浓度差或压力差造成的位差推动下扩散通过膜，然后从膜的透过液侧表面解吸，使分子大小不同的溶质得到分离。

（三）孔流机制

是借助 Carman-Kozeny 方程来描述溶剂透过膜的通量，假定通过膜的流量与通过堆积层的流量相同，并将膜简化成由空隙率和单位体积的比表面积等膜结构参数表征的平行连接的毛细管体系。

（四）优先吸附—毛细管流动机制

当水溶液与具有微孔的亲水膜相互接触，由于膜的化学性质对水溶液中的溶质具有排斥作用，结果使靠近膜表面的浓度梯度急剧下降，从而在膜的界面上形成一层被膜吸附的纯水层。这层水在外加压强的作用下进入膜表面的毛细孔，并通过毛细孔流出。

基于上述分离机制，根据所分离物质的相对分子质量大小或被分离物质的颗粒大小，通过选择不同的膜及其分离组件和操作技术，可选择性分离从微米级、亚微米级直到大分子、小分子、离子和原子级的不同物质，达到分离、净化或浓缩等目的。

二、膜分离过程

膜分离过程的实质是物质通过膜的传递速度不同而得到分离。不同膜过程有其适用的分离范围，各种膜的分离与截留性能以膜的孔径和截留分子质量来加以区别。细菌、悬浮物、小颗粒等，一般过滤截留相对分子质量从几万到几十万，甚至上百万；油、胶体、蛋白质、鞣质、多糖、淀粉等，截留相对分子质量从 1 000 到几万；糖、染料、盐、活性剂等的截留相对分子质量从 200 到 1 000。根据所分离物质的相对分子质量大小或被分离物质的颗粒大小采用微滤、超滤、纳滤和反渗透等不同的技术，选择性分离从微米级、亚微米级直到大分子、小分子、原子和离子级的不同物质，从而达到灭菌、分离、净化或浓缩等目的，即根据目标产物的不同，让某些物质通过，同时让另一些物质留下。

三、膜和膜分离技术的分类

（一）膜的分类

膜分离技术发展很快，膜的种类繁多，通常以分离机制、分离的推动力、膜材料及结构形态等进行分类。

1.按分离机制分类

（1）有孔膜：膜的孔径大小虽有差别，但分离原理与筛网、滤纸的分离相同。

（2）无孔膜：分离原理类似于萃取，由于被分离物与高分子膜的亲和性强，进入膜分子间隙的粒子经溶解—扩散后，可从膜的另一侧被分离出来。

（3）具有反应性官能团作用的膜：例如离子交换膜，当电荷相同时就互相排除。

2.按膜的材料分类

（1）无机膜：具有高热稳定性、耐化学腐蚀、无老化问题、使用寿命长、可反向冲洗等特性，已在工业生产中得到越来越多的应用。主要是微滤级别的膜，有陶瓷膜和金属膜。

（2）有机膜：高分子材料制成，如反渗透纤维素类、聚酰胺类、芳香杂环类、聚砜类、聚烯烃类、硅橡胶类、含氟高分子类等。

（二）膜分离技术的分类

1.按分离的推动力分类

（1）压力差：反渗透、超过滤、微滤等。

（2）电压差：电渗析。

（3）浓度差：渗析、控制释放、渗透蒸发、膜蒸馏等。

2.按膜的孔径大小分类

依据其孔径（或称为截留相对分子质量）的不同，可将膜分为微滤膜、超滤膜、纳滤膜和反渗透膜等。

四、常用膜分离技术

（一）微滤

微滤又称微孔过滤，该技术是以静压差为推动力，利用多孔筛网状过滤膜的筛分作用进行分离。微滤膜的孔径范围一般为 0.05 ～ 10μm，具有比较整齐、均匀的多孔结构。微滤膜在静压差的作用下，小于膜孔的粒子通过滤膜，大于膜孔的粒子则被阻拦在滤膜面上，使大小不同的组分得以分离。能对大直径的菌体、细小悬浮固体等进行分离，可用于一般料液的澄清、过滤、空气除菌等精密过滤过程。

微滤膜截流的机制取决于膜的物理的和化学的性能以及膜与粒子间相互作用的性质，截留效果与物理结构直接相关。此外，吸附和电性能等因素对截留率也有影响。微滤膜的截留机制通常可分为两大类。

1. 膜表面截留或筛滤机制

指膜具有截留与它孔径相当的微粒等杂质的作用，即过筛作用。除了要考虑孔径因素之外，还要考虑包括吸附和电性能在内等其他因素影响造成的物理作用或吸附截留。在孔的入口处，微粒因为架桥作用也同样被截留。

2. 膜内部截留或深度过滤机制

指当膜的孔径较粒子的尺寸大时，粒子能够进入膜空隙内，当它与孔壁相接触并粘附于其上时，微粒将被截留在膜内部而不是在膜表面。微滤能截留 $0.1 \sim 10\mu m$ 的颗粒，微滤膜允许大分子有机物和溶解性固体（无机盐）等的通过，但能阻挡住悬浮物、细菌、部分病毒及大尺度的胶体的透过，其有效分离范围为 $0.1 \sim 10\mu m$ 的粒子，操作静压差为 $0.01 \sim 0.02\ MPa$。

（二）超滤

超滤是介于微滤和纳滤之间的一种膜过滤，和微滤一样也是一种以静压为推动力的多孔膜分离技术。膜孔径大小在 $0.02 \sim 0.1\ \mu m$ 之间，在一定的操作压力（$0.1 \sim 0.5\ MPa$）下，超滤膜截留相对分子质量 $1\ 000 \sim 300\ 000$ 的粒子，只允许溶剂和小于膜孔径的溶质透过，大于膜孔径的溶质被阻止通过，使得原料液得到净化、分离和浓缩。主要用于从液相物质中分离大分子化合物蛋白质、淀粉、天然胶、酶、核酸聚合物等，广泛应用于料液的澄清、大分子有机物的分离纯化、除热源等。

超滤膜对大分子物质的截留机制主要是筛分作用，截留效果的主要决定因素是膜的表面分离层上孔的形状与大小。此外膜表面、微孔内的吸附和粒子在膜孔中的滞留也使药液中大分子被截留。膜表面的物化性质对超滤分离有重要影响，超滤膜一般为非对称膜，其分离层上有无数不规则的小孔，且孔径大小不一，很难确定其孔径，也很难用孔径去判断其分离能力，故超滤膜的分离能力是用对标准有机物的截留相对分子质量（定义为能截留90%的物质的分子质量）来进行表述。

超滤具有与微滤相似的特点，在到达临界压力和长期使用后，超滤的通量不随压力的增加而呈线型增加，可出现浓差极化和膜污染现象。

（三）纳滤

纳滤是一种介于超滤与反渗透之间的膜分离技术，其技术原理近似机械筛分。纳滤膜的孔径通常在几个纳米范围内，因此称纳滤。当操作压力＜1.50 MPa，截留相对分子质量为 200～1 000。纳滤膜大多为荷电膜，它的表面分离层由聚电解质所构成，对离子有静电相互作用。因此纳滤的传质机制为溶解—扩散模式，对溶质的分离由化学势梯度共同控制。阴离子物料的荷电性、离子价数和浓度对膜的分离效应有很大影响。对一价离子渗透较强，多价离子有高截留率。对于阴离子，截留率按下列顺序递增：NO_3^-、Cl^-、SO_2^{4-}、CO_3^{2-}。对于阳离子，截留率递增顺序为 H^+、Na^+、K^+、Ca^{2+}、Mg^{2+}、Cu^{2+}。纳滤膜的截留特性是以对标准 $NaCl$、$MgSO_4$、$CaCl_2$ 溶液的截留率来表征，通常截留率范围在 60%～90%，相应截留相对分子质量范围在 100～1 000 之间，故纳滤膜能对小分子有机物、水、无机盐等进行分离，实现脱盐与浓缩的同时进行。基于纳滤分离技术的上述特点，其在制药工业等诸多领域显示出广阔的应用前景。

（四）反渗透

反渗透是一种采用半透膜的新型膜分离技术，半透膜是一种能够让溶液中一种或几种组分通过而其他组分不能通过的选择性膜。

当把溶剂和溶液（或两种不同浓度的溶液）分别置于半透膜的两侧时，纯溶剂将透过膜而自发地向溶液（或从低浓度溶液向高浓度溶液）一侧流动，这种现象称为渗透。当溶液的液位升高到所产生的压差恰好抵消溶剂向溶液方向流动的趋势，渗透过程达到平衡，此压力差称为该溶液的渗透压，以△表示。若在溶液侧施加一个大于渗透压的压差 P 时，则溶剂将从溶液侧向溶剂侧反向流动，此过程称为反渗透（reverse osmasis）。可利用反渗透过程从溶液中获得纯溶剂。

反渗透膜多为不对称膜或复合膜。反渗透膜的致密皮层几乎无孔，因此可以截留大多数溶质（包括离子）而使溶剂通过。反渗透操作压力较高，一般为 2～10 MPa。大规模应用时，多采用卷式膜组件和中空纤维膜组件。反渗透膜性能评价的主要参数为透过速率（透水率）与截留率（脱盐率）。此外，在高压下操作对膜产生压实作用，造成透水率下降，因此抗压实性也是反渗透膜性能的一个重要指标。

反渗透是利用膜的选择性只能透过溶剂（通常是水）而截留离子物质或小分子物质的性质，对溶液施加压力，以膜两侧静压为推动力，克服溶剂的渗透压，使溶剂通过反渗透膜而从溶液中分离出来，使得浓度较高的溶液进一步浓缩。一般反渗透的操作压力常达到几十个大气压。反渗透的截留对象是所有的离子，对 NaCl 的截留率在 98% 以上，能够去除可溶性的金属盐、有机物、细菌、胶体粒子、发热物质和所有离子，主要应用领域有海水和苦咸水的淡化，纯水和超纯水制备，废水处理工业用水处理，饮用水净化，医药、化工和食品等工业料液处理和浓缩等。反渗透是一种节能技术，过程中无相变，一般不需加热，工艺过程简单，能耗低，操作和控制容易，应用范围广泛。

（五）透析

透析又称渗析，是一种以浓度差为推动力的膜分离操作，利用膜两侧溶液的浓度差使溶质从浓度高的一侧通过膜孔扩散到浓度低的一侧，实现不同性质溶质的分离。即利用膜能透过小分子和离子但不能透过大分子的性质，从溶质中去除作为杂质的小分子或离子的过程。

透过透析膜的溶质分子数（通量）与膜的面积和厚度、溶质的浓度梯度和扩散系数等因素有关。而扩散系数又由样品的黏度、温度、膜的孔径大小等因素决定。影响通量的另一重要因素是与膜的孔径相关的被截留分子的相对分子质量。

透析时将混合物溶液置于由半透膜构成的渗析器内，器外则定期更换溶剂（通常是水），即可达到纯化混合物的目的。若渗析时外加直流电场以加速小离子自膜内向膜外的扩散，称为电渗析（electrodialysis）。

（六）膜蒸馏

膜蒸馏是一种采用疏水微孔膜，以膜两侧蒸气压力差为传质驱动力的膜分离过程，可用于水的蒸馏淡化，水溶液去除挥发性物质。例如当不同温度的水溶液被疏水微孔膜分隔开时，由于膜的疏水性，两侧的水溶液均不能透过膜孔进入另一侧，但由于暖侧水溶液与膜界面的水蒸气压高于冷侧，水蒸气就会透过膜孔从暖侧进入冷侧而冷凝，这与常规蒸馏中的蒸发、传质、冷凝过程十分相似，所以称其为膜蒸馏过程。与其他常用分离过程相比，膜蒸馏具有分离效率高、操作条件温和、对膜与原料液间相互作用及膜的机械性能要求不高等优点。

（七）膜萃取

膜萃取又称固定膜界面萃取，是膜技术和液液萃取过程的结合，是基于非孔膜技术发展起来的一种新型分离技术。在膜萃取过程中，萃取剂和样品液不直接接触，萃取相和样品液相分别在膜两侧流动，其传质过程分为简单的溶解—扩散过程和化学位差推动传质，即通过化学反应给流动载体不断提供能量，使其可能从低浓度区向高浓度区输送溶质。膜萃取能使界面化学反应与扩散两类不同过程同时发生。原料中被迁移物质浓度即使很低，只要有供能溶质的存在，仍然有很大的推动力，可以减少萃取剂在样品液中的样品夹带损失，同级萃取的反萃过程易于实现，可得到较高的单位体积传质速率。

（八）液膜分离

液膜分离是一种以液膜为分离介质，以浓度差为推动力的膜分离技术。液膜分离涉及3种液体：通常将含有被分离组分的样品液作连续相，称为外相；接受被分离组分的液体，称为内相；成膜的液体处于两者之间，称为膜相。在分离过程中，被分离组分从外相进入膜相，再转入内相，浓集于内相。如果工艺过程有特殊要求，有时也可将样品液作为内相，接受液作为外相，这时被分离组分的传递方向，则从内相进入外相。液膜分离与液—液萃取虽然机制不同，但都属于液—液系统的传质分离过程，因此液膜分离也称液膜萃取。对于水溶液组分的萃取分离，通常需经萃取和反萃取两步操作，才能将被萃组分通过萃取剂转移到反萃液中。液膜分离系统的外相、膜相和内相，分别对应于萃取系统的样品液、萃取剂和反萃剂。液膜分离时三相共存，使相当于萃取和反萃取的操作在同一装置中进行，而且相当于萃取剂的接受液用量很少。

液膜分离虽具有传质推动力大、传质速率高、接受液用量少等优点，但过程的可靠性较差，操作采用乳化液膜时，制乳、破乳困难，故适用范围较小，至今尚处于试验阶段。

（九）亲和膜分离

亲和膜分离又称膜亲和色谱（membrane-based affinitychromatography），是一种利用亲和膜（affinity membrane）为介质的分离纯化生物大分子的技术，是膜分离技术和亲和色谱技术的有机结合。亲和膜是利用亲和配基修饰的滤膜，其分离过程包括亲和吸附、洗脱及亲和膜再生等步骤，多采用错流方式，达到分离与浓缩之双重目的。该技术的关键是制备适宜的亲和膜。亲和膜制备和分离过程如下。

1.改性

基于在微孔滤膜或超滤膜上所具有的某些官能团，通过适当的化学反应途径，将其改性，接上一个间隔臂，一般应是大于3个碳原子的化合物。

2.制备

选用一个能与被分离化合物特异性结合的亲和配基，在一定条件下让其与间隔臂分子产生共价结合，生成带有亲和配基的膜分离介质。

3. 亲和络合

将混合物样品液缓慢地通过膜，使样品中被分离的化合物与亲和配基产生特异性相互作用及络合，生成配基和配位物为一体的复合物，其余不和膜上配基产生亲和作用的物质则随流动相通过膜流走。

4. 洗脱

改变条件，如洗脱液的组成、pH、离子强度、温度等，使复合物产生解离，并将解离物收集起来，进一步处理。用亲和膜色谱法纯化生物大分子时，使用的缓冲液组成、pH 和离子强度，以及操作时的加料速度和温度、洗脱方式是影响产品纯度甚至成败的关键因素。尤其使用特异性比较低的配基时，要特别注意纯化条件和洗脱方式的选择。洗脱方式有特异性洗脱和非特异性洗脱。特异性洗脱就是在洗脱液中加入对配基有更强亲和力的物质，将目标物质置换下来。而改变缓冲液中的盐浓度、pH、温度、加入变性剂等则属于非特异性洗脱。

5. 再生

将解离后的亲和膜进行洗涤、再生、平衡，以备下次分离操作时再用。

亲和膜的亲和作用是范德华力、疏水力、静电力、氢键、化学键等作用力的综合表现——亲和吸附时载体与配基之间主要遵循以下互补匹配原则：几何形状互补匹配；静电相互作用互补匹配；氢键相互作用互补匹配；疏水相互作用互补匹配。

亲和膜分离是以具有特异性结合的亲和膜为吸附介质纯化目标化合物的分离方法，具有传质阻力小、达到吸附平衡的时间短、配基利用率高、设备体积小等优点。膜污染等是导致吸附效率低、膜寿命下降的主要问题。尤其适合生物大分子的高效、大规模分离纯化。

五、膜分离的影响因素

（一）膜结构参数

膜的分离性能与其材料性质、结构相关，它们不仅影响膜的渗透分离性能，更与膜的使用寿命密切相关。膜结构参数包括膜材质和膜孔径，这两方面均对膜分离过程产生影响。

1. 膜材质

膜材质的表面性质对膜分离过程的影响较大，选择适宜的膜材质可以保证所滤药液的稳定性，同时也可避免药液对膜的腐蚀所引起膜的破损脱落。

按对水的亲和性可将膜材质分为疏水性和亲水性两类，膜的亲水性、荷电性会影响到膜与溶质间相互作用的大小，同一种膜材料对不同的中药影响也不相同，应根据提取物和截留物的性质选择。

2. 膜孔径

膜孔径的选择是膜分离的关键，选择合适的孔径能有效截留杂质，保留有效成分。虽然膜孔径的选择主要依据被分离物质的相对分子质量，但因中药药液黏度较大，高分子胶体物质较多，所以通常选择截留分子相对分子质量稍大的膜。通常被截留分子的大小要与膜孔径有 1 ～ 2 个数量级的差别。若选择的膜孔过大，杂质去除不完全；若膜孔过小，有效成分的损失就会增大，也极易造成膜孔堵塞。

（二）中药水提液体系性质

中药及其复方水提液为十分复杂的体系，其物理化学表征参数和化学组成是影响膜分离过程的主要因素。

1. 药液的预处理

中药水提液成分复杂，除有效成分外，还含有较多的杂质，固体物含量高。若直接过滤，会造成膜的严重污染，降低其使用寿命。因此，药液的预处理是中药膜过滤前必不可少的工序，也是保证分离效率与质量的关键。预处理效果的好坏直接影响膜的污染程度、使用寿命，以及系统的生产能力。

2. 药液浓度

药物有效成分的相对分子质量、分子构型和柔韧性不尽相同，在过滤时易形成凝胶层，变为次级膜，而次级膜的形成增加了药物有效成分通过膜的阻力。随着药液浓度的增大、药液中大分子物质的浓度越高，次级膜越易形成、药液的有效成分转移率和膜通量越低。经过实验研究发现，在不影响生产周期的情况下，可降低药液的浓度，减少次级膜的形成，提高有效成分转移率和膜通量。

3. 加水顶洗量

随着过滤的进行，膜过滤后期由于料液的浓度、黏度越来越大，膜的污染较重，导致膜通量较小，但循环液中尚有部分有效成分未能滤出，严重影响产品的得率与膜过滤的工效。为了提高产品得率，缩短膜过滤时间，向循环液中加入一定量的纯水透析就非常必要，这就是加水顶洗量。

（三）操作参数

1. 膜面流速

膜过滤是一种错流过滤过程，物料以一定的流速流经具有不对称孔结构的膜表面，在压力驱动下，小分子物质透过膜。随着药液流速的增加、膜面浓度极化和沉积凝胶阻力减少，滤液通量随之增加，因此，流速的大小对膜表面动态凝胶层的形成有很大影响。

2. 压力

膜过滤是以压力为推动力的传质过程，压力的选择不仅关系到生产效率，也涉及膜的污染及能耗等问题。适当的压力不仅能够增加过滤效果，还可以降低实验动力消耗。另外，膜过滤过程中存在着临界压力，在临界压力之下，膜通量与操作压差呈正比；而在临界压力之上，由于浓差极化等因素的影响，操作压差与膜通量正比关系受到影响。

3. 过滤温度

温度也是影响膜过滤的一个因素。温度增加，料液黏度降低，通量会有所提高。但温度过高，蛋白质、鞣质、淀粉等物质极易吸附、沉积在膜表面，加重膜污染，同时也影响膜的工作性能及滤液的稳定性。

第二节　膜分离法的操作及设备

一、膜的选择及膜分离装置

（一）膜的选择

膜是膜分离技术装置的核心部分，选择适宜的膜是影响膜分离质量的关键。首先，要看生产的剂型，一般说来，固体制剂、口服液、针剂等膜的选择是不同的，同一剂型的不同工艺环节，膜的选择也不相同；其次，要看料液的性质，即料液湿度、黏度、固含量、pH、主要成分等；再次，要达到的目的是除杂、除菌、除热源，还是要分离提取相对分子质量在某一范围内的目标产物；最后，综合各方面情况决定选择什么材质的膜，是陶瓷膜还是高分子有机膜，然后再选择膜的孔径。一般情况下陶瓷膜远优于有机膜，但陶瓷膜造价高。

当膜分离技术在工业上应用时，要使单位体积内装下最大的膜面积，装得愈多，它的处理量就愈大，设备费用就越小；占地、生产成本均减小了，经济效益就可得到提高。其次要尽量减少浓差极化。此外，原料液（或气）的预处理和膜的清洗也是膜分离技术在应用中需要注意的问题。

2. 膜分离装置

膜分离装置主要包括膜分离器、泵、过滤器、阀、仪表及管路等。膜分离器是将膜以某种形式组装在一个基本单元设备内，然后在外界驱动力作用下能实现对混合物中各组分分离的器件，它又被称为膜组件或简称组件（module）。在膜分离的工业装置中，根据生产需要，一般可设置数个至数千个膜组件。

二、膜分离组件

膜组件是膜分离装置中的核心部分，把膜以某种形式组装在一个基本单元设备内，可完成混合物中各组分的分离，且便于使用、安装、维修。膜组件的基本构成包括膜、膜的支撑体、与膜组件中流体分布有关的流道、膜的密封、外壳和外接口等。在工业膜分离过程中，可根据生产需要选择膜组件，主要考虑适用的膜和设计组件类型。一般来说，膜面积越大，单位时间透过量越多，因此当膜分离技术实际应用时，要求开发在单位体积内具有最大膜面积的组件。

通常一种性能良好的膜组件要具备以下条件：

（1）具有良好的机械稳定性、化学稳定性和热稳定性，对膜可提供足够机械支撑，并可使原料侧与透过侧严格分开。

（2）在能耗最小的条件下，使原料在膜面上的流动状态均匀合理，无静水区，以减少浓差极化。

（3）具有尽可能高的装填密度（即单位体积的膜组件中填充较多的有效膜面积），并使膜的安装和更换方便。

（4）装置牢固、安全可靠，容易维护和价格低廉。

目前工业上常用的膜组件主要有板框式、圆管式、螺旋卷式、中空纤维式等4种类型。

（一）板框式膜组件

板框式膜组件的基本构造是膜、原液流道和透过液流道相互重叠压紧，装置体积比较紧凑。板框式膜组件对膜的机械强度要求比较高，以便于安装、耐受机械振动。

（二）圆管式膜组件

圆管式组件是由圆管式的膜及膜的支撑体等构成，按膜的断面圆管直径不同，可分为粗管、毛细管和纤维管（即中空纤维）。目前所指的管式主要是指前一种。

圆管式膜的基本特征：原液的流道比较大，不易堵塞，膜面清洗不仅可以用化学方法，而且也容易实现用泡沫海绵球之类的物理机械清洗。管式膜主要用于超滤，反渗透使用较少。

（三）卷式膜组件

卷式组件所用的膜为平板膜。在实际使用时往往将多个组件装于一个壳体之内，然后将每一个组件的中心管相互连通。反渗透时，由于运转压力高，压力损失影响小，可多装几个组件。超滤时，运转压力低，压力损失影响大，连结的膜组件不超过 3 个。壳体多用不锈钢或玻璃钢管。卷式膜的膜面流速要求为 5 ～ 10 m/s，单个组件压力损失很小。进水速度对膜的性能影响很大。

（四）中空纤维式膜组件

中空纤维是管式膜的一种，外径一般为 40 ～ 250μm，最大直径可达 1 mm 以上，外径与内径之比为 2 ～ 4。

中空纤维的主要特点如下：

（1）组件能做到非常小型化，由于不用支撑体，在组件内能装几十万到上百万根中空纤维，所以具有极高的装填密度。

（2）透水侧压力损失大，有时能达数个大气压。

（3）膜面污垢去除较困难，只能化学清洗，进料水要求严格预处理。

（4）中空纤维一旦损坏无法更换。

根据料液流动的方式，中空纤维反渗透组件可分为 3 种情况：轴流式、放射流式、纤维卷筒式。

轴流式：特点是料液的流动方向与装在筒内的中空纤维方向平行。

放射流式：特点是料液从位于组件中心的多孔配水管流出，沿着半径的方向从中心向外呈放射形流动，而中空纤维的排列与轴流式一样。

纤维卷筒式：中空纤维在中心多孔管上呈线团形式缠绕，而轴流式和放射流式组件中心的中空纤维是折返式缠绕。

三、膜分离工艺流程

中药膜分离工艺流程可分为药液预处理工艺、膜分离操作工艺和后处理工艺三部分。

（一）药液预处理工艺

中药水提液含有大量的悬浮性固体微粒、药材细胞碎片、细菌、可溶性高分子物质（如淀粉、黏液质、蛋白质等），不经预处理直接微滤或超滤，会导致膜孔阻塞或聚集在膜表面使膜污染，降低药液透过速度、分离性能和生产效率，甚至使生产无法正常进行。药液的温度和 pH 控制不当，也会导致膜的形态结构发生变化，使膜的性能下降。因此必须对中药水提液进行适当的预处理。

药液预处理取决于药液的理化性质、分离膜的理化性质和膜分离过程中所采用的膜组件的类型，主要包括以下 4 个方面。

1. 去除悬浮颗粒部分高分子杂质

通常采用高速离心法或絮凝澄清法处理。

2. 去除微生物

中药水提液通常经过高温煎煮处理，一般情况下不含微生物，但如果生产环境不佳，生产周期太长，药液有可能繁殖微生物。此时需要重新加热灭菌。

3. 调节药液温度

各种膜特别是有机高分子材料制成的分离膜均有其适宜的使用温度范围，在适宜的温度范围内，提高进料药液温度可提高药液的透过速度。进料药液的温度一般以调整到 20 ~ 30℃为宜。

4. 调整进料药液 pH

有机高分子材料制成的分离膜有其允许的 pH 范围，当超出允许范围时，就需要对进料液的 pH 进行调整。

一般而言，卷式膜组件和中空纤维式膜组件对药液的预处理要求高，而管式膜组件和板框式膜组件对药液的预处理要求低；微滤对药液的预处理要求低，而超滤、纳滤和反渗透对药液的预处理要求高；无机膜对药液的预处理要求低，而高分子有机膜对药液的预处理要求高。

（二）膜分离操作工艺

1. 错流操作

膜分离一般采用错流（crossflow）操作。在一般的常规过滤中，不能通过的物质沉积后留在了滤材上，随着过滤的继续进行，压差会逐渐增大，通量明显降低，即大家俗称的"死端过滤"。错流操作具体方式是：料液在压力驱动下进入系统，并在膜管内高速流动，方向不是直接压向膜的表面，而是切向流过膜面形成所谓的切向流。小分子物质透过膜，大分子物质（或固体颗粒）被膜截留，从而达到分离、浓缩、纯化的目的。错流过滤系统中存在着两股流出的液体：一股是渗透液（或称滤液）；另一股是用于提供膜表面冲刷作用的循环流体（切向流）。它们之间的关系是：渗透液是切向流中通过了膜过滤后的部分；而切向流在流出膜后，由于一次通过只有部分小分子等清液透出，所以要求剩下的料液再经过循环系统，再次进入膜进行过滤。

2. 单程操作和循环操作

膜分离操作还可分为单程操作和循环操作。

单个膜组件单程操作一般采取分批操作，但由于单个膜组件的通过能力和流道长度都有限，所以单程操作通常不采用单个膜组件，而是采用多个膜组件串联使用，构成单程连续操作。即原料药液用泵增压后，流过一系列膜组件，不断分出透过液，待浓缩到指定浓度后减压即可。循环操作将一批原料药液置于槽中，用泵加压后送往膜组件，滤出透过液，同时将截留液经调节阀减压后返回槽中，再次送往膜组件进行分离。直到截留液浓度达到预定值为止。

通常按每批处理量和操作时间来选择膜组件的规格、组件数及其组合方式。膜组件的配置方式有一级配置和多级配置。一级配置是指原料药液经一次加压的膜分离，二级配置是指原料药液经二次加压的膜分离，以此类推。在同一级配置中，排列方式相同的组件组成一个段。

（三）后处理工艺

中药膜分离的后处理工艺主要包括两个方面：一是分离膜污后为恢复膜的性能而进行的膜清洗工艺。二是对需要的中药透过或中药浓缩液的进一步加工处理，如浓缩、干燥、采用其他技术进一步分离纯化处理、制剂加工等。

四、膜的污染及清洗

（一）膜的污染

膜污染就是指由于膜表面形成了吸附层或膜孔堵塞等外部因素导致膜性能下降的现象。其中膜的渗透通量下降是一个重要的污染标志。膜的污染可使膜的纯水渗透通量下降 20% ～ 40%，污染严重时通量下降 80% 以上。如不能有效地控制膜的污染并及时进行清洗再生，膜分离技术将很难在生产中推广使用。膜污染机制主要有以下 3 种。

1. 机械阻塞

药液中小于膜孔的组分成为透过液，大于膜孔的组分（主要是微粒）因不透过膜孔被截留下来，与孔直径相当的组分则可能直接或在其他组分的协助下阻塞膜孔，而使膜孔失去透过和分离性能，导致膜通量下降。这是造成膜污染的主要原因之一。

2. 吸附和沉积作用

中药药液的微粒、胶体和溶质能借氢键、静电引力、范德华力等与分离膜发生相互作用，进而吸附和沉积在分离膜表面。当吸附和沉积严重时，就形成滤饼层，导致膜通量下降、膜分离性能改变。

3. 浓差极化

在膜分离过程中，由于溶剂和小分子溶质大量透过膜，大分子溶质被截留在膜表面积累。当浓度高于主体料液浓度时将引发这些溶质从膜表面向主体料液反向扩散，这一现象称为浓差极化。这一现象几乎存在于所有的膜分离过程，出现的时间取决于料液性质、膜性能及操作条件。随着膜表面料液浓度的进一步增大，最终在膜表面形成凝胶层，严重时甚至形成滤饼层。研究表明，在膜表面溶质的浓度达到凝胶浓度之前，通量随着压力升高而增大；一旦膜分离形成凝胶层后，膜的渗透通量会显著下降，受操作压力影响较小。可见，在膜分离操作一段时间后，由于浓差极化、颗粒沉积和膜表面的吸附作用等原因，不仅造成膜通量下降，而且还会使膜发生劣化，导致膜的使用寿命缩短。

不同的膜分离过程，膜的污染程度和造成原因也不同。微滤膜的孔径较大，对溶液中的可溶物几乎没有分离作用，常用于截留溶液中的悬浮颗粒和胶体，因此膜污染主要是由于颗粒在膜孔内堵塞和在膜表面形成凝胶层造成的。超滤膜的孔径较微滤小，通常用于分离大分子物质、胶体及乳液等；其渗透通量一般较高，而溶质的扩散系数低，因此受浓差极化的影响较大，所遇见的污染问题也主要是由浓差极化造成的。反渗透和纳滤为无孔膜，截留的物质大多为盐类和小分子有机物；由于渗透通量较低，传质系数较大，在运行过程受浓差极化影响较小，溶质在膜表面吸附和沉积作用是造成污染的主要原因。

（二）膜劣化

膜劣化是指膜材质自身发生了不可逆转的变化，从而导致膜性能改变。

导致膜劣化有化学、物理及生物 3 个方面的原因。化学性劣化是指由于处理料液 pH 超出膜的允许范围而导致膜水解，或膜被料液中的某些组分氧化等化学因素造成的劣化。而物理性劣化则是指膜结构在很高的压力下导致致密化，或在干燥状况下发生不可逆转性变形等物理因素造成的劣化。生物性劣化通常是由于处理料液中存在微生物，微生物在膜表面粘附、代谢形成生物膜，甚至以某些膜材料为底物进行生物降解。

（三）膜污染和膜劣化的预防

1. 料液的预处理

预处理是预防污染的有效措施之一。对于具体的膜分离过程，可选用杀菌、调节 pH、预先脱除粗大颗粒物等多种预处理方法。如在超滤或微滤过程中，调节料液的 pH，使电解质处于比较稳定的状态，或采取离心、砂滤等手段除去料液中的粗大杂质等。又如在反渗透和纳滤过程中，采用微滤、超滤做预处理以减少颗粒在膜表面沉积、减轻吸附污染，对料液消毒防止细菌侵蚀膜材料，在料液中加入某些配位剂将易形成沉淀的物质配位起来，防止在膜分离过程中沉淀等。

2. 操作方式的优化

膜分离过程中膜污染的防治及渗透通量的强化可通过操作方式的优化来实现。例如，控制初始渗透通量（低压操作，恒定通量操作模式和过滤初始通量控制在临界通量以上）；反向操作模式；高分子溶液的流变性；脉动流、鼓泡、振动膜组件、超声波照射等。

3. 膜组件结构优化

膜分离过程设计中，膜组件内流体力学条件的优化，即预先选择料液操作流速和膜渗透通量，并考虑到所需动力等。为了改善膜面附近的传递条件，可通过设计不同形状的组件结构来促进流体的湍流流动，但因此造成的压力损失及附加动力费用很大，与单纯提高流速方法相比有时也不具有明显优势。

4. 膜组件的清洗

针对膜污染产生的原因，可以在膜分离过程完成后采用合适的清洗方式对已经污染的膜进行清洗再生，恢复膜通量。在进行清洗时大多采用整体清洗的方式，即直接对膜组件进行清洗而不必将膜和组件分开。需要引起注意的是，不能等到膜污染非常严重时才清洗，否则会使清洗步骤增多，时间延长，增加清洗难度。

此外，缩短膜的清洗周期、选择抗污染性能强的膜对膜污染防治也非常重要。

（四）膜的清洗

当膜的渗透通量降低到一定值后，生产能力下降、能耗增大，必须对膜组件进行清洗或更换。因此，膜清洗是恢复膜的分离性能、延长膜的使用寿命的重要操作。膜的合理清洗方法应根据膜的性能和污染原因进行确定。常用的清洗方法可以分成水力清洗、机械清洗、电清洗和化学清洗 4 种。

1. 水力清洗

有低压高速冲洗、反冲洗、低压水与空气混合冲洗等多种方式。冲洗液可以是去离子水或透过液。在清洗时交替改变冲洗液的压力和流动方向，增大流动的紊乱程度，可将膜表面上松散、瓦解的沉积物在料液的冲刷作用下被带离膜表面进入溶液主体。这种清洗方法对膜孔堵塞和膜表面因凝胶层压实形成的滤饼等污染比较有效，使膜的渗透通量得到一定程度的恢复。

2. 机械清洗

用海绵球清洗或刷洗，通常用于超滤和微滤的内压管式膜组件。海绵球的直径略大于膜管直径，通过水力使海绵球在管内流动，强制性地洗去膜表面的污染物。该法几乎能去除全部的软质垢，对于硬质垢的清洗可能会造成膜表面损伤。

3. 电清洗

通过对膜施加电场力，使带电粒子或分子沿电场方向迁移达到清除污染的目的。该法适用于荷电膜且装置上配有电极的场合，如电渗析。

4. 化学清洗

它是减轻膜污染的最重要方法之一。选用一定的化学试剂，对膜组件进行浸泡或采用物理清洗方式在膜表面循环清洗。如抗生素生产中对发酵液进行超滤分离，每隔一定时间（如运行 1 周）采用 pH 为 11 的碱液对膜组件浸泡 15～20 min 后循环清洗，以除去膜表面的蛋白质沉淀和有机污染物。又如当膜表面被油脂污染以后亲水性能下降，膜的透水性降低，可以采用热的表面活性剂溶液进行浸泡清洗。常用的化学清洗剂有酸、碱、酶、螯合剂、表面活性剂、次氯酸盐、磷酸盐等，主要利用清洗剂的溶解、氧化、渗透等作用松动和瓦解污染层，达到清洗目的。

膜污染被认为是影响膜正常运行的主要问题。定期清洗是解决方法之一，但属于被动操作，应积极主动寻求预防和减轻膜污染的方法。

第三节 膜分离法的应用及特点

膜分离作为一种新型的分离技术已广泛应用于生物产品、医药、食品、生物化工等领域，是药物生产过程中制水、澄清、除菌、精制纯化以及浓缩等加工过程的重要手段。现广泛应用在中药有效部位和有效成分的提取分离、中药制剂制备等方面。尤其在中药注射剂制备中应用广泛，可以有效地除去杂质和热原，提高产品的澄明度，减少不良反应，并有一定的脱色作用。其效果大大优于传统的水醇法、醇水法等方法。

一、膜分离技术在中药化学成分分离中的应用

中药的化学成分非常复杂，其化学成分的相对分子质量从几十到几百万。一般来说，相对分子质量高的化学成分主要是胶质和纤维素等无效成分或药效较低的成分，而中药中的有效成分相对分子质量一般较小，仅有几百到几千。

采用超滤技术可以滤除中药水提液中相对分子质量大于几万的杂质（无效成分），如纤维素、黏液质、树胶、果胶、淀粉、鞣质、蛋白质（少数药材除外）、树脂等成分。它们在水提液中多数呈溶解状态，少数以固体微粒形式存在。因此，在超滤前应先采用压滤、离心或静置沉淀等方法，去除大部分结成团块、微粒的物质。然后采用截留相对分子质量较大物质的超滤膜滤除以上杂质。这种方法对去除蛋白质和多糖成分尤其有效，还能滤除醇沉法不能去除的树脂成分。

对于相对分子质量几千以上的中药成分，采用超滤法浓缩也极其有效。当某些蛋白质、多肽和多糖等是中药的有效成分时，先设法除去更大相对分子质量的杂质和其他可沉淀成分，然后超滤浓缩，使水分和小分子无效成分、无机盐、单糖等成分透过滤膜而被滤除，从而提高了产品的纯度。采用超滤膜分离技术进行浓缩，滤除药液中水分和相对分子质量小的杂质，可达到节省能耗、提高药品纯度的效果。

对于相对分子质量小于 1 000 的中药有效成分，采用截留相对分子质量较小物质的超滤膜，可以代替沉淀法实现对它的精制。例如，制备注射针剂时，截留相对分子质量为几千或 1 万物质的超滤膜可以滤除鞣质、色素和小相对分子质量蛋白质等成分，对注射剂药液进行超滤处理，能显著地提高针剂的澄明度并除去热原。

采用截留相对分子质量很小（200 ～ 500）物质的纳滤膜，可以分步滤除中药提取液中的无机盐和多糖等成分，达到精制的目的。

根据相对分子质量的差异，可以选择合适的膜，采用膜分离技术除去杂质，富集有效部位或有效成分。因此膜技术在中药提取分离、制备中有着越来越广泛的应用。

二、膜分离技术的特点

膜分离过程是一个高效、环保的分离过程，是多学科交叉的高新技术，在物理、化学和生物性质上呈现出各种各样的特性，具有较多的优势。与传统的分离技术如蒸馏、吸附、吸收、萃取、深冷分离等相比，膜分离技术具有如下优点：

（1）可常温操作，适于热敏物质的分离、浓缩和纯化。

（2）分离过程不发生相变化（除渗透气化外）。

（3）能耗低。

（4）分离系数较大等。

所以，膜分离技术是现代分离技术中一种效率较高的分离手段，可以部分取代传统的过滤、吸附、冷凝、重结晶、蒸馏和萃取等分离技术，在分离工程中具有重要作用。

与传统的分离操作相比，膜分离具有以下特点：

（1）膜分离过程是一种物理过程，一般不发生相变化，且通常在室温下进行，能耗通常较低，特别适用于对热敏物质的分离、分级、浓缩与富集。

（2）膜分离过程一般无须从外界加入其他物质，可以节约资源和保护环境。

（3）膜分离是一个高效分离过程，可以实现高纯度的分离。同时实现分离与浓缩过程，提高了分离效率。

（4）膜分离设备体积都比较小，其本身没有运动的部件，可靠性高，操作、维护都十分方便。而且可以方便插入已有的生产工艺流程，易与其他分离过程结合，可以实现连续操作，易自控和维修。

（5）膜分离采取了错流过滤方式，是一种公认有效的流体处理技术。

（6）应用范围广，适用性强。

三、膜分离技术存在的问题

（一）膜污染和膜劣化

膜分离技术在中药领域内的应用日益增多，但工业化进程严重滞后，其中最主要的就是由于膜污染和膜劣化等原因引起的膜通量显著下降，以致膜分离过程难以进行。影响膜污染的因素除了膜本身的材料、结构、孔径外，主要还有溶液温度、溶液浓度、溶液的pH、溶液的离子强度、流速、压力等。

膜污染和膜劣化的预防应贯穿于整个膜分离过程中。膜分离前，应采取粗滤、絮凝、调整pH等手段，针对药液中主要污染物进行前处理；使用对膜有更强吸附作用的物质对膜做预吸附处理，以改良膜面性能。膜分离中，应进行流速、压力、温度和浓度等操作参数的优化以及改善膜面水力学条件（膜面搅拌、脉冲等）；外加电场、磁场，利用电泳、电渗和磁动力学原理减少电荷物质在膜面堆积，改变待滤液表面张力等。膜分离后，应对膜清洗剂（酸、碱、酶等）、清洗时间、清洗方式进行优选。

（二）适合中药体系的专用膜设备和操作工艺研究有待加强

中药尤其是复方成分复杂，针对该体系的专用膜设备较少，因此加强适合中药体系的专用膜设备的研究也是十分迫切的。

规范的操作工艺可以改善膜分离的效果。以超滤为例，预处理效果好，会减少膜污染和膜劣化，提高膜设备的清洗效果，并能够延长膜的使用时间。由于中药提取液预处理方式的多样化，深入研究有效的预处理方式对提高膜技术至关重要。

第四节 膜分离法应用实例

膜分离技术在中药提取分离、制备中的应用主要包含以下几个方面：中药注射液和口服液等的制备；中药有效部位的富集；中药有效成分的分离纯化等。下面以膜技术在两个中药有效部位富集的应用实例来说明其在中药提取分离、制备中的应用。

实例 1　黄芪中黄芪多糖的分离

中药黄芪为豆科草本植物蒙古黄芪、膜荚黄芪的干燥根，具有补气固表、利水退肿、托毒排脓、生肌等功效，能增强免疫系统功能、抗炎症、抗病毒、抗肿瘤、抗氧化、延缓衰老和降血糖等。黄芪中重要的有效成分是黄芪多糖，其在增强机体免疫力、降血糖、抗衰老方面等方面有较强的活性。

采用超滤技术对黄芪多糖进行分离纯化。结果：黄芪粗多糖水溶液采用 5 μm 过滤器过滤进行预处理，在初始料液浓度为 20 g/L、压力为 0.35 MPa、温度为 35 ℃、进料流速为 0.467 L/s 的条件下，采用截留相对分子质量为 200 和 10 000 物质的超滤膜依次对料液进行超滤，得到活性黄芪多糖，提取得率为 8.1%。产品中多糖含量由超滤前的 36.0% 提高到 86.8%，有效实现了黄芪多糖提取液中活性多糖与大分子蛋白、多酚等物质的分离，说明超滤是一种很有效的多糖纯化方法。

实例 2　人参中人参多糖的分离

中药人参为五加科植物人参的干燥根，在我国有着悠久的药用历史，具有大补元气、复脉固脱、补脾益肺、生津、安神等功效，临床上主要用于治疗心血管系统疾病、胃和肝脏疾病、糖尿病。并且它与其他药物合用，还可以治疗多种疾病。人参主要含有人参皂苷、人参多糖、人参多肽及挥发油、多种氨基酸、脂肪酸及维生素、微量元素等有效成分。人参多糖是从人参根、茎、叶等部位提取出来的多糖成分，主要由半乳糖醛酸、葡萄糖、木糖、阿拉伯糖和鼠李糖等组成的酸性杂多糖。研究表明人参多糖具有多种生物活性，如抗肿瘤，免疫调节，降血糖，抗氧化，抗疲劳，调控造血细胞的增殖分化，增强 T 细胞、NK 细胞和 LAK 细胞的活性，增强免疫器官功能等。

采用超滤技术对人参多糖进行分离纯化。将提取过皂苷的人参相当于生药量的 12 倍水提取 3 次，每次 2 h，收集提取液。再过以下几种不同规格的微滤膜，以能最大限度地透过有效成分为佳。

这 3 种规格的膜透过液均为澄清透明的，表明这 3 种膜除去不溶性微粒的效果都很好。其中 0.8 μm 膜透过率最高，达 84.91%，通量亦为最高，选择此种规格陶瓷膜进行料液的粗处理。提取得率为 8.89%，所得多糖纯度为 77.54%。这说明用超滤膜过滤后再醇沉一次代替传统的两次醇沉法，除了所得多糖纯度更高之外，还有工艺流程短、操作方便简单、节约成本等优点。

第十五章 亚临界水提取技术与亚临界水色谱技术在中药提取及分析中的应用

目前国际上约有 170 多家公司、40 多个研究团体从事天然药物的研究和开发工作。欧共体对草药进行了统一立法，加拿大和澳大利亚等国的草药地位已经合法化，美国政府已经起草了植物药管理办法，并开始接受天然药物的复方制剂作为治疗药。这些新的变化为中药作为治疗药进入国际医药市场提供了越来越好的国际环境。我国有 1 万多种经过数千年临床实践证明有疗效的中草药，还有 30 多万个方剂。据统计，国际中成药市场每年销售额约为 160 亿美元。其中，日本产品占 80%，韩国产品占 10%，其他国家产品占 7%，而作为中医药发源地的中国，其产品只占 3% 约 5.89 亿美元，在这极为有限的出口额中，绝大多数还是原料初级品，中成药占 1.26 亿美元，这与我国作为中药大国的地位很不相称。国内市场方面，我国每年从日本，韩国，东南亚，西欧国家等进口的"洋中药"超过 1 亿美元，抢占了国内的中药市场，给本来不大景气的中药市场带来了阴影。造成这种局面的原因很多，但是，忽视源自不同学科的现代科学技术与中药研发和生产的有机结合是其重要的原因，要想扭转这种不利局面，扩大我国中药的国际、国内市场份额，必须走中药现代化之路。随着全球经济一体化进程的加快，特别是我国加入 WTO 后，国内医药市场融入国际医药大市场的广度和深度得到进一步加强。面临强大跨国医药集团的激烈竞争以及日本、韩国、印度、泰国等亚洲国家传统医药产品和德国、法国等欧洲国家植物药的巨大冲击，我国传统中药的众多产品由于尚不能符合国际医药市场的标准和要求，目前仅占百分之几的国际市场销售份额还有可能进一步萎缩。在新的世纪，如何让具有传统优势和特色的中药大步走向世界，并永远屹立于世界优秀民族医药文化之林，是我们不能不面对的重大课题。在继承和发扬中医药优势和特色的基础上，充分利用现代科学技术的方法和手段，借鉴国际通行的医药标准规范，研究开发能够正式进入国际医药市场的中药产品，初步建立我国中药研究开发和生产的规范体系，并争取使之成为国际传统药物研究开发的标准规范，实现中药现代化，这已成为人们的共识，亦是新世纪中药研究与产业开发的必由之路。要使中药走向现代化、走向国际市场，必须启用分子生物学、细胞生物学、药理学、组合化学、基因组学、蛋白质组学、代谢组学和代谢物组学等现代科学技术来研究中药的药效物质基础和作用机理，多系统、多靶点地解释中药为什么有效，是哪些成分在治疗中起了作用，使中药疗效的作用机理更加科学化，必须解决产品质量问题，达到药理药效清楚、有效成分含量可控及疗效稳定，而这些问题无一不与制剂原料有关。其中药物分析有着不可替代的作用。

中药现代化是中药国际化的基础。中药现代化是指将传统中药的特色和优势与现代科学技术相结合，按照国际认可的标准规范对中药进行研究、开发、生产、管理，使之适应当今社会发展的需要。现代中药应具有"三效"（高效、速效、长效），"三小"（剂量小、毒性小、副作用小）以及"三便"（便于储存、便于携带和便于服用）等特点，符合并达到国际主流市场对产品的标准和要求，以在国际上更广泛流通。

第一节 亚临界水提取技术在中药提取及分析中的应用

一、亚临界水提取的原理

超临界流体是指温度及压力处于临界温度及临界压力以上的流体，它的物理性质介于气体和液体之间，兼有液体和气体的优点。超临界流体的温度小、扩散系数大、密度大，具有良好的溶解性和传质特性，且在临界点附近流体的这种特性对压力和温度的变化非常敏感，超临界流体既是一种良好的分离介质，又是一种良好的反应介质。

超临界流体提取（Supercritical Fluid Extraction，SFE）是以超临界流体作为提取溶剂的一种提取方法。目前国内外普遍采用的是超临界 CO_2 提取技术，由于超临界 CO_2 属于脂溶性溶剂，一般只能用于提取分子量小于 500 的非极性成分，对某些极性物质缺乏足够的溶解性而提取效率不高。

水与 CO_2 一样具有价廉、无毒、无污染的优点，介电常数是溶剂溶解能力的量度，室温下水的介电常数（ε）为 78.85，为一中等极性的溶剂，它能很好地溶解极性有机化合物，如酚的溶解度达到 80 g/L，但对低极性有机物如多环芳烃（PAHs）、多氯联苯（PCBs）及烷烃溶解性很低，并随分子量增大变得更小，萘为 32 mg/L，菲为 1.3 mg/L，芘为 0.41 mg/L，限制了其应用。然而水的极性（介电常数）可以通过升高温度使其达到超临界状态（T > 374℃，P > 21.8 MPa）而大大降低介电常数（ε < 10），使其对在室温下在水中溶解度低的疏水性的有机物具有良好的溶解能力，而对中药材中强极性和高相对分子质量的物质仍具有足够的溶解性，正好弥补超临界流体萃取（SFE）常用流体 CO_2 的不足。因为升温可以使水分子间的氢键作用力减弱，从而允许水分子与低极性的溶质分子更加靠近而增加吸引力，进而促进溶质分子的溶解。水的介电常数随温度及压力的改变而改变，压力的变化对 £ 影响较小（压力增加使 £ 略微增加），只需维持适当的压力使水呈液态，而升高温度不仅可以降低介电常数，而且可以增强扩散，改善动力学特性，降低表面张力及黏度。但由于超临界水（Supercritical Water，SCW）产生的实验条件比较苛刻（T > 374℃，P > 21.8 MPa），以及超临界水具有腐蚀性，会使一些有机化合物分解，因此它无法在分析实验室当作一种萃取剂使用，使 SCW 应用受限，而亚临界水的应用却比较多。

亚临界水（Subcritical Water，SBW）是指压力和（或）温度在其临界值之下的附近区域的液态水。由于亚临界水（SBW）的条件较温和（T：50~250℃，适当压力），仍具有较低的极性。可以用亚临界水代替乙醇和甲醇作为 RP-LC 的流动相或提取剂（维持适当的压力使水呈液态）。表 15-1 列出了几种有机溶剂在常温常压下的介电常数和水在不同温度下的介电常数。从表 15-1 可看出水在 250℃时的介电常数为 27，介于常温常压下乙醇（ε =24）和甲醇（ε =33）之间，这表明亚临界水对中极性和非极性有机物具有一定的溶解能力。

表 15-1 水和有机溶剂的介电常数

溶剂	介电常数（常温常压）	温度	水的介电常数（P=5MPa）
正乙烷	1.89	50℃	71
环乙烷	2.02	100℃	56
苯	2.27	150℃	45
二氯甲烷	8.93	200℃	35
甲基乙基酮	18.51	250℃	27
丙酮	20.7	300℃	22
乙醇	24	400℃ 超临界水（T > 374℃ . P > 22.1MPa）	8
甲醇	33		5~15
乙腈	37.5		
水	80		

亚临界水与常温常压下的水在性质上有较大差别，它更类似于有机溶剂，

这为它的应用开辟了一个新的领域。通过改变温度，水的极性可以在较大范围内变化，使其能在一个较宽的范围的基质中对中等极性乃至非极性的有机物具有良好的溶解性，这就使通过改变温度实现类似于梯度洗脱的技术成为可能。因而亚临界水提取（Subcritical Water Extraction，SBWE）的应用国外报道较多，多用于环境物中污染物的去除，以及植物中香料成分的提取。中药材的亚临界水提取–HPLC 测定方法国内外尚未见报道。

二、实验部分

本研究以亚临界水代替传统中药材提取的有机溶剂，对选定的中药材中的脂溶性成分及极性较大、相对分子质量较高的组分进行提取，并施行在线HPLC 分析技术，弥补了超临界流体萃取（SFE）常用流体 CO_2 的不足。实现了快速提取并避免了由于使用有机溶剂而产生的溶剂残留。探讨压力、温度、提取时间、药材颗粒度及溶剂比等因素对被提取物提取量的影响，试验了不同提取方式、提携剂的种类及加入量等变化的提取效果的比较，初步建立了提取–HPLC 联机分析技术，实现了对提取量的实时监测，为该技术将来的工艺化应用创造条件。并与传统中药提取方法（有机溶剂提取）进行比较，建立了一套完善的中药亚临界水提取方法，为中药有效成分的提取分离，提供不同提取条件的研究资料。

第二节 亚临界水色谱技术在中药提取及分析中的应用

亚临界水提取装置为自制（图 15-1）：它由提取部分和联机（online）HPLC 分析两大部分组成，两部分通过切换阀 V1 连接。

它又由四部分组成：第一部分是输液泵 2，即一般高效液相色谱用的泵（日本岛津 LC-6A 型输液泵），它的作用是输送水并给水加压；第二部分是恒温箱（上海分析仪器厂 1026 型气相色谱柱温箱），它的作用是给水和样品加热，从输液泵泵入的水（新煮沸后冷却超纯水）先经过一个 4 m 长的预热圈进行加热，然后才进入萃取柱；第三部分是萃取柱（天津菲罗门科技发展公司定做，萃取柱：60 mm×4.6 mm），样品装在柱内，垂直地安装在柱箱内，水从上而下流经萃取柱，最后输出柱箱；第四部分是萃取柱流出亚临界水的接收装置，它由截止阀 V3（美国奥泰公司 02-0120 型双路阀）和接收容器组成。截止阀的作用是维持一定的背压，使亚临界水提取装置中的水成液态。

由于亚临界水流出柱箱后即进入常温常压状态，有机物的溶解度也就变小，为了不使已提取出的有机物流失，要再次把亚临界水中的有机物萃取出来。目前这种萃取装置可分为三类，即液液萃取，固相萃取和固相微萃取接收装置。

　　图 15-1 所示为间接液液萃取接收装置，通过截止阀 V3 将提取液排出到接收容器中，然后用合适的有机溶剂溶解提取物。

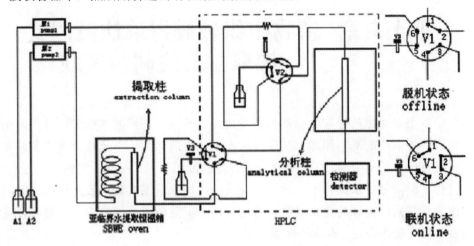

图 15-1 亚临界水提取装置

第十六章 植物组织破碎提取法及闪式提取器的创制与实践

本书在对中药提取的原理与实现过程进行深刻剖析的基础上，首次对组织破碎提取法的基本原理、实现过程、闪式提取器的构造及八大优势和应用实践进行了系统论述。用十余年的实践过程证明，闪式提取器集粉碎、浸泡、搅拌、振动等技术优势于一体，使完成一次提取只需数秒至数十秒间，时间仅为常规回流提取的数十至数百分之一，不但避免了不耐热成分的破坏，且收率高、操作简便、有利环保等。

第一节 提取过程的再剖析

作为中草药化学成分研究的基本步骤和中药现代化过程中的关键环节，提取这一过程的成功与否及其对后期环节和最终疗效的影响越来越引起人们的重视。其主要评价标准除了提取物收率高低、有效成分含量多少及表现出的疗效强弱外，快速、节能、安全、方便和环保即成为最为重要的因素。其中的安全包括两方面的内容，即操作安全和成分不被破坏。传统提取方法如煎煮法、回流法、连续回流法、浸渍法、渗漉法等已被人们熟知，超声波提取法、微波提取法及超临界流体萃取法等渐被人们接受，其优、缺点及应用潜力正在经受实践的检验。近年来最新用于研究的组织破碎提取法及闪式提取器经过十余年的初步实践已显示出独特的优势。本章将对组织破碎提取法的创制与实践进行简要介绍，尤其是对其特性、优缺点及发展前景作一较客观的比较分析，以期对致力于中药现代化研究的同行有所参考。

植物组织破碎提取法作为中草药化学及相关学科中一种科学的提取方法于1993年首次提出，当时是利用日本冈山大学奥田拓男教授所赠送的日本三菱 JM-E31 型混合器而完成的，这一仪器其实就是现今十分流行的家用果汁机。由于该仪器是专用于鲜果软组织打碎混合的目的，所用材料也多不耐有机溶剂，所以当时只能对植物叶类、部分鲜果、鲜根及非韧性全草进行提取，通过试验，取得了可喜的效果，尤其是提取速度和室温进行所体现的优势优于所有方法。在河南省教委的支持下，与洛阳工学院章深教授等合作，自主研制出了首台能用于硬组织破碎提取的样机，并用于实践之后，相继试制数台陆续被国内部分学校及研究机构所采用，但由于随后技术升级、市场运作及相关人员相继出国而搁浅。毫无疑问地说，如果没有这一方法和与之呼应的提取器，近十余年对檵花叶、诃子、柳兰、鬼灯檠、千屈菜、桃金娘等中草药中丹宁、多元酚类化合物的研究几乎是不可能的。实践不仅充分验证了这一方法和仪器在中草药丹宁与多元酚类化合物研究方面的优越性，同时还展示出了在其他多类化合物方面的潜在优势和与其他方法相比所显示出的无可比拟的特性。

为了能对组织破碎提取法和闪式提取器具有更好地了解和应用，现将从其基本原理、基本结构、优势分析及应用实例做简要介绍。

在中草药常用提取方法中，除了专属性强的压榨法、升华法和水蒸气蒸馏法外，所有方法都与溶剂有关，故又统称为溶剂提取法。在溶剂提取法中影响提取效率的主要因素有溶剂（介质）的性质、物料的性质、外力的影响和介质的温度。无论是植物的初生代谢成分（糖类、脂类、蛋白、激素等）或次生代谢成分（生物碱、黄酮、苷类、菇类等）和异常次生代谢成分（如树脂、树胶等），在植物体内多是以分子状态存在于细胞内或细胞间的，少数以盐的形式（如生物碱、有机酸），结晶形式（如草酸钙结晶），分子团形式（如五倍子丹宁）等存在，当与其周围的新鲜溶剂介质相比，植物组织内外浓度差无限大，此时，随着时间的延长，溶剂将自动向植物细胞内渗透、充盈甚至破坏细胞膜而彻底打开内外通道，同时细胞内的成分因溶剂分子的渗入、包围而使细胞内的原存状态解离并开始向低浓度的细胞组织外扩散，经过一定时间即达到内外平衡，此时过滤，即是前所述及的浸渍法。在这一过程中，溶剂的选择极为重要。可以想象，如果用水去浸泡花生、大豆中的油脂几乎是不可能的，同样用石油醚等非极性溶剂去提取各种植物中的多糖也是完全无效的。除了溶剂本身的渗透能力外，各种溶剂的溶解特性起关键性作用。对于通常所讲的"相似相溶原理"的中心代表中等极性溶剂，该类溶剂一般既可以溶解出极性成分，又可溶解出非极性成分。当溶剂极性增强时，所溶出成分的极性也增强，同时极性成分增多，非极性成分减少，当达到足够强时，将不再溶出非极性成分；同样，当溶剂极性减弱时，所溶出成分的极性也减弱，同时非极性成分增多，极性成分减少，当达到足够弱时，即完全非极性溶剂时，将不再溶出任何极性成分。

在所选溶剂的极性决定后，影响提取效率的因素就剩物料粒度、外力作用和介质温度了，其中介质温度影响的一般规律是温度越高，分子运动速度加强，从而使达到植物组织内外平衡的时间缩短，即提高提取效率。如煎煮法、回流提取法即是这一原理。但值得注意的是，有些植物成分在一定溶剂中随温度升高而溶解度降低，如葛根素（Puerarin）在甲醇溶剂中随温度升高而溶解度降低，这一现象在提取时应引起注意。此外，有些成分在一定溶剂中受热分解或变性，如含淀粉多的材料用水做溶剂提取时，加热可使淀粉糊化而阻碍一些成分的继续溶出和影响过滤。加热提取丹宁类化合物也易造成成分分解和氧化破坏。因此，利用加热缩短平衡时间，提高提取效率的得失兼具，需依具体情况具体考虑。

物料粒度和外力作用也是影响平衡时间和提取效率的关键因素，其中物料粒度虽然可通过粉碎来实现，但实际应用仍有不少限制与不便。如对于根、茎、叶、花果等不同质地的药材需要不同的粉碎方法，对新鲜药材更需要特殊的粉碎方法。对于像熟地、玄参等的粉碎几乎是不可能的。另外，粉碎过细又会对后期的过滤带来很大麻烦，尤其是当用水作溶剂时就更为突出。因此，靠粉碎来缩短平衡时间、提高提取效率的可行性十分有限。在溶剂和物料粒度决定之后，外力的作用即成为影响提取效率的关键因素。如前述的超声波、微波、磁辐射、超临界动态连续萃取、高压连续渗漉罐及通过进一步改进可实现的搅拌浸渍法、振动浸渍法等，这些方法均在某些方面有一定改进，但均未实现重大突破，甚至是提取效率的显著提高。此外，溶剂用量大小也是一个很矛盾的因素，溶剂用量小，显然可很快达到组织内外平衡，但同时也因过早饱和作用而影响提取收率，此时，往往需要多次重复提取方可达到完全。若溶剂用量过大，一是造成直接浪费，二是达到平衡的时间显著延长，同样影响提取效率。因此，组织破碎提取法和闪式提取器方可以崭新面貌面世并给中药提取领域带来革命性变化。

第二节 组织破碎提取法的基本思想

由上述对影响提取效率的因素进行的分析即可看出，物料粒度越小，溶剂与被提取的成分极性越接近，适当外力作用越突出，提取效率就会越高。组织破碎提取法通过闪式提取器的巧妙设计，在适当溶剂存在下，将物料高速粉碎至适当粒度，同时伴有高速搅拌、振动、负压渗漉等外力，实现了这3种因素的最佳结合，达到了充分提高提取效率之目的。在这一过程中，为了在既能充分发挥粒度小易达到组织内外平衡的优势，又不至于因颗粒度太细而影响后期的过滤，故在破碎刀具的设计方面控制了破碎颗粒范围是 40 ~ 60

目。由于这样细小的颗粒与溶剂在一起，在高速搅拌与振动下，组织内外的化学成分在极短的时间内即可达到平衡。因此，完成一次提取一般在 1 min 之内即可，药渣在抽滤过程中略经洗滤即可达到提取基本完全的目的。

第三节 闪式提取器的基本结构

根据前述组织破碎提取法的基本思想，闪式提取器由破碎刀具、动力部分、升降系统、控制系统及物料容器所组成，其中破碎刀具和动力部分为关键部件。破碎刀头的设计充分吸收了用于动物组织匀浆化的均质器的优点，避免了普通组织捣碎机的单刀切碎，"欺软怕硬"的不足。内外刀之间保持 0.5 ~ 1 mm 间隙，这一间隙的大小不仅决定了破碎颗粒度的大小，而且影响双刀间的切割效率与锋利性。双刀通过精密的同心轴相连，外刀固定，内刀在高速电机的带动下旋转，从而对被破碎的材料产生破碎作用。

本仪器的动力部分是由单相高速电机完成，根据破碎刀具的大小配置不同功率，电机通过电阻或电压控制系统实现无级连续变速或阶梯档位调速。物料容器采用配套且具密封装置的耐有机溶剂材料制成，也可用适当容器替代。

第四节 闪式提取器的基本原理

完成一次提取一般在 30 s 左右，其速度与任何传统方法相比，可说是眨眼工夫，因此被称之为闪式提取器。对其进行仔细剖析，不难发现整个过程包含了以下基本原理。

一、快速破碎

本仪器内刀的转速为 15 000 ~ 30 000 r/min。可以想象，对于 100 g 的中等脆性的中草药根、茎等饮片，在普通研钵或碾槽中，手动反复研磨 15 000 遍，将会是如何细碎的程度，但达到这一目的即使在不停地情况下（2 次/秒），可能要花 2 h 以上，而本仪器仅需不足 1 min。

二、剧烈搅拌

在内刀高速转动并与外刀间发生切割作用过程中，在内刀中心形成强力涡流，并带动已粉碎的物料内外翻动，从而产生剧烈搅拌作用，使整个体系处于快速的浓度变化之中。物料中被提取的物质分子随着破碎颗粒的变小而暴露于溶剂环境中并迅速转移至溶剂中，提取溶剂与物料颗粒间化学成分的分布随着破碎的进行在平衡、不平衡之间快速交替进行，最终达到彻底粉碎、完全平衡的提取。

三、超速动态分子渗透作用

在工作状态，整个体系处在一个高速动态体系之中，内外刀之间不仅发生了对物料的剪切作用，同时借助内刀旋转、外刀固定而产生一种涡流负压，在这种负压的作用下，在外刀窗口的内外发生分子渗透现象，即已通过剪碎而充分暴露的物质分子（被提取成分）在负压的作用下，被溶剂分子包围、解离、替代，最后脱离药材进入溶剂中而实现提取的目的。

四、强力振动作用

超声波对浸渍法的加速作用早已被公认，振动对植物组织间结构的破坏作用及对改变一种分散体系的作用也不言而喻。本仪器在高速旋转中能够产生相当于超声波 1/60 的振动，在这种振动作用下，无疑对达到化学成分在被破碎物料颗粒内外的溶解平衡起到强力促进作用。

第五节 破碎提取与先粉碎后提取

简单从表面来看，不难有这样的疑问，即可以先用普通粉碎机把药材粉碎，然后再用浸泡或搅拌浸泡的方法进行提取。这种想法仅从一种因素考虑当然可以适当提高效率，但略作分析，二者以下本质不同即不难看出。

（1）从操作来看，就一般材料粉碎而言，至少需要一个适当大小的粉碎机，而这种粉碎机要同时适合软、硬材料、新鲜材料、肉质材料、韧性材料等的需要几乎是不可能的。

（2）对于易粉碎的材料，粉碎后往往形成大量细粉，而这种细粉无论再用什么溶剂提取都会对后期过滤带来极大麻烦。

（3）对粉碎后的物料提取如采用浸渍法，就必然再加上搅拌装置，否则，被粉碎的物料要么漂浮在表面，要么沉在底部，靠自然力量实现药材内外被提取成分在短时间内达到浓度平衡是几乎不可能的，至少失去了粉碎的意义。如果用于渗滤或回流提取，则前者极易被细粉堵塞而滞留，后者则会因细粉沉底而爆沸甚至危险。

（4）从提取的时间效率来说，后者无论如何费时都会比前者高数百倍以上，如果用于生产，由时间与人力所造成的损失将为数倍至数百倍之多。

（5）按后者最简单的操作程序来评价，至少需要两件动力设备，即粉碎机和搅拌机。此外，尚需要各自的配套器具，而破碎提取器仅相当于其一。

（6）从环境保护分析，破碎提取占用空间小，设备简单，无粉尘污染，而后者与其则完全相反。

第六节 闪式提取器的优越性小结

一、省时

在一定规模情况下，完成一次提取仅需 30 s 左右。

二、室温提取，无成分破坏

本仪器一般在室温条件对物料进行提取，避免了任何不耐热成分破坏的可能性。必要时可采用定制的加热容器，或使用预热的溶剂。

三、适用于各种材料

本仪器可用于各种植物的根、茎、叶、花、果实、种子（细小的种子除外）等，一般在预粉碎至普通中药饮片大小，新鲜材料、坚硬材料、韧性材料等均可。

四、可用于各种成分的提取

根据成分的性质不同，选用不同溶剂，如提取糖类、蛋白、多肽、氨基酸等可用水作溶剂，提取黄酮等各种苷类成分可用乙导或含水乙醇，提取丹宁及多元酚类成分可选用不同浓度丙酮进行。

五、适应于多数溶剂

常采用水、乙醇、甲醇、丙酮等，它们的含水溶剂，一般以既能提取出所需成分，又适于后期过滤为宜。对于乙醚、乙酸乙醚等易燃有机溶剂一般不宜选用，必要时严格按易燃有机溶剂的使用注意事项在通风、安全的地方进行。提取生物碱需用酸水时，应先用常水破碎提取，然后再加入适量酸调至所需酸度，搅拌过滤即可，以免对刀头产生腐蚀作用。

六、高效节能

按提取 100 g 中等硬度的根类药材计算，用常规加热回流提取，一般用 500 W 电热套或电炉作为热源提取 2 次，每次 1 h，总耗电为 1 kW/h，即 1 度电。若用闪式提取器提取，可在 20 s 完成，按 800 W 功率计算，即 20÷3600×0.8=0.004（度电），仅为前者的 1/250，如果扩大至中试规模或生产化规模，其节约程度将十分显著。对于松散软材料如叶、花、全草类，由于其质轻而在常规提取中将浪费巨大空间及相应溶剂用量，而用闪式提取器则会在瞬间将其变为浆粉，且可在提取过程中分次加料直至物料药剂比合适为止，从而可发挥出闪式提取器的巨大威力。比起超声波提取也要快数十倍之多。

七、操作简便

本仪器不仅是单人按键式操作，避免了回流提取中在烧瓶内装掏药渣的苦恼，也避免了煎煮法中热源控制及长时间看守的不便。但仍应严格按照操作规程进行操作。

八、有利环保

前已述及，与先粉碎后提取相比，避免了空气粉尘的污染；与回流提取法相比，掏取药渣时有机溶剂易对人体造成一定伤害，且易在药渣内残留大量溶剂对进一步处理造成困难。用闪式提取器只需抽滤即可把大部分残留有机溶剂除去，少量残余可通过抽滤出提取液后用适量水抽洗即可。基本除尽溶剂在药渣中的残留。除净溶剂的粉碎药渣可视能否再利用情况参与自然生态循环。

第七节 闪式提取器的实践

前已述及，自从早期的家用果汁混合器、第一代试制的中低速旋转电机到目前的标准化产品，曾对数十种中草药进行了实用性研究与试验，下述部分实例将会对本法的优势及实用价值作以充分说明。

一、檵花叶中丹宁类成分的提取

檵花叶为金缕梅科檵花木属植物檵花花或檵花木的干燥叶具有清热止泻、活血止血的功效，用于治疗暑热痢疾、扭闪伤筋、创伤出血、目痛喉疮等症。HPLC 初步分析表明，其中含有丰富的丹宁类化合物，为了阐明其丹宁及有关多元酚类化合物的结构及生物活性，受国家青年科学基金资助对其进行了较系统研究。由于丹宁类化合物的不稳定性，首先对其提取方法进行了摸索试验，同时进行试验的还有芫花叶等 6 种材料。由于被试材料均为干燥叶类，故本研究采用了日本产三菱 JN-E31 型混合器，对所选用的 6 种植物材料分别用 95％（EtOH）和 70％（Me$_2$CO）作溶剂进行室温破碎提取，同时选用回流提取法中的最佳条件进行回流提取作为对照，将二法所得干燥提取物的收率和 TLC 行为等进行比较分析，从而说明破碎提取法的优越性所选用的 6 种试验材料分别为：①芫花叶主要含有黄酮及绿原酸类化合物；②长白瑞香叶主要含有香豆素类化合物；③柳叶含有黄酮类化合物；④尖瓣瑞香含香豆素类化合物；⑤木瓜叶含丹宁类化合物；⑥盘子叶含丹宁类化合物。

研究结果表明：

（1）当用 70％ Me$_2$CO 作溶剂时，6 种材料分别用两法所得干燥提取物的收率几乎一样。由于破碎提取仅用 1 min 完成，且不需加热，而回流提取 1 次就需要 2 h，因此就等于提高效率 100 倍以上，且节约了大量能源。

（2）在 2 种方法中，70％ Me$_2$CO 比 95％ EtOH 对所用的 6 种材料及所含成分来说，具有更强的穿透性和溶解能力，收率远高于后者，因此，对于上述材料中成分的提取来说，以首选 70％ Me$_2$CO 为宜。

（3）将两法所得各提取物进行初步 TLC 比较分析，结果基本一样。由于丹宁类成分即使受热破坏也很难在普通 TLC 显示，但破碎提取法中由于避免了加热，其安全性是十分可靠的，因此，檵花叶中丹宁的提取主要采用了这种方法，效果十分满意，总提取物收率达到 25% 以上，HPLC 分析显示该提取物由大小不同的可水解丹宁分子组成，一经 Toyop-earl HW-40 和 MCI gel 反复分离纯化，从中分离鉴定了 30 余个可水解丹宁及多元酚类化合物，尤其是从中分离到了由可水解丹宁单元体（如 rugosin A 等）、二聚体（如 rugosin D 等）和三聚体（rugosin G 等）及具大环结构的可水解丹宁（oenothein B）等组成的一系列化合物，从所证明的结构本身即可充分显示该提取方法的安全性。

二、诃子中诃子酸类成分的提取

诃子为使君子科诃子属植物诃子和毛诃子的干燥果实，具有清热解毒、收敛养血、调和诸药的功效。作为国家九五攻关期间 80 味药材质量标准化的内容之一，我们曾对在广西、云南等我国主要产地采集到的诃子样品、各大药材市场和部分院校收集到的样品进行了鉴定及成分分析，对广西产的当年干燥诃子进行了系统化学成分研究。

取干燥去核诃子 4.5 kg，用自行研制的闪式提取器和以含水丙酮作为溶剂进行室温破碎提取，提取液减压浓缩至干后得总提取物 1.5 kg。对该提取物进行的初步化学分析和 HPLC 分析，有丰富的丹宁及多元酚类成分，对其进行 Diaion HP-20，Toyop-earl HW-40 反复柱层分析，分离得到 20 余种成分，其中诃子酸（Chebulinic Acid）和诃黎勒酸（Ahebulagic Acid）为其主要成分。同样提取方法对其进行 HPLC 定量分析表明，诃子酸和诃黎勒酸的含量分别为 7.28% 和 13.06%。进一步的总提取物的收率研究表明，对 1.02 g 药材用 150 mL 70% 丙酮进行破碎提取，每次提取 20 s，提取液减压抽干，4 次所得提取物及收率分别为第 1 次 0.387 g（38.7%），第 2 次 0.110 g（11.0%），第 3 次 0.021 g（2.1%），第 4 次仅为 0.004 g（0.4%）。前 3 次的提取效率分别为 74.7%，21.2% 和 4.1%。因此，从经济角度考虑，提取 2 次即可达到 95% 以上。可见对于像诃子这样极硬的药材，破碎提取则更加显示出其具有较大威力。

三、绿茶中茶多酚类化合物的提取

绿茶中主要化学成分多为水溶性或中等极性，这些成分包括多元酚、氨基酸、糖类、咖啡因等碱性成分及微量元素等，其中的多元酚即常所称之的茶多酚主要由 4 种化合物组成，分别为表儿茶素（epicatechin，EC），表儿茶素没食子酸酯（epicatechin gallate，ECG），表没食子酰儿茶素（epigallo-catechin，EGC）和表没食子酰儿茶素没食子酸酯（epigallocatechin gallate，EGCG），其中尤以 EGCG 含量最高，且为绿茶中防癌的主要成分。尽管这些成分都具有较好的水溶性，但考虑到对茶多酚提取更加充分和后期处理的方便，故采用了含水丙酮作为提取溶剂。本研究用普通信阳毛尖绿茶作为原料进行室温组织破碎提取，3 次提取收率的总和达 50% 以上，3 次提取之间的比例基本为 9∶3∶1，说明 2 次提取即已基本完全，如在抽滤过程中再用适量新鲜溶剂冲洗，则会达到更好的效果。

四、柳兰中黄酮与丹宁类成分提取

柳兰为柳叶菜科植物柳兰的干燥全草，具有治疗乳汁不下、肠燥便秘、月经不调、骨折及关节扭伤的作用。曾有报道其中含有的大分子多元酚类化合物具有抑制小鼠移植瘤生长的作用。为了阐明其主要化学成分及可能的抗肿瘤作用，受国家自然科学基金资助对其进行了系统研究。

对采自湖北神农架的该植物干燥地上部分 2 kg 以含水丙酮和闪式提取器进行破碎提取，减压浓缩去除丙酮后直接进行 Diaion HP-20 柱层析，对不同浓度甲醇洗脱部分再进行 Toyop-earl HW-40 和 MCI gel CHP-20P 反复柱层析，分离鉴定出包括黄酮苷、绿原酸、小分子酚类化合物及可水解丹宁单元体和二聚体的 18 种化合物，其中，Woodfordin I 在引起人白血病 K562 细胞凋亡方面显示出非常好的作用，有望成为进一步开发用于人 CML K562 细胞的先导化合物。

五、桃金娘根中 C– 苷可水解丹宁的提取

桃金娘为桃金娘科药用植物，主要分布于南方各省，其根（山稔根）具有祛风除湿、止血、止痛的功效，主要用于治疗肝炎、血崩、胃痛、风湿性关节痛、疝气及传染性肝炎等症。受国家自然科学基金资助，对其化学成分进行了系统分离鉴定。

对初步砸碎的桃金娘根用闪式提取器和含水丙酮进行破碎提取，同前述方法共分离得到 10 余种 C– 苷可水解丹宁及其他黄酮、多元酚等类型成分，其中 castalagin、Casuarinin、Tomentosin、杨梅素 –3–O– 葡萄糖苷为其主要成分。

六、芫花叶水溶性部位的 HPLC 指纹图谱及 3 种黄酮普的定量分析

芫花叶为瑞香科植物芫花的干燥叶，在我们对其进行系统化学成分研究过程中，发现其水溶性部位对心血管系统有良好的作用，能明显增加麻醉猫的冠脉血流量。为了寻找其活性成分，首先用含水丙酮进行室温组织破碎提取，提取液浓缩除去丙酮后放置过滤，滤除不溶性成分，滤液准确定溶后进行 HPLC 分析，利用从芫花叶中已分离得到的黄酮苷类成分作为对照品，与已建立的芫花叶水溶性部位的 HPLC 指纹图谱进行对照，从中准确鉴定出了 3 种黄酮苷，它们分别是木裤草苷、异棚皮苷和芫花叶苷，三者的含量分别是 1.65%，0.065% 和 0.23%，这些成分与之前用 95% 乙醇回流提取的成分基本一致，但提取时间大为缩短。

七、其他

利用闪式提取器提取并成功进行过较详细化学成分研究的中草药尚有心胆草、石榴皮、鬼灯檠、千屈菜等。无论是从总提取物的收率，还是从所分离得到的成分的品质方面都是十分成功的。

参考文献

[1] 黄铭辉 , 余晓碧 , 梁绮文 , 等 . 藤芪蚕复方的提取及其体外抗肿瘤活性研究 [J]. 广东化工 ,2017(20):25-27.

[2] 南苹瑶 , 王小莺 .14 种中药乙醇提取物对大肠杆菌的体外抑菌试验 [J]. 中兽 医学杂志 , 2017(05):6-8.

[3] 刘相文 , 侯林 , 崔清华 , 等 . 中药矮地茶不同提取方法提取物体外抗病毒研 究 [J]. 中华中医药学刊 ,2017(08):2085-2087.

[4] 彭丹 , 马琼丽 , 陈泽慧 , 等 .40 种中药提取物对 6 种临床常见感染菌株的体 外抑菌活性观察 [J]. 山东医药 , 2017(27):27-30.

[5] 魏忠宝 , 马蕾 , 刘舒 , 等 .Hela 细胞增殖抑制模型结合离心超滤质谱筛选中 药抗癌药物 [J]. 质谱学报 ,2017(04):494-502.

[6] 范钊 , 陈遇英 . 中药不同提取方法对两种病原菌的抑制研究 [J]. 黑龙江八一 农垦大学学报 ,2017(03):29-34.

[7] 曹洪斌 , 申明金 , 陈莲惠 . 中药提取物中重金属去除方法的研究进展 [J]. 中 南药学 ,2017(05):643-646.

[8] 赵智灿 . 中兽药提取方法概述 [J]. 农家参谋 ,2017(10):179.

[9] 钟小雪 , 何庆勇 , 尹湘君 , 等 . 治疗冠心病方剂用药规律的数据挖掘研究 [J]. 北京中医药大学学报 ,2017(04):344-349.

[10] 卢祥婷 , 黄欣 .10 种中药提取物抗念珠菌体外药敏实验 [J]. 中国真菌学杂 志 , 2017(02):83-85.

[11] 叶嘉诺 , 郑坚 , 朱莹杰 , 等 . 中药提取物逆转结直肠癌多药耐药的研究进 展 [J]. 吉林中医药 ,2017(04):429-432.

[12] 柴俊雯 , 刘玉 , 郭玫 , 等 . 超声技术在中药挥发油提取中的应用 [J]. 中兽医 医药杂志 ,2017(02):32-35.

[13] 冀娇娇 , 袁将 , 张亚丽 , 等 . 秀丽隐杆线虫模型在中药活性筛选中的方法 学考察 [J]. 长春中医药大学学报 ,2017(02):223-225.

[14] 区梓聪 , 何秋星 , 陈佩 , 方电力 .8 种中药提取物在膏霜类化妆品中的抑菌

效能研究 [J]. 日用化学工业 ,2017(03):148-152, 158.

[15] 王芳 , 梁大连 , 郭琪 , 程艳玲 , 于亮 , 黄艳妮 . 一种中药提取物的制备及对东莨菪碱模型小鼠学习记忆能力的影响 [J]. 药学研究 ,2017(03):132-134.

[16] 王馨 , 徐冰 , 薛忠 , 杨婵 , 张志强 , 史新元 , 乔延江 . 中药陈皮提取物粉末中糊精含量近红外分析方法的验证和不确定度评估 [J]. 药物分析杂志 ,2017(02):339-344.

[17] 邓勇 , 王新喜 . 中药提取与提取物监管的现状及其完善探讨 [J]. 中医药导报 , 2017(04):12-15.

[18] 刘薇 , 戴连奎 . 中药提取过程在线紫外动态趋势回归分析及终点判定 [J]. 光谱学与光谱分析 ,2017(02):497-502.

[19] 丁元清 , 武秀娟 , 郝文艳 , 卢燕 , 李万忠 . 中药有效成分提取技术及分析方法研究进展 [J]. 山东化工 ,2017(03):59-60, 62.

[20] 陈国瑞 . 滋阴丸中盐酸小檗碱和栀果苷提取工艺的考察 [J]. 光明中医 , 2017(02):197-199.

[21] 陈康麟 . 传统中药提取工艺流程设计与现代制药设备的结合 [J]. 化工管理 , 2017(02):192.

[22] 吴晶 , 王亮 , 曹永兵 , 阎澜 , 姜远英 .《中药大辞典》记载的抗真菌中药体外药效再评价 [J]. 中国真菌学杂志 ,2016(06):348-353.

[23] 左春连 , 韩成云 , 刘智凯 , 晏渠如 . 抗菌消炎妇科中药的筛选及临床前实验研究 [J]. 中国当代医药 ,2016(36):121-124.

[24] 邱雅青 . 提取工艺对中药微量金属配合物生物可给性的影响研究 [J]. 数理医药学杂志 ,2016(12):1798-1801.

[25] 姚寒梅 , 邓高丕 . 不同方法提取化瘀消肿复方对 HTR-8/SVneo 细胞凋亡的影响 [J]. 中华中医药学刊 ,2016(12):2827-2830.

[26] 邱潇潇 , 孙梦瑶 , 段昕雅 , 蓝震 , 岳伟 , 张宏 . 乌发中药复方的筛选研究 [J]. 时珍国医国药 ,2016(11):2607-2610.

[27] 邓鹏 , 李容华 , 龙源辉 , 孙贝蒂 . 中药雾化吸入及鼻腔中药灌洗法对鼻咽癌动物模型的影响 [J]. 中医药导报 ,2016(21):38-41.

[28] 王健伟 , 王生阳 , 张书嘉 , 罗勇 , 毕宇安 . 中药 298 总皂苷提取工艺参数的优化 [J]. 机电信息 ,2016(32):45-54.

[29] 刘志寿 , 艾佳晨 , 李小清 , 张莉 , 谭正怀 . 正交设计探讨糖痹康防治糖尿病神经病变最佳配方的体外研究 [J]. 中药药理与临床 ,2016(05):85-90.

[30] 李红 . 分离技术在中药提取中的应用 [J]. 中国处方药 ,2016(10):14-15.

[31] 孟庆卿 , 王宝华 , 杨贝贝 , 季文琴 , 李萍 , 王芳 , 丁磊 . 感冒退热颗

粒提取液热物性参数的测定及模型的建立 [J]. 北京中医药大学学报，2016(09):759-763.

[32] 刘昌孝 . 从中药资源—质量—质量标志物认识中药产业的健康发展 [J]. 中草药 ,2016(18):3149-3154.

[33] 昕颖 , 曹立新 , 段丽文 , 才晓鹏 . 中药熏蒸治疗腰椎间盘突出症用药规律系统综述 [J]. 实用中医内科杂志 ,2016(09):1-5.

[34] 陈春先 , 陈波 , 孙舟 , 陈盛铎 . 化痰散结法对感染血吸虫小鼠肝脏虫卵肉芽肿炎症和纤维化的干预 [J]. 中西医结合肝病杂志 ,2016(04):231-233.

[35] 刘娟娟 , 景明 , 陈正君 , 陈晖 , 卢年华 , 张艳霞 . 常用杀虫中药杀虫效果比较及其配伍的初步研究 [J]. 中国中医药信息杂志 ,2016(07):54-58.

[36] 赵少甫 , 韩伟 . 试验设计与优化方法在中药提取中的应用 [J]. 机电信息 ,2016(20):38-45.

[37] 李翠丽 , 王炜 , 张英 , 李继安 , 劳凤云 . 中药多糖提取、分离纯化方法的研究进展 [J]. 中国药房 ,2016(19):2700-2703.

[38] 刘芳 , 林国超 , 敢小双 , 邓文娟 , 翟春涛 , 胡振林 . 中药提取物对钙调磷酸酶—活化 T 细胞核因子通路的抑制作用 [J]. 天然产物研究与开发 ,2016(06):922-927.

[39] 程江雪 , 肖诗鹰 , 刘铜华 . 基于中药药性的中药提取物组合相关有效专利中菊科中药的模糊聚类分析 [J]. 中国药房 ,2016(16):2221-2224.

[40] 陈海鹰 , 范正达 . 中药挥发油抑菌活性的研究进展 [J]. 中国药房 ,2016(14):2011-2013.

[41] 夏委 . 中药有效成分提取方法研究进展 [J]. 中国药业 ,2016(09):94-97.

[42] 伍宇娟 , 谭苑雯 , 高瑞娇 , 傅云 , 江佩纯 , 邓燕 . 补充皮肤水分的中药凝胶水洗面膜的研制 [J]. 新中医 ,2016(04):273-274.

[43] 周春源 , 旺建伟 . 中药提取分离技术的研究进展 [J]. 黑龙江中医药 ,2016(02):68-69.

[44] 陈沛 , 金红宇 , 孙磊 , 逄瑜 , 马双成 . 对照提取物在中药整体质量控制中的应用 [J]. 药物分析杂志 ,2016(02):185-195.

[45] 吴祥贵 , 邸欣 , 王鑫 , 刘有平 . 中药材中血管紧张素转化酶抑制剂的筛选及其有效成分预测 [J]. 沈阳药科大学学报 ,2016(02):120-126.

[46] 李慧琪 . 中药有效成分提取技术新进展 [J]. 中华中医药杂志 ,2016(02):581-584.

[47] 王俨如 , 陶晓倩 , 胡玉梅 , 李娜 , 曹亮 , 刘文君 , 丁岗 , 王振中 , 萧伟 . 基于高内涵技术的 20 种中药提取物对 β 淀粉样蛋白致 SH-SY5Y 细胞损伤保

护作用研究 [J]. 中草药 ,2016(02):267-274.

[48] 高云航 , 赵是钧 , 赵晗旭 , 王开 , 娄玉杰 , 马红霞 . 不同方法提取的复方中药提取物对小鼠乳腺上皮细胞增殖的影响 [J]. 中国兽医杂志 ,2016(01):27-30.

[49] 杨楠 , 封亮 , 贾晓斌 . 组分结构理论指导下创新中药制剂的拓展与外延 [J]. 中国中药杂志 ,2016(01):144-149.

[50] 李宁 , 李应福 , 谢兴文 , 宋敏 , 徐世红 , 李鼎鹏 . 中药诱导骨髓间充质干细胞的定向分化 : 研究与进展 [J]. 中国组织工程研究 ,2016(01):135-139.

[51] 郑肖熠 . 珍菊降压片有效中药成分提取浓缩方法研究 [J]. 新中医 ,2015(12):194-195.

[52] 殷明阳 , 刘素香 , 张铁军 , 陈常青 . 复方中药提取工艺研究概况 [J]. 中草药 ,2015(21):3279-3283.

[53] 石新华 , 杨柳 , 范彦博 , 梁惟俊 . 蔗糖硬脂酸酯对中药提取液浓缩的动态影响 [J]. 世界最新医学信息文摘 ,2015(75):142-144.

[54] 陆兔林 , 苏联麟 , 季德 , 顾薇 , 毛春芹 .CYP450 酶与中药代谢相互作用及酶活性测定的研究进展 [J]. 中国中药杂志 ,2015(18):3524-3529.

[55] 李建红 , 黄敏 , 薛耀华 , 段行武 , 郑和平 . 大黄及黄柏提取物体外抗沙眼衣原体活性研究 [J]. 中华中医药杂志 ,2015(08):2935-2938.

[56] 余荷秀 , 冯利平 . 关于中药提取方法对比分析研究 [J]. 生物技术世界 ,2015(07):142.

[57] 王铭 , 雷燕 , 陈连凤 , 苗立夫 , 李瑛 . 人参三七川芎提取物激活过氧化物酶体增殖物激活受体 γ 延缓血管内皮细胞衰老的研究 [J]. 中华中医药杂志 ,2015(06):2085-2089.

[58] 杨宁 , 周成江 , 文荣 . 中药提取分离技术的研究进展 [J]. 包头医学院学报 ,2015(04):143-145.

[59] 杨建文 , 任晓亮 , 戚爱棣 . 环糊精及其衍生物在中药提取中的应用研究进展 [J]. 药物评价研究 ,2015(02):208-213.

[60] 李江 , 成虹 , 高文 , 胡伏莲 . 不同中药提取物对幽门螺杆菌耐药菌株体外抗菌活性研究 [J]. 现代中医临床 ,2015(02):21-23+28.

[61] 盛望鹏 . 一种测量中药提取物粉末黏性的实验方法研究 [J]. 化工管理 ,2015(08):164.

[62] 何颖 . 中药挥发油提取方法分析 [J]. 天津药学 ,2015(01):47-50.

[63] 王万骞 , 黄晨 , 陈本龙 . 七种鞣质类中药提取物的抗菌作用 [J]. 食品安全质量检测学报 ,2015(02):457-465.

[64] 尹湘君，何庆勇．基于关联规则与熵方法的血脂异常中药复方专利配伍规律研究 [J]．中国中药杂志，2015(03):550-555.

[65] 王铭，雷燕，陈连凤，苗立夫．人参三七川芎提取物抑制 p53 基因表达促进衰老内皮细胞增殖的研究 [J]．中华中医药杂志，2015(02):519-523.

[66] 陈良华．中药有效成分提取技术现状 [J]．中国民族民间医药，2014(22):14-16.

[67] 柯刚，伍振峰，王雅琪，陈伟良，杨明，廖东华．中药减压提取应用现状与方法分析 [J]．中国实验方剂学杂志，2014(20):230-233.

[68] 王艳芳，刘亚林，李世财，张玲，李清梅．中药有效成分提取方法的衍变与发展 [J]．中兽医学杂志，2014(10):38-40.

[69] 李东，王芳．中药当归提取方法优选 [J]．产业与科技论坛，2014(18):68-69.

[70] 杨勇帮，牟娟，代庆．不同提取方法对茶叶中药用成分茶多酚含量影响的比较研究 [J]．云南中医中药杂志，2014(09):66-68.

[71] 褚夫江，金小宝，刘文彬，朱家勇．不同提取方法对中药罗仙子体外抑菌活性的影响 [J]．时珍国医国药，2014(08):1806-1808.

[72] 徐莲，吴岚，王雪，刘文娟，周立军．黄芪、何首乌、女贞子、菟丝子混合提取物对体外培养毛囊生长的影响及药理作用研究 [J]．现代生物医学进展，2014(22):4201-4204.

[73] 李曼，殷中琼，程安春，贾仁勇，代如意，蔡红，李莉．射干等 20 种中药对 4 株真菌的体外抗菌活性 [J]．中国兽医学报，2014(06):967-972.

[74] 王琳，胡翠英，庞其昌，崔代军．一种中药指纹图谱自适应提取方法及软件实现 [J]．光学与光电技术，2014(03):13-17.

[75] 郑晓艳，沙玫．中药黄酮的提取、分离纯化方法概述 [J]．福建分析测试，2014(03):14-17.

[76] 张广晶，杨莹莹，徐雅娟，张舒媛，徐暾海，刘铜华．中药萜类成分提取方法研究 [J]．长春中医药大学学报，2014(02):221-223.

[77] 王赛君，伍振峰，杨明，王雅琪，王芳，柯刚，黄居敏．中药提取新技术及其在国内的转化应用研究 [J]．中国中药杂志，2014(08):1360-1367.

[78] 刘国平，赵立杰，冯怡，沈岚，杜若飞．中药制剂原料吸湿动力学初步探讨 [J]．中国实验方剂学杂志，2014(06):15-19.

[79] 刘龙涛，郑广娟，张文高，郭刚，吴敏．虎杖与山楂提取物配伍干预颈动脉粥样硬化患者的随机对照临床试验 [J]．中国中药杂志，2014(06):1115-1119.

[80] 黄瑜花，黄伟森，杨聪斌．浅析中药多糖的提取及含量测定方法 [J]．海峡药学，2014(03):84-86.

[81] 宋迪，吴秀玉，陈姗姗 . 生物酶在中药提取中的应用 [J]. 中国高新技术企业 , 2014(06):49-50.

[82] 王艳芳，赵继军 . 中药多糖提取方法浅析 [J]. 科技创业家 ,2014(03):249-251.

[83] 王鹏，周洪雷，薛付忠，王振国 .60 种植物类中药提取物的红外光谱分析及其与寒热药性相关性的模式识别评价研究 [J]. 光谱学与光谱分析 , 2014(01):58-63.

[84] 梁涛，李长朋，张军伟，刘汉魁 . 支持向量机的中药提取浓度软测量 [J]. 计算机与应用化学 ,2013(11):1371-1374.

[85] 陈永钧，龙晓英，安修，陈淑琳 .5 种中药乙醇提取物的体外抗氧化活性研究 [J]. 中国实验方剂学杂志 ,2013(22):218-221.

[86] 程艳芹，李明春 . 中药提取工艺的实验设计方案及数据处理方法 [J]. 实用医药杂志 ,2013(11):1035-1037.

[87] 李伟泽，赵宁，师湘月，孔朋，梁泽，康瀚方，李金杰 . 胶束增溶技术在含挥发油中药巴布剂试生产中的应用研究 [J]. 中草药 ,2013(19):2677-2682.

[88] 郭正飞，戴连奎 . 基于近红外谱形分析的中药提取过程终点判断 [J]. 光谱实验室 ,2013(05):2418-2423.

[89] 王忠雷，杨丽燕，曾祥伟，张小华 . 新技术在中药多糖提取工艺中的单独及协同应用 [J]. 世界科学技术—中医药现代化 ,2013(06):1441-1446.

[90] 张俊龙，郭蕾，李钦青，柴金苗 . 半仿生提取法应用的研究进展 [J]. 山西中医学院学报 ,2013(04):73-75.

[91] 蔡红，李莉，殷中琼，李曼，代如意，康帅，彭练慈，曲径，胡涛 .20 味中药提取物对鸭疫里默氏杆菌体外抑菌效果的研究 [J]. 中国畜牧兽医 , 2013(08):101-105.

[92] 吴彦，张雨夏，黄泰松，邹克兴，杜树山，朱茂祥，李卫真，王萍娟，白家峰，胡志忠 . 复方中药提取物对卷烟烟气诱发损伤的保护作用 [J]. 中国实验方剂学杂志 ,2013(14):260-264.

[93] 郑晓艳，林艺华 . 中药多糖的提取、分离纯化及其含量测定方法概述 [J]. 福建分析测试 ,2013(04):58-62.

[94] 王文娟，雒向宁，马晓军，晁旭，刘琦 .8 种有机溶剂对人肝癌细胞 HePG2 及 SMMC7721 的细胞毒作用 [J]. 现代中医药 ,2013(04):85-86.

[95] 刘国岩，徐展望，徐琬梨 . 骨碎补提取物对骨髓间充质干细胞向成骨细胞分化及 Cbfα1 表达的影响 [J]. 山东医药 ,2013(25):10-12.

[96] 吕志祥 . 关于中药提取新技术的研究进展 [J]. 求医问药 (下半月),

2013(07):134-135.

[97] 黄海松，谢庆生，李少波．基于预测控制的中药提取工段多目标优化控制策略 [J]. 兰州理工大学学报 ,2013(03):75-79.

[98] 张利．两种不同提取方法对复方中药有效成分提取效果的比较 [J]. 黑龙江畜牧兽医 ,2013(09):132-133.

[99] 柳风祥，徐海花．中药提取物对鸡免疫调节作用的研究 [J]. 家畜生态学报 ,2013(03):50-53.

[100] 郭丁丁．中药连翘挥发油成分及提取方法的研究进展 [J]. 山西中医学院学报 ,2013(01):73-75.